科学出版社"十四五"普通高等教育本科规划教材
科学出版社普通高等教育药学类系列教材

药事管理学

第 2 版

U0228314

主　　编　王玉琨　胡　明

副主编　张立明　左笑丛　罗宏丽　王婧雯　王　恒

编　　委（以姓氏笔画为序）

王　伟（空军军医大学）　　　　王　恒（石河子大学）

王玉琨（南方科技大学）　　　　王青宇（郑州大学）

王婧雯（空军军医大学）　　　　左笑丛（中南大学湘雅三医院）

包　晗（空军军医大学）　　　　吕晓洁（内蒙古医科大学）

伍　雯（重庆大学）　　　　　　刘　芳（长治医学院）

李　雅（湖南中医药大学）　　　杨　男（四川大学）

张文平（云南中医药大学）　　　张立明（宁夏医科大学）

罗宏丽（西南医科大学）　　　　胡　明（四川大学）

昝　旺（成都医学院）

科　学　出　版　社

北　京

内 容 简 介

　　"药事管理学"是高等药学教育主干专业课程，也是国家执业药师资格考试的主要科目之一。本教材紧跟我国药事发展和改革，紧扣法律、法规的更新，以我国目前的药事管理体制及《药品管理法》为主线，突出准确、实用、适度的特点。本书集合了国内 14 所高校及附属医院的教师、药师参与编写，章节逻辑性强，文字表述简洁易懂，结合融入新形态数字教材，方便学习者归纳、复习及自学，适宜作为药学、中药学、制药工程等相关专业的本科生教材，也可作为药学相关专业研究生、医药行业从业者、执业药师资格考试应试者的参考书。

图书在版编目（CIP）数据

药事管理学 / 王玉琨，胡明主编 . -- 2 版 . 北京：科学出版社，2024.8.
（科学出版社"十四五"普通高等教育本科规划教材）（科学出版社普通高等教育药学类系列教材）. -- ISBN 978-7-03-078995-2

Ⅰ . R95

中国国家版本馆 CIP 数据核字第 2024SM5013 号

责任编辑：李　植/责任校对：宁辉彩
责任印制：张　伟/封面设计：陈　敬

科 学 出 版 社　出版

北京东黄城根北街 16 号
邮政编码：100717
http://www.sciencep.com

中煤（北京）印务有限公司印刷
科学出版社发行　各地新华书店经销

*

2016 年 8 月第 一 版　开本：787×1092　1/16
2024 年 8 月第 二 版　印张：16
2024 年 8 月第十次印刷　字数：365 000

定价：66.00 元

（如有印装质量问题，我社负责调换）

科学出版社普通高等教育药学类系列教材
编审委员会

前　言

　　"药事管理学"是高等药学教育主干专业课程，也是国家执业药师资格考试的主要科目之一。本课程主要为药学相关专业人员提供从事药学实践的主要管理知识和必备的药事法律、法规知识。通过学习本课程，可以使学生了解现代药学实践中管理活动的基本内容、方法和原理，熟悉我国和国外药事体制及组织机构，明确药品质量与管理的关系，掌握我国药品管理法规和药师职业道德与行为准则，并培养学生灵活运用药事管理的基本理论和知识，以及分析问题、解决问题的能力。

　　"药事管理学"课程是药事管理学科在高等药学教育教学体系中的知识、理论和方法的凝练体现。药事管理学科作为药学科学的分支学科之一，是研究药事管理活动的基本规律和一般方法的应用学科，它应用社会学、法学、经济学、管理学与行为科学等多学科的理论与方法，对药品研制、生产、经营、使用、监督管理等活动或过程进行研究，分析政治、社会、经济、法律、技术、伦理等环境因素和相关管理因素与使用药品防病治病、维护人们健康之间的关系，总结其基本规律，以实现药学事业的健康发展。因此，药事管理学内容高度关联国家政策与法律、法规的变化和发展。

　　《中华人民共和国国民经济和社会发展第十四个五年规划和2035年远景目标纲要》明确指出，要加强监管能力现代化，严格食品药品安全监管，加强和改进食品药品安全监管制度，完善食品药品安全法律法规和标准体系。党的二十大报告也把推进健康中国建设，深化医药卫生体制改革，促进中医药传承创新发展，强化食品药品安全监管，作为新时代新征程增进民生福祉，推进国家安全体系和能力现代化，全面建设社会主义现代化国家的重要使命任务之一。本教材的编写，紧跟我国医药事业发展和改革的步伐，紧扣药事相关法律、法规的更新，以我国目前的药事管理体制及《中华人民共和国药品管理法》（2019年修订版）为主线，本着准确、实用、适度的原则，力求展示药事管理相关新法规、新知识、新进展，并融入课程思政内容，立德树人。全书章节结构完整、逻辑性强，内容清晰、实用，文字表述简洁、通俗易懂，图、表、文结合，重点突出。部分章节附有学习目标、知识扩展、章后小结、思考题及参考答案，方便学习者把握关键知识点，归纳与复习，更便于自学。

　　本教材集合了国内14所医药类高等学校及附属医院专门从事药事管理学相关研究与教学的教师、药师参与编写。全书共14章，内容包括：绪论、药品管理立法、药品监督管理与国家药物制度、药事组织、药学技术人员管理、药品注册管理、药品生产管理、药品经营管理、医疗机构药事管理、药品上市后管理、特殊管理药品的管理、中药管理、药品信息管理、药品知识产权保护等，适合作为药学、中药学、制药工程等相关专业的本科生教材，也可作为药学相关专业研究生、医药行业从业者、国家执业药师资格考试应试者的参考书。

　　由于编者水平、经验有限，且编写时间紧张，教材中难免有欠妥之处，敬请读者批评、指正！

《药事管理学》编委会

2023年12月

目　　录

第一章　绪　论

学习目标

1. **掌握**：药事、药事管理、药事管理学科的概念。
2. **熟悉**：药事管理学科的研究内容、研究性质和研究方法。
3. **了解**：药事管理的发展趋势、药事管理学科的形成与发展。

第一节　药事与药事管理概述

药品是人们用以防病治病、康复保健的特殊商品，它与人们的健康和生命有密切关系，管理有方，用之得当，能够治病救人，增进健康，造福人类；反之，如果缺乏有效的监督管理，小则危害人们的身体健康乃至生命，大则造成社会问题。尤其是药品安全问题，更是重大的民生和公共安全问题，事关人民群众身体健康与社会和谐稳定。因此，古今中外的政府部门和社会公众，对与药品有关的各方面管理都很重视，由此产生了药事管理的实践活动。

一、药事与药事管理

（一）药事

药品及药政的管理自东汉以来各代均有所记载。《续汉书·百官志三》中记载："章和以下，中官稍广，加尝药、太官、御者、钩盾、尚方、考工、别作监，皆六百石，宦者为之"，书中记载的是目前可考证的最早设置的专职管理药品的人员。《唐六典》卷十一《殿中省·尚药局》中记载："自梁、陈、后魏以往，皆太医兼其职。北齐门下省统尚药局"，反映了北齐时实行医政改革，把隶属于太常太医署中管理药品的人员独立出来成立尚药局，并且改归门下省管理。北宋《册府元龟》中详细记载了北齐尚药局的设置和职责："北齐门下省，统尚药局，有典御二人，侍御师四人，尚药监四人，总御药之事"，可见在当时尚药局的地位，不仅管理药品，也管皇室及官员的医疗。后来的北周也设有"主药"六人，主管药物事宜。由此可见药事的含义，涵盖了药品管理和用药相关的医疗事务。只是在我国古代，药事主要是为管理阶层服务。

随着社会的发展，药事一词逐渐成为医药领域对药品相关事务管理的常用概称，其含义和范围也在不断扩展，甚至随着文化的传播，成为相关国家和地区药品管理法律的名称。例如，1960年日本正式发布的药品管理法（昭和三十五年法律第 145 号），即命名为药事法（pharmaceutical affairs law，PAL）。发展到现代，"药事"一词的含义已逐渐明晰，成为由药品生命周期的各个环节活动所构成的一个完整的体系。根据《中华人民共和国药品管理法》（2019 年修订版）（以下简称《药品管理法》）的适用范围、管理对象和内容，"药事"（pharmaceutical affairs）是指药品的研制、生产、经营、使用、监督管理，以及与之相关的价格、广告、信息等的活动和事务。

值得注意的是，由于药品管理规范化的辐射作用，药事的外延甚至覆及健康领域其他相关产品。例如，日本的药事法不仅包括医药品，也包括对化妆品、医药部外品、医疗器械、再生医疗产品相关的管理。我国的药品监督管理部门，不仅负责药品的管理，也负责相关的保健品、特殊用途化妆品、医疗器械等的管理。

（二）药事管理

药事管理（pharmacy administration），就是对药品生命周期各个环节的活动和相关事宜的管理。现代的药事管理，是一项运用管理学、法学、社会学、经济学的原理和方法，对药事活动进行研究并总结规律，形成决策依据，从而指导和推动药学事业健康发展的综合管理活动。药事管理既包括国家为保证药品安全、有效、可及性而对药品及相关活动进行的监督管理，也包括医药相关部门和机构自身围绕药品活动进行的具体管理。前者属于宏观的药事管理，后者属于微观的药事管理。

1. 宏观的药事管理　是由国家授权的行政管理部门，依据相关的政策、法律，运用法定权力，在职责范围内对相关的药事活动进行的监督管理活动，在我国称药政管理（drug administration）或药品监督管理（drug supervision）。宏观的药事管理涉及的内容，大到制定和执行国家药物政策与药事法规，建立健全药事管理体制与组织，小到对药品研发注册、生产流通、评价使用等环节进行监督管理。

2. 微观的药事管理　是指各个具体医药机构或部门围绕药品相关活动，在保证药品和药学服务质量的基础上，为提高运营效率和质量而进行的管理（management）。例如，药品生产企业、药品经营企业、医疗机构药学部门的人员管理、财务管理、物资设备管理、质量管理、技术管理、信息管理、药学服务管理等。

二、药事管理的重要性

药事管理是保障人民用药安全、有效、可及性，维护人们生命健康的必要手段，也是推动医药事业健康、蓬勃、可持续及国际化发展的有效手段。

（一）加强药事管理是保障用药安全、有效的必要手段

药品是人们用以防病治病、康复保健的特殊商品，药品的质量直接关系到公众身体健康和生命安全，与改善民生、促进社会和谐发展息息相关。所以对药品质量有着安全、有效、稳定、均一等方面的极高要求。而药品作为特殊商品，其生命关联性、高质量性、高度专业性、品种多样性和公共福利性，决定了对药品质量的保障，不仅需要药品生产经营企业自身履行责任，也需要国家以行政手段和力量加以监督管理；需要综合运用行政、法律、技术等各种手段和方法，从药品的研发、生产、经营、使用、价格、信息等各个环节进行全面系统的有效管理。20世纪以来，各国普遍进行药事管理立法，制定了一系列药事法律法规，颁布了全面的质量管理规范和技术指导原则，有力地保障广大人民用药的安全性和有效性，提高人民的健康水平。

（二）加强药事管理是健全和发展医药卫生事业的重要支撑

我国医疗卫生制度的基本框架主要由覆盖城乡居民的公共卫生服务体系、医疗服务体系、医疗保障体系和药品供应保障体系，以及建立和完善医药卫生的管理、运行、投入、价格、监管、科技与人才、信息、法制等八项体制机制及条件共同构成。药品供应保障体系是医疗卫生制度的重要组成部分，加强药事管理，推动国家基本药物制度、短缺药品供应保障制度的建立和实施，是完善药品供应保障体系，健全和发展医药卫生制度的必要支撑。

在我国目前已全面建成小康社会的基础上，《中华人民共和国国民经济和社会发展第十四个五年规划和2035年远景目标纲要》明确提出，全面建设社会主义现代化国家新征程中，医药领域将聚焦生物医药等重大创新领域，加快发展生物医药等产业，推动医药及医疗设备等产业创新发展，推动中医药传承创新。而实现这一目标，一方面需要深化医药卫生体制改革，推进国家组织药品和耗材集中带量采购使用改革；完善创新药物、疫苗、医疗器械等快速审评审批机制，加快临床急需和罕见病治疗药品、医疗器械审评审批，促进临床急需境外已上市新药和医疗器械尽快在境内上市；同时改革完善中药审评审批机制，促进中药新药研发保护和产业发展，强化中药质量监管，促进中药质量提升。另一方面，需要加强监管能力现代化，严格食品药品安全监管，加强和改进食品药品安全监管制度，完善食品药品安全法律法规和标准体系；严防严控药品安全风险，构建药品和疫苗全生命周期管理机制；完善药品电子追溯体系，实现重点类别药品全过程来源可溯、去向可追；加强食品药品安全风险监测、抽检和监管执法，强化快速通报和快速反应。

（三）加强药事管理是增强医药经济全球竞争力的有力保证

随着全球经济一体化，世界药业的竞争越来越激烈，医药产业无疑面临着更多的机遇与挑战。制药企业之间的竞争聚焦于新药的数量和药品的质量。新药的研发标志着一个国家的科学发展水平和科技实力，而药品的质量反映的是国家之间卫生保障体系及药事管理水平的竞争，落实到具体工作中就是质量管理的竞争、药学服务的竞争和药业道德秩序的竞争。与国际接轨的药事管理监管要求和水平的提高，强有力地保障了药品从研发到使用各个环节中的创新性和质量可控性，也为我国的药品进入国际市场提供了前提，为提高我国医药经济的全球竞争力奠定了基础。

三、药事管理的发展

随着药品管理体制的健全和科学技术水平的不断发展，药事管理的范畴、方法、措施在不断地发展变化，并日趋完善，目前药事管理的发展日益呈现法制化、科学化和国际化的特点。

（一）法制化

目前各国均建立了以法制化管理为基础的药事管理制度和体系。1984年我国第一部《药品管理法》的颁布实施，为药品的研制、生产、经营、使用和监督管理提供了法律依据，经过30余年的发展，迄今已形成以《药品管理法》《中华人民共和国疫苗管理法》（以下简称《疫苗管理法》）等法律为核心，由《中华人民共和国药品管理法实施条例》（以下简称《药品管理法实施条例》）《麻醉药品和精神药品管理办法》《野生药材资源保护管理条例》等行政法规，《药品注册管理办法》《药品生产监督管理办法》《医疗机构药事管理规定》等部门规章，以及《药物非临床研究质量管理规范》《药物临床试验质量管理规范》《药品生产质量管理规范》（GMP）、《药品经营质量管理规范》（GSP）、《药物警戒质量管理规范》等规范性文件组成的，涉及药品生命周期各个环节的药事管理法律法规体系，实现了有法可依，有法必依，违法必究。

（二）科学化

随着社会进步和科学技术发展，药事管理的手段已经逐渐从过去的经验管理向科学化、信息化、数字化管理发展。一方面，通过组织编纂药典，颁布药品质量标准，发布药品研发注册技术指导原则，更新药品相关质量管理规范，引导、规范和提升药品生产、经营、研制、使用环节的质量管理水平和技术要求。另一方面，综合运用现代信息化手段、大数据分析技术，建立健全药品追溯制度，开展药品监管科学研究，促进监管能力和水平提高。

（三）国际化

在人类命运共同体这一全球价值观的引领下，药品监管国际化进程不断深化；在从制药大国向制药强国的跨越目标指引下，我国药品监管国际化步伐进一步加快。改革开放40余年来，我国与60多个国家建立了日常监管工作交流机制，与近30个国家和地区签署了双边合作文件，与世界卫生组织（World Health Organization，WHO）、亚太经合组织（Asia-Pacific Economic Cooperation，APEC）、国际医疗器械监管机构论坛（International Medical Device Regulators Forum，IMDRF）、国际药品监管机构联盟（International Coalition of Medicines Regulatory Authorities，ICMRA）等40余个国际组织开展多边合作。2017年，我国正式加入国际人用药品注册技术协调会（International Conference on Harmonization，ICH），参与引领国际规则和国际标准的制定。药品监管也积极引入国际成熟经验和先进理念，提升药品监管国际化水平，如《药品管理法》中引入药品上市许可持有人制度、药品追溯制度、药物警戒制度等，从跟踪、关注、跟随发展到部分引领，我国药品监管正以开放、合作、共赢的姿态走向国际化。

第二节　药事管理学科

一、药事管理学科的形成与发展

（一）国外药事管理学科的形成与发展

19 世纪后期到 20 世纪初，随着制药工业和药品贸易蓬勃发展，在药学科学技术得到迅速发展的同时，药学实践活动也日益受社会、经济、管理、法律、心理及教育等因素的影响。随着药学领域对药品科学管理需求的增加，管理学、法学、社会学、经济学等理论与方法在药事管理实践活动中逐渐深入应用并发展，逐渐形成了具有独特的理论体系和研究方法的药事管理学科，进而成为药学科学的一支新兴分支学科。

在美国，早在 1910 年，美国药学教师协会（美国药学院协会的前身）就在其第一版全美药学教育大纲中将"商业药学"（Commercial Pharmacy）列入基本科目。1916 年，美国药学教师协会将"商业与法律药学"列为药学学科体系主要的六大分支学科之一，确定了其学术地位。1951 年美国药学院协会（American Associate of College of Pharmacy，AACP）将该学科正式更名为药事管理学科，这一学科名称在国际范围内得到共识和推广。1993 年为更准确地界定药事管理学科涵盖的研究范围，美国药学院协会将药事管理学科进一步更名为"社会与管理药学"，但许多药学院系对于该学科的名称仍沿用药事管理学。社会和管理药学学科分为 5 个基本领域，包括商业管理、交流、药学保健、药物经济学和产出研究、综合/社会。2000 年以来，随着药事管理与相关学科越来越深入地交叉融合以及在实践领域的探索应用，一些新兴学科领域应运而生，如药品监管科学、药物评价与政策等。

目前，世界上大多数国家高等药学教育中都设置有药事管理学硕士、博士专业。据 2022 年底美国药学院协会发布的药学院校资料统计，美国 65 个招收硕士、博士的药学院校中，共有 26 个院校设置了 31 个药事管理学科相关学科硕士和博士招生项目，其中 21 个药学院校设置有药事管理相关学科硕士招生项目，5 个药学院校设置有药事管理相关学科博士招生项目。药事管理学科研究方向包括药事管理（pharmacy administration）、药事法规实务（drug regulatory affairs）、药品监管科学（pharmaceutical regulatory sciences）、卫生体系药事管理（health system pharmacy administration）、药物经济学（pharmacoeconomics）、药物经济与政策（pharmaceutical economics and policy）、药物政策与结果研究（pharmaceutical policy and outcomes research）、药物评价与政策（pharmaceutical evaluation and policy）、卫生服务决策分析（health care decision analysis）、生物医药营销（biopharmaceutical marketing）等。

（二）我国药事管理学科的建立与发展

我国药事管理学科起源于 20 世纪 30～60 年代，国内药学院校间断引进英国、美国和苏联药事管理学课程。20 世纪 80 年代以来，我国药学事业发展的需求推动了药事管理专业和学科的发展，1987 年起，药事管理学被列为药学专业必修课。2018 年教育部颁布的《药学类专业教学质量国家标准》中，对药学类专业学生应掌握的知识和能力要求中，要求学生应熟悉药事法规、政策，具备从事药物研发、生产、流通、管理、质量控制和药学服务等工作的基本能力，并将药事管理作为药学专业核心课程之一。我国执业药师资格考试中，也将《药事管理与法规》列为必考科目之一。

药事管理学科的发展提出了对人才培养的需求，药事管理专业人才的培养也推动了药事管理学科茁壮发展。早在 1983 年南京药学院（现中国药科大学）就设置了（医药）工商管理本科专业，1987 年沈阳药学院（现沈阳药科大学）设置了（医药）企业管理本科专业。2004 年教育部正式批准设立药事管理本科专业，由此开始了药事管理学本科基础人才的培养。据中国高等教育学生信息网统计，至 2022 年底，全国共有中国药科大学、沈阳药科大学、广东药科大学等 13 所高校设置了药事管理学专业本科专业并招生。

在硕士、博士研究生培养方面，1982年第二军医大学药学院就在药学专业下招收了药物情报方向硕士研究生。1990年，国务院学位委员会药学评议组同意在药剂、药事专业下招收药事管理学方向硕士研究生，1991年，华西医科大学正式在药剂学专业下招收药事管理学方向硕士研究生；1994年中国药科大学、沈阳药科大学分别开始在药理学、药剂学专业下招收药事管理学方向硕士研究生；1998年西安医科大学在药物分析专业下招收培养药事管理学方向硕士研究生；1999年上海医科大学在药剂学专业下招收药事管理学方向硕士研究生。2000年，沈阳药科大学率先在药理学专业下招收药事管理学方向博士研究生；2002年，经教育部批准，中国药科大学开始招收社会与管理药学专业的博士研究生；2003年沈阳药科大学、四川大学在药学一级学科下自主设置药事管理学硕、博士专业，天津大学在管理科学与工程一级学科下自主设置药事管理学硕、博士专业；2005年，中国药科大学获准设立药物经济学博士专业。2010年国务院学位委员会设置专业学位硕士授权点，2012年批准设置工程博士专业学位授权点，药事管理被很多药学院校列为药学专业硕士及药学工程博士的主要研究方向之一。

至2022年底，我国共有20余所药学院校在药学专业下正式设置有药事管理学、社会与管理药学、社会发展与药事管理学、社会发展与管理药学、药物经济学、医药经济与管理、医药经济学、药品监管科学等科学硕士学位专业，或在公共管理专业下设置有卫生事业与药事管理科学硕士学位专业；13所药学院校正式设置有药事管理、社会与管理药学、药物经济学、卫生事业与药事管理学等博士学位专业。

二、药事管理学科的定义、性质及与相关学科的关系

（一）药事管理学科的定义与性质

1. 药事管理学科的定义 经过了商业和法律药学、药物经济学、药事管理学科、社会管理学科等学科名称的变革和发展，目前在美国、欧洲、日本及中国，药事管理学科的名称和发展水平不尽相同，但其学科内涵都是一致的，即药事管理学科是药学科学的分支学科之一，它是研究药事管理活动的基本规律和一般方法的应用学科。药事管理学科以药品质量管理为重点，以解决公众用药问题为导向，应用社会学、法学、经济学、管理学与行为科学等多学科的理论与方法，对药品研制、生产、经营、使用、药品监督管理等活动或过程进行研究，分析政治、社会、经济、法律、技术、伦理等环境因素和相关管理因素与使用药品防病治病、维护人们健康之间的关系，总结其基本规律，以实现药学事业的健康发展。

目前国际药事管理学科发展逐渐细化成具体学科领域，如社会与管理药学、药品监管科学，以及药事法规，另外还有一些交叉学科，如药物经济学、行为药学、药物政策与结果研究等。其中社会与管理药学研究药品流通、使用、管理、教育领域中的多学科专业活动与行为，以解决药学实践问题。药品监管科学研究应用药学、信息科学、大数据分析等技术与手段，评估药品的安全性、有效性、质量及其表现，提高药品监管效率和水平。药事法规事务主要研究如何制定和执行法律法规以确保药品安全有效。

2. 药事管理学科的性质 药事管理学科是药学学科和社会科学交叉发展形成的一门学科。作为药学学科的分支学科之一，药事管理学的研究对象、研究范围和研究内容均聚焦于药学专业领域，其专业理论与技能基础来自药剂学、药理学、药物化学、药物分析、临床药学。但是由于药事管理学科研究对象以药学实践领域中的"人"及"社会"为主，因此研究理论与方法思路主要来自社会学、心理学、经济学、管理学与法学，在很大程度上具有社会科学的性质。

（二）药事管理与相关学科的关系

1. 与药学其他学科的关系 药事管理学科与药学其他学科的研究目标相同，都是为防治疾病、计划生育、康复保健提供药品、药物信息及进行药学服务，以增进人们的健康。药事管理学科的

研究需以药学其他学科的专业知识和背景为基础。但药事管理学主要应用社会科学的理论和方法来解决实践问题，因而与药学其他学科在研究的角度、所应用的基础理论、研究方向、研究方法和研究成果等方面均有所不同：①关于药品，药学其他学科主要从药物的理化性质、病理、生理等方面研究药品的成分、化学结构、药理作用、适应证等；药事管理学从社会、心理、经济、管理及法学等方面研究处方药与非处方药、基本药物与医保药品、现代药与传统药、特殊管理药品等的分类与管理。②关于新药研发和药品生产，药学其他学科从药物的提取分离、合成、组合、制剂、吸收、分布、代谢、作用机制、生产工艺、质量分析、检验等方面进行研究；药事管理学从药品研发管理与申报审批、生产许可与质量保证体系、风险管理与控制等方面进行研究。③关于影响药品作用的因素，药学其他学科从物理、化学、生物学及生物药剂与药动学、药物及药食相互作用等方面进行研究；药事管理学则从心理与行为、社会、经济、管理及政治等角度进行研究。④关于药品使用结果评价，药学其他学科从临床疗效、药品不良反应等生理学、病理学效应等方面进行研究；药事管理学则更关注不同经济、社会及管理背景下药物利用的临床、社会和经济结果。

2. 与社会科学的关系 药事管理学科研究的理论与方法来源于社会科学，但它本质上属于药学学科的分支学科，药事管理学基本原理的应用性取决于药学实践自身的要素和性质，以及与药学实践相关的各种具体形势，这与一般的社会科学学科不同。目前管理学、经济学、法学等学科领域在医药卫生领域有一定的延伸和交叉，如对医药企业经营管理战略研究、医药经济研究、医药市场分析、医药知识产权研究等，但如果仅从社会科学的角度切入，往往缺乏以药学专业知识为背景的深入性和洞察力。在当前学科交叉融合发展的大背景下，药事管理学科在融合社会科学相关学科的理论与方法基础上逐渐发展成为药学学科下不可替代的一个独特学科。

3. 与公共卫生其他学科的关系 药事管理学科及其分支学科，如药物经济学、药物政策研究等，与公共卫生相关学科，如社会医学与公共卫生事业管理、卫生经济学等具有相近的理论基础，均是公共管理、经济学、行为科学理论和方法在医药卫生专业领域应用发展而来，所采用的研究方法本质上也是相似的，且近年来在医药政策、新医改等领域，这两类学科的研究具有越来越多的交叉融合趋势。但两者着眼点不同，公共卫生的各分支学科主要着眼于公共卫生服务、预防保健、医疗机构的医疗服务等，药事管理学科着眼于药学相关机构或医疗机构中与药学相关的部门、药学服务的投入与产出等。在药学领域的研究，公共卫生学科更多地着眼于宏观医药卫生政策、卫生经济的发展研究，药事管理则关注药物政策及药事法律法规的制定、执行及效果，药品及药学服务的质量及其改善等。在当前的医药卫生事业中，药事管理学科与公共卫生相关学科相辅相成，共同发挥各自不可替代的作用。

三、药事管理学科的研究内容

经过近百年的实践探索，药事管理学科研究内容不断调整、充实、更新，目前围绕药品研制、注册、生产、经营、使用等各环节，药事管理学科的研究内容涉及以下 10 余个方面。

（一）药物政策与制度

研究在国内和国际医药卫生领域大环境及经济、技术发展背景下，符合国家发展需求的药物政策的制定与实施。包括国家基本药物制度和基本药物目录，新药研发与鼓励政策，药品上市后再评价制度，药品上市许可人制度、特殊管理药品制度、药品分类管理制度、国家药品储备制度、药物警戒制度、药品信息追溯制度等的制定、实施和影响因素研究。

（二）药事管理体制和组织

研究药事工作的组织方式、管理制度和管理方法，国家权力机构关于药事组织机构设置、职能配置及运行机制等方面的制度。运用社会科学的理论，分析、比较、设计和建立完善的药事管理组织机构及制度，优化职能配备，提高管理效果和管理水平。

（三）药事法规实务

研究药品管理法律法规的制定和修订，以及药品监督管理执法措施、过程和效果，为完善药事管理法规体系，提高药品监督管理效率和水平提供依据，是药事管理学科重要内容之一。也包括对相关其他法律法规的研究，如药事活动涉及的《中华人民共和国专利法》》（以下简称《专利法》)、《中华人民共和国行政许可法》（以下简称《行政许可法》)、《中华人民共和国民法典》（以下简称《民法典》）等。

（四）药学教育及人才管理

研究药师、执业药师、临床药师等药学专业技术人员的培养、管理，以及如何通过法律法规、规范标准等保障其权利和义务，提高药学服务能力和水平等。

（五）药品注册管理

通过对中药、化学药、生物制品等的非临床研究、临床试验、注册申请、审评与审批、注册检验、技术规范、质量标准等环节，以及药品补充申请与变更、药品再注册等活动的原则、过程和程序及其监督管理的研究，促进药品注册管理的规范化、科学化，提高新药研发创新能力，提升药品质量，增强我国药品在国际市场的竞争力。

（六）药品上市后监测与评价管理

基于药品上市后的信息追溯、质量监督检验、药物警戒与不良反应监测及临床应用等真实世界数据，开展药品上市后监测研究，同时通过新药上市后的拓展性临床试验、仿制药质量与疗效一致性评价研究等，确保药品的质量、疗效与安全性，为药品的日常监督管理、药品质量公告、药品召回、药品整顿与淘汰提供依据。

（七）药品生产管理

以确保和提高药品生产质量为目的，研究国家对药品生产的监督管理，以及药品生产企业自身的科学管理活动。前者主要围绕药品生产企业的准入条件、准入审查和许可，生产过程监督检查，GMP执行等开展研究；后者主要围绕药品生产经营管理活动，如机构与人员管理、设备管理、物料管理、厂房设计、生产管理、质量管理、文件管理、验证管理、销售管理、成本控制等展开。

（八）药品经营管理

以保证药品在流通过程中的质量，提高药品经营效率为目的，研究国家对药品经营的监督管理，以及药品经营企业自身的科学管理活动。前者主要围绕药品经营企业的准入条件、准入审查和许可，经营过程监督检查，GSP执行等开展研究；后者主要围绕药品经营管理活动，如药品销售的机构及人员管理、采购、收货、验收、储存、养护、运输、销售、财务、信息管理等展开。

（九）药品使用与药学服务管理

研究医疗机构药事管理组织、人员配置与管理，调剂和处方管理，制剂管理，药品供应管理，药物临床应用管理，临床药学和药学服务。

（十）药品信息管理

研究药品信息活动管理和国家对药品信息的监督管理。药品信息活动管理包括药品信息的收集、评价、加工、储存、传递和利用，以及计算机信息化管理活动。药品信息的监督管理包括药品说明书和标签的管理、药品广告管理、互联网药品信息服务管理等。

（十一）医药知识产权管理

研究医药知识产权申请与保护策略，涉及药品的专利保护、注册商标保护、中药品种保护等内容。

（十二）药物经济学

运用经济学原理和方法研究如何提高药物资源的配置效率，促进合理用药，控制药品费用增长，并为药品营销决策、新药研究开发决策及药品政策决策提供依据。常用于药物治疗方案的评价，国家基本医保药品目录的评价与调整等。评价的方法有成本-效益分析、成本-效果分析、成本-效用分析、最小成本分析等。

第三节　药事管理研究特征和研究方法

一、药事管理研究特征

药事管理研究虽然具有药学自然科学研究的客观性、实证性、验证性等特征，但由于它的研究对象以"人"及"社会"为主，研究环境与条件更为复杂，难以客观量化，因此具有社会科学复制性低、因素复杂、间接测量、普遍性低及误差较大的特点。药事管理研究具有以下特征。

1. 结合性　药事管理学科的理论基础结合了自然科学的客观性、实证性，以及社会科学的推论性、间接性。因此，研究者必须具有药学理论知识和技术的基础，同时借鉴、融合社会科学的理论与方法，以药学专业知识和背景为基础，以管理学、经济学、法学、行为科学理论与思路为指导，以社会科学研究中的调查研究、实验研究、实地研究和文献研究为主要方法，研究药学领域中的现象和规律。

2. 规范性　药事管理研究的目的在于分析与评价医药卫生政策与决策的实施逻辑和实施效果，发现药事活动及现象的规律和持续模式，从而为决策者提供优化政策、决策与措施的证据和建议，从管理体制、法律法规、政策制度等方面加以规范和完善。

3. 实用性　药事管理研究以推动医药卫生事业发展和医药政策制度的制定和完善为目的，因此研究成果往往包括政策建议、标准和规范的方案、可行性报告、市场调查报告等，且需具有针对性和可应用性。

4. 多学科开放性　药事管理的研究对象和研究内容是药学实践中的具体问题，不仅涉及药学专业人员，往往也涉及其他部门、机构、人员甚至公众，因此需要药学、管理学、社会学、经济学及信息科学等多学科的交流与协作，在研究的具体实施和转化中，也需要药学研究、实践、管理等各个领域机构和人员的参与和配合。

二、药事管理研究方法

药事管理学科借鉴、融合了社会科学、自然科学的主要研究方法，主要通过调查研究、实验研究、实地研究、文献研究等方法收集研究资料，开展研究。

（一）调查研究

调查（survey）研究方法是社会科学研究最常用的方法之一，在药事管理研究领域应用也较为广泛。调查研究是以特定群体为对象，使用问卷或其他测量工具，经由系统化抽样和实施程序，收集某个总体的代表性样本的信息和资料，以了解该群体普遍特征的一种研究方法。调查研究是收集第一手数据用以描述一个难以直接观察的大总体的最佳方法，广泛应用于描述性研究，以及行为、态度、倾向的研究。根据研究目的及所采用研究工具的不同，调查研究可分为访谈调查、问卷调查、量表调查等；根据调查实施方法的不同，调查研究可分为面对面调查、网络调查、电话调查等。

（二）实验研究

实验（experiment）研究方法是自然科学研究的主要方法，是通过控制环境和条件来避免各种干扰因素，从而将自变量和因变量独立出来，分析两者之间的因果关系。实验研究方法要求有明确的自变量和因变量、具有可比性的实验组与对照组及较完整的事前测量与事后测量，并且要求对实验过程进行严格控制，因此在社会科学领域实施难度较大。在药事管理领域，为评价某些政策或干预的效果，或分析影响药事现象的因素，也可采用实验研究方法。评价药物效果的金标准是随机对照试验，但是在药事管理领域，由于环境的不可控，随机对照试验很难实施，往往采用实效性试验设计、准实验设计等方法。

（三）实地研究

实地研究（field study），在社会科学领域被称为田野调查，是一种对自然状态下的研究对象进行实地观察的研究方式。实地研究包括参与观察、个案研究等，研究者深入到所研究对象的生活环境中，通过参与观察和询问，去感受、体验研究对象的行为方式及其在这些行为方式背后所蕴含的内容，通过对所观察、收集资料的定性分析来总结、发现规律。

（四）文献研究

相对于前三种直接接触研究对象收集资料和数据的方法，文献研究是一种通过搜集、鉴别、整理文献，并通过对文献中有关研究指标和数据的分析和归纳，描述和揭示研究结果的非接触性研究方法。根据研究资料和方法的不同，文献研究可分为内容分析、现存统计资料分析及二次分析。其中内容分析是一种对文献的内容进行客观、系统和定量描述的研究技术；现存统计资料分析是对各种官方统计资料，如药学年鉴、中国卫生统计数据等进行的一种分析研究；二次分析则是基于新的研究目的，利用其他研究者已收集或发表的资料数据进行新的分析或对数据深度开发。在相关学科中，文献研究方法表现为文献计量分析方法、系统评价方法等。

第四节 药事管理学课程与教学要求

一、药事管理学课程框架与内容

药事管理学是高等药学教育中药学类专业的主干专业课程之一。通过学习本课程，可以使学生了解现代药学实践中管理活动的基本内容、方法和原理，熟悉我国和国外药事体制及组织机构，明确药品质量与管理的关系，掌握我国药品管理法规和药师职业道德与行为准则，并培养学生运用药事管理的基本理论和知识，分析问题、解决问题的能力。《药事管理学》教材以我国目前的药事管理体制及《药品管理法》为主线，分别从药事管理基本概念和制度、药事环节管理及具体领域的药事管理三部分，系统全面地介绍国家对药品宏观监督管理的主要内容。

（一）药事管理基本概念和制度

从第一章绪论出发，围绕药事管理所需要掌握的基本概念和重要制度，系统介绍我国药品管理立法、药品监督管理与国家药物制度、药事组织，以及药学技术人员管理。

（二）药事环节管理

以药品生命周期各关键环节为线索，系统介绍药品注册管理、药品生产管理、药品经营管理、医疗机构药事管理及药品上市后管理的主要规则和具体要求。

（三）具体领域的药事管理

围绕特殊管理药品管理、中药管理、药品信息管理、药品知识产权保护等各具体领域，系统介绍各领域的具体管理规则和特殊要求。

框架结构如图1-1。

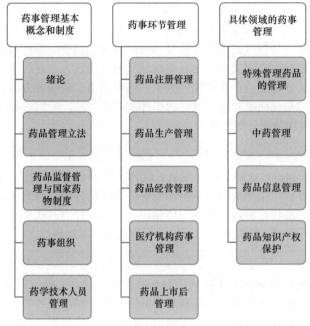

图1-1　药事管理学课程框架结构图

二、药事管理学教学要求

药事管理学是高校药学专业核心课程之一，但是由于药事管理涉及药学、社会科学等多学科内容，贯穿药品从研发到生产、流通、使用及监督管理全生命周期，知识点较多；同时药事管理所依据的法律法规具有很高的严谨性和很强的政策时效性，不仅需要对法律术语和规范清晰掌握和区分，也需要及时跟进法规政策更新动态。因此对于没有实践经验的学生来说，往往难以理解和把握知识点及重点。在教学过程中，可以根据教学目标和内容的要求，采取理论结合实践的教学方法，激发学生的学习兴趣和主动学习意识。

（一）案例教学法

该方法是选择有针对性、代表性的案例引导学生剖析、讨论，让学生在具体情境中积极思考、主动探索，以提高学生思考问题、分析问题和解决问题能力，并且还可以调动学生学习的积极性。

（二）以问题为中心的教学方法

该方法是教师预先给予一定数量思考题，引导学生先自学，并围绕问题展开分组讨论，以小组为单位讲演，教师和学生同时对其进行评议。此种教学方法可发挥学生的主观能动性，提高学生的参与意识，可以收到较好的教学效果。

（三）现场参观教学方法

该方法是由教师带领学生到药品生产、经营或使用单位参观见习并讲解相关知识。此种教学方法直观、明了，学生更容易将理论与实践紧密联系。

本 章 小 结

本章主要介绍了药事和药事管理的概念，药事管理学科的形成与发展，药事管理学科的定义与性质，药事管理学科的主要研究内容、研究方法与研究性质，并介绍了"药事管理学"课程的框架和教学要求。

1. "药事"（pharmaceutical affairs）是指药品的研制、生产、经营、使用、监督管理，以及与之相关的价格、广告、信息等的活动和事务。

2. 药事管理（pharmacy administration）是运用管理学、法学、社会学、经济学的原理和方法，对药事活动进行研究并总结规律，形成决策依据，从而指导和推动药学事业健康发展的综合管理活动。药事管理包括国家为保证药品安全、有效、可及对药品及相关活动进行的宏观监督管理，也包括医药相关部门和机构自身围绕药品活动进行的微观管理。

3. 药事管理学科是研究药事管理活动的基本规律和一般方法的应用学科，是药学科学的分支学科之一，但是具有社会科学性质。目前国际药事管理学科包括三个领域，分别是药事法规、药品监管及社会管理。

4. 药事管理研究具有复制性低、因素复杂、间接测量、普遍性低及误差较大等社会科学研究特点，同时具有结合性、规范性、实用性及多学科开放性特征。

5. 药事管理研究方法包括调查研究、实验研究、实地研究、文献研究等。

思 考 题

1. 简述药事、药事管理的概念。
2. 简述药事管理学科定义，比较它与其他药学学科的不同点。
3. 药事管理学科的研究内容涵盖哪些方面？
4. 查阅资料和网络资源，描述近期我国药事管理领域重大事件。
5. 围绕有兴趣的药事管理问题，列出可行的研究思路和方法。

（胡　明）

第二章 药品管理立法

第一节 药品管理立法概述

药品是人类防治疾病必不可少的特殊商品,为保障公众的用药安全,有必要对药品进行以政府为主导的监督监管。药品管理包括了对药品经济、技术、质量、行政等各方面的管理,对药品管理进行立法主要是从法律层面上来保障药品的质量。

一、药品管理立法与药事管理法的概念

(一)药品管理立法

药品管理立法是指由特定的国家机关,依据法定的权限和程序,制定、认可、修订、补充和废除药品管理法律规范的活动。

药品管理的立法需要依据法定程序进行,以保证立法的严肃性、权威性和稳定性。我国现行立法程序(制定法律的程序)大致可划分为四个阶段。

1. 法律草案的提出。

2. 法律草案的审议。

3. 法律草案的通过。

4. 法律的公布。

我国药品管理立法遵循相应的立法原则,即实事求是,从实际出发;规律性与意志性相结合;原则性与灵活性相结合;统一性与协调性相结合;现实性与前瞻性相结合;保持法的稳定性、连续性与适时立、改、废相结合;总结本国经验与借鉴外国立法相结合。

(二)药事管理法

药事管理法是指由国家制定或认可,并由国家强制力保证实施,具有普遍效力和严格程序的行为规范体系,是调整与药事活动相关的行为和社会关系的法律规范的总和。药事管理法是诸多法律规范中的一种类型,它与其他法律规范一样,是由一定物质生活条件所决定的。药事管理法具有规范性、国家意志性、国家强制性、普遍性、程序性。药品管理法的制定颁布具有划时代的意义,标志着我国药品监督管理工作进入法制化新阶段,使药品监督管理工作有法可依、依法办事。

二、药品管理立法的基本特征

(一)立法目的是保障公众用药安全

药品质量问题直接影响人民的健康和生命,药品管理立法的目的就是加强药品管理,保证药品质量,保障公众用药安全和合法权益,保护和促进公众健康。

（二）核心是药品质量标准

药品管理立法的目的是规范人们在从事药品研制、生产、经营、使用和监督管理等方面的活动，这些活动必须确保药品的安全性、有效性与质量可控性。

现代药品管理立法虽然颁布了许多法律、法规，药品标准的建立仍至关重要，这和其他法律有很大区别。

（三）系统性是其自身特点

药品管理立法涉及国家基本药物制度、药品注册管理法律法规、药品生产管理法律法规、药品经营管理法律法规、医疗机构药事管理法律法规、药品上市后监督管理法律法规、特殊药品管理法律法规、中药管理法律法规、疫苗管理法律法规、药品标识物与药品广告管理法律法规等，涵盖了药事领域的每一个方面。

（四）国际化是未来发展趋势

药品管理法的客体主要是药品，即物质。衡量这些物质性质的标准是不会因国家的国体、政体不同而发生变化。加之药品的国际贸易和技术交流日益频繁，客观环境要求统一标准。因此，各国药品管理法的内容越来越相似，国际性药品管理、控制药品管理的公约、协议、规范、制度和参加缔约的国家也不断增加。这是现代药品管理立法的一个特征。

三、药品管理立法的历史发展

（一）我国药品管理立法的发展

据文字记载，西周时期便已设立掌管医药政令的政府机构。秦汉时期商品交换已相当发达，有了简单的质量标准和检验制度。唐朝时期，政府组织编写的《新修本草》在全国推行，作为国家药品标准，书中建立了进口药材抽验制度。但古代国家的药品监督法规多是零散地附于其他法律中，稳定性不够，随着改朝换代变化也比较大。总体来看，我国古代缺乏药品管理立法的机制，人们可以用任何药物治疗疾病。

我国近现代的药品管理立法始于1911年辛亥革命之后。1912年，临时政府在内务部下设卫生司，为全国卫生行政主管部门。1928年，政府改卫生司设立卫生部。1911～1949年间，政府卫生管理部门开始制定药政法规：《药师暂行条例》《管理药商规则》《麻醉药品管理条例》《管理成药规则》《药剂师法》等。1949～1957年，中华人民共和国卫生部配合戒烟禁毒工作，制定了《关于严禁鸦片烟毒的通令》等。1958～1965年，制药工业迅速发展，我国制定了《关于药政管理的若干规定》等。1978年，国务院批转了卫生部关于颁发《药政管理条例（试行）》的报告，同时，卫生部同有关部门颁布了一系列规章，如《新药管理办法》、《中华人民共和国药典》（以下简称《中国药典》）等。

1984年9月20日，第六届全国人民代表大会常务委员会第七次会议审议通过了我国第一部，即现行的《药品管理法》，我国开始走上依法治药的轨道。2001年2月28日，《药品管理法》经第九届全国人大常委会第二十次会议修订通过，以中华人民共和国主席令第45号公布，自2001年12月1日起施行。

2002年8月4日颁布中华人民共和国国务院令第360号，公布《药品管理法实施条例》，自2002年9月15日起施行。

2013年12月28日，第十二届全国人民代表大会常务委员会第六次会议对2001版《药品管理法》进行了第一次修正。

2015年4月24日，第十二届全国人民代表大会常务委员会第十四次会议再次对《药品管理法》进行了第二次修正，简化了行政部门工作流程，减少了药品生产许可证和药品经营许可证在工商行政管理部门的注册、变更和注销环节，取消了不必要的审批手续，减少了对企业的限制，取消了大部分药品政府定价，药品实际交易价格主要由市场竞争形成。

2019 年 8 月 26 日，《药品管理法》由第十三届全国人民代表大会常务委员会第十二次会议第二次修订，自 2019 年 12 月 1 日起实施。

（二）国际药品管理立法的发展

国际政府对药品实施行政监督和法律监督已有悠久的历史，古埃及的纸草书、古巴比伦的《汉谟拉比法典》都记载着有关医药的法律条文。

在古代的欧洲，一些国家制定单独的药事法律来监管药品。13 世纪的意大利，西西里皇帝腓特烈二世制定了药事管理法令；14 世纪，意大利热那亚市推行了药师法；15 世纪，意大利佛罗伦萨市认可《佛罗伦萨药典》作为该市药品标准；16 世纪，英国的法规授权伦敦医生任命四名检查员，对药商、药品进行检查；英国的药品管理立法较早，19 世纪到 20 世纪初叶，英国就颁布了《砷法》（1851 年）、《药房法》（1868 年）、《毒物和药房法》（1908 年）、《危险药物法》（1920 年）、《药房和药品法》等影响较大的法律。1968 年，英国还制定颁布了综合性法律《药品法》，1971 年颁布了《滥用药品法》。

美国开始重视药品管理立法是从 19 世纪开始的，1868 年美国许多州就立法颁布了《药房法》。到了 20 世纪，美国发布了一系列药品管理相关的法律文件，对全世界都产生了较大的影响，这些法律文件包括《联邦食品和药品法》（1906 年）、《麻醉药品法》（1914 年）、《食品、药品和化妆品法》（1938 年）、《Durham-Humphrey 修正案》（1951 年）、《Kefauver-Harris 修正案》（1962 年）、《药品滥用预防和管理法》（1970 年）、《药品、食品、化妆品法》（1979 年）、《罕见病药品法》（1983 年）、《药价竞争和专利期限恢复法》（1984 年）、《处方药物营销法》（1988 年）、《合成类固醇管理法》（1990 年）、《通用名药品执法法案》（1992 年）、美国国会通过的《食品药品监督管理局现代化法》（1997 年）、美国国会制定的《最佳儿童药品法》（2002 年）、《儿科研究公平法》（2003 年）、《食品和药品管理修正法案》（2007 年）、《食品和药品管理局安全和创新法案》（2012 年）、《药物质量与安全法案》（2013 年）、《21 世纪医疗法案》（2016 年）等。

第二节　药品管理法律法规体系

药品管理法律体系是我国医药卫生法律体系的重要组成部分，由众多法律法规构成，以行政法规为主，各类规范性文件为辅。从 20 世纪 80 年代至今，经过 40 余年的法制建设，我国已经建立了一套完整的，由法律、行政法规、部门规章以及其他规范性文件构成的药品管理法律体系。按照法律部门分类，药品管理法律体系属于行政法范畴。

一、药品管理法律的相关概念

（一）法的概念

法是由国家制定或认可，体现统治阶级的利益和意志，并由国家强制力保证实施的具有普遍效力的行为规范的总称。法有广义和狭义之分。广义的法是指由国家制定或认可并以国家强制力保证实施的行为规范的总和，包括宪法、法律、行政法规、地方性法规、行政规章、条例及其他各种规范性文件。狭义的法专指由全国人民代表大会及其常务委员会制定发布的规范性法律文件，如《药品管理法》。

（二）药事管理法律渊源

在我国，药事管理法律渊源包括国家行政法规、地方性法规、自治条例和单行条例、部门规章和其他规范性文件。

1. 药事管理法律渊源

（1）国家药事法规：1984 年我国颁布了《药品管理法》，2002 年国务院颁布实施了《药品管理法实施条例》，对《药品管理法》的规定进行了详细、具体地解释和补充，成为药品管理法律体系中最重要的行政法规。

与药品相关的其他行政法规还有《药品行政保护条例》《中药品种保护条例》《医疗用毒性药品管理办法》《放射性药品管理办法》《中医药条例》《疫苗流通和预防接种管理条例》《麻醉药品和精神药品管理条例》等。

（2）地方性法规：是指省级人民代表大会及其常务委员会制定的行政规范性文件，只在本辖区内有效，如《吉林省药品监督管理条例》《湖北省药品管理条例》等。

（3）部门规章：绝大多数部门规章由国家药品监督管理部门或国家卫生行政部门制定发布。

2. 法律渊源的比较 我国法律渊源的形式多样，其各个渊源的制定机关、法律地位、使用范围等都各不相同，对法律渊源的各种表现形式进行对比，有利于明确各渊源之间的层级关系。我国各类法律渊源的对比见表 2-1。

表 2-1 我国各类法律渊源的对比

名称	制定或颁布机关	法律地位	适用范围
宪法	全国人民代表大会	最高	全国
法律	全国人民代表大会及其常务委员会	次于宪法	全国
行政法规	国务院	次于宪法、法律	全国
部门规章	国务院各部、各委员会、直属机构	次于宪法、法律、行政法规	全国
地方性法规	省（自治区、直辖市）人民代表大会及其常委会	次于宪法、法律、行政法规	本行政区域
地方政府规章	省（自治区、直辖市）和较大的市的人民政府	次于宪法、法律、行政法规、地方性法规	本行政区域
民族自治法规	民族自治地方的人民代表大会	次于宪法、法律、行政法规	本行政区域
国际条约	全国人大常务委员会、国家主席、国务院		中国和缔结国
国际惯例	国际法院等各种国际裁决机构		全球

（三）药事法律责任与制裁

1. 法律责任的概念 法律责任是指由于违法行为、违约行为或由于法的规定而应承受的各种不利后果。法律责任的产生原因包括侵权行为、违约行为及法律规定的无过错责任或严格责任。

2. 法律责任的种类 法律责任包括民事责任、刑事责任、行政责任、国家赔偿责任、违宪责任。在《药品管理法》中仅规定了前 3 种责任。

3. 法律责任的构成 具体内容见表 2-2。

表 2-2 法律责任的构成

构成内容	分类	概念
责任主体	自然人、法人和其他社会组织	因违反法律、约定或法律规定的事由而承担法律责任的人
违法行为或违约行为	作为	人的积极身体活动
	不作为	人的消极身体活动
损害后果		违法、违约行为侵犯法律所保护的他人或社会的合法权益，具有侵害性、确定性、客观性的特点
因果关系		指违法、违约行为与损害后果之间有引起与被引起的关系
主观过错	①故意	指违法、违约行为人的主观心理状态
	②过失	

4. 法律制裁的概念及种类 法律制裁是由特定国家机关对违法者按照法律责任而实施的强制性惩罚措施。

法律制裁分为民事制裁、刑事制裁、行政制裁、违宪制裁4种。

5. 药事法律制裁 药事法律制裁以民事制裁、刑事制裁、行政制裁为主。

（1）民事制裁：是行为人因违反民法典规定，而给予的制裁措施，药事管理承担的民事责任主要是停止侵害、赔礼道歉、消除影响和损害赔偿。《药品管理法》第一百四十四条规定，药品上市许可持有人、药品生产企业、药品经营企业或者医疗机构给用药者造成损害的，依法承担赔偿责任。这里的"依法"指依"民法典"。

（2）刑事制裁：当事人违反《中华人民共和国刑法》（以下简称《刑法》），构成犯罪的，给予刑事制裁，即给予刑罚。刑罚的对象是犯罪主体。犯罪主体分为两类，第一类自然人犯罪主体，分为一般主体和特殊主体，特殊主体要求有特殊的身份和职务。第二类是单位犯罪主体，注意"双罚制"，即对单位判处罚金，对其直接负责的主管人员和其他直接责任人员判处刑罚。例如，《刑法》第一百四十条对"生产、销售伪劣商品罪"的规定。需要注意的是犯罪有故意犯罪和过失犯罪之分，相应的处罚根据情节而定。

刑罚的种类有管制、拘役、有期徒刑、无期徒刑、死刑等主刑，罚金、剥夺政治权利、没收财产等附加刑。

（3）行政制裁：包括行政处罚和行政处分。

行政处罚是国家特定行政机关对单位或个人违反国家法规进行的处罚。行政处罚在药事管理领域主要是警告、罚款、没收、吊销证照、责令停产停业、撤销批准文件等处罚措施。

行政处分是指国家机关或企事业单位对其工作人员或者职工违反法律法规规定进行的处罚。主要形式有警告、记过、记大过、降级、撤职、开除等。

二、我国药品管理法律体系的框架

（一）我国药品管理的基本法——《药品管理法》

1984年9月20日，第六届全国人民代表大会常委会第七次会议审议通过了我国第一部《药品管理法》，我国开始走上依法治药的轨道。

2001年2月28日，《药品管理法》经第九届全国人民代表大会常委会第二十次会议修订通过，以中华人民共和国主席令第45号公布，自2001年12月1日起施行。

2013年12月28日，第十二届全国人民代表大会常务委员会第六次会议对2001年版《药品管理法》进行了有关药品委托生产规定的修订，将原来由国家食品药品监督管理部门批准的药品委托生产改为由省级食品药品监督管理部门批准，降低了委托生产申请的复杂性。

2015年4月24日，第十二届全国人民代表大会常务委员会第十四次会议再次对《药品管理法》进行了五处修订，涉及条款为第七条、第十四条、第五十五条、第八十九条和第一百条。

2019年8月26日，《药品管理法》由第十三届全国人民代表大会常务委员会第十二次会议第二次修订，自2019年12月1日实施。最新版的药品管理法的内容是对药品的研制和注册、上市许可、生产、经营、上市管理、价格等做出的相关的规定。制定该法的目的，是为了加强国家对药品的管理，保证药品的质量，保障用药的安全和合法权益等。该部法律是自1984年颁布以来第二次系统性、结构性的重大修改。

（二）《药品管理法实施条例》

2002年8月4日，国务院第360号令公布《药品管理法实施条例》，自2002年9月15日起施行。

2016年2月6日，国务院发布了《国务院关于修改部分行政法规的决定》（中华人民共和国国务院令第666号），其中包括修改《药品管理法实施条例》的决定，我国将继续实行简化医药相关行政审批的政策。

2019 年 3 月 2 日，根据《国务院关于修改部分行政法规的决定》，对《药品管理法实施条例》进行了第二次修正。

2022 年 5 月 9 日，国家药品监督管理局综合司公开征求《中华人民共和国药品管理法实施条例（修订草案征求意见稿）》意见。

《药品管理法实施条例》是与《药品管理法》配套的行政法规。它的突出特点是以《药品管理法》的体例为准，并与之章节对应，是对《药品管理法》的必要补充。

（三）药品研制领域的药事法规

1.《药品注册管理办法》《药品注册管理办法》于 2007 年 6 月 18 日经国家食品药品监督管理局局务会审议通过，自 2007 年 10 月 1 日起施行。2007 年版《药品注册管理办法》对章节的框架作了部分调整，对临床前研究、临床试验等在其他规章中已有规定的内容予以简化；对药品标准、新药技术转让等将制定其他具体办法进行规定的，不再重复规定。2020 年 1 月 15 日，《药品注册管理办法》经国家市场监督管理总局 2020 年第 1 次局务会议审议通过，予以公布，自 2020 年 7 月 1 日起施行。

2.《药物非临床研究质量管理规范》《药物非临床研究质量管理规范》自 2003 年 9 月 1 日起施行，制定的目的是提高药物非临床研究的质量，确保试验资料的真实性、完整性和可靠性，保障人民用药安全，适用于为申请药品注册而进行的非临床研究，药物非临床安全性评价研究机构必须遵循本规范。

2017 年 7 月 27 日，《药物非临床研究质量管理规范》经国家食品药品监督管理总局令第 34 号通过，予以公布，自 2017 年 9 月 1 日起施行。

3.《药物临床试验质量管理规范》《药物临床试验质量管理规范》是临床试验全过程的标准规定，包括方案设计、组织实施、监查、稽查、记录、分析总结和报告。凡进行各期临床试验、人体生物利用度或生物等效性试验，均须按本规范执行。

（四）药品生产领域的药事法规

1.《药品生产监督管理办法》 2004 年，国家食品药品监督管理局以第 14 号局令发布《药品生产监督管理办法》属于部门规章，是对药品生产条件和生产过程进行审查、许可、认证、检查的文件。2020 年 1 月 15 日，《药品生产监督管理办法》经国家市场监督管理总局 2020 年第 1 次局务会议审议通过，予以公布，自 2020 年 7 月 1 日起施行。

2.《药品生产质量管理规范》《药品生产质量管理规范（2010 年修订）》，自 2011 年 3 月 1 日起施行，制定的目的是规范药品生产质量管理，是药品生产管理和质量控制的基本要求，旨在最大限度地降低药品生产过程中污染、交叉污染及混淆、差错等风险，确保持续稳定地生产出符合预定用途和注册要求的药品。

（五）药品经营领域的药事法规

1.《药品流通监督管理办法》 2007 年 5 月 1 日，新修订的《药品流通监督管理办法》开始施行，其对加强药品市场监管、整顿规范药品流通秩序，保障公众用药安全发挥了重要作用。但由于近年来我国的药品市场状况、流通模式、监督重点都发生了较大变化，如有些药品展示会、博览会秩序混乱，不法分子借机销售假劣药品；无证经营者参与药品经营活动；医疗机构制剂进入流通领域；药品零售企业违规销售处方药；一些非法经营者通过挂靠等手段，以药品生产、经营企业名义从事非法药品经营活动等等。

2.《药品经营质量管理规范》 2000 年 4 月 30 日，国家药品监督管理局局令第 20 号公布《药品经营质量管理规范》。2012 年 11 月 6 日，卫生部部务会议第一次修订。2015 年 5 月 18 日国家食品药品监督管理总局局务会议第二次修订。2016 年 6 月 30 日国家食品药品监督管理总局局务会议通过《关于修改〈药品经营质量管理规范〉的决定》。2023 年 9 月 27 日，国家市场监督管理总局令第 84 号公布《药品经营和使用质量监督管理办法》，自 2024 年 1 月 1 日起施行。

3.《互联网药品信息服务管理办法》 2004 年 7 月 8 日，国家食品药品监督管理局发布《互联网药品信息服务管理办法》，规定通过互联网向上网用户提供药品（含医疗器械）信息的服务活动必须遵守该办法，并取得省级药品监督管理部门核发的互联网药品信息服务资格证书。

4.《互联网药品交易服务审批暂行规定》 互联网药品交易服务是指通过互联网提供药品（包括医疗器械、直接接触药品的包装材料和容器）交易服务的电子商务活动。

2005 年，国家食品药品监督管理局发布了《互联网药品交易服务审批暂行规定》，在我国境内从事互联网药品交易服务活动，必须遵守本规定。

5.《药品网络销售监督管理办法》《药品网络销售监督管理办法》是为了规范药品网络销售和药品网络交易平台服务活动，保障公众用药安全，根据《药品管理法》等法律、行政法规，制定的办法。

2022 年 8 月 3 日，国家市场监督管理总局令第 58 号公布《药品网络销售监督管理办法》，自 2022 年 12 月 1 日起施行。

（六）医疗机构药剂管理的药事法规

1.《医疗机构药事管理规定》 2002 年，卫生部和国家中医药管理局发布《医疗机构药事管理暂行规定》（简称《暂行规定》），规范医疗机构药事管理工作，保证用药安全、有效、经济，保障人民生命安全和身体健康。2011 年 1 月 30 日，在总结各地《暂行规定》实施情况的基础上，结合当前国家药物政策以及医疗机构药事管理工作的新形势和新任务，卫生部、国家中医药管理局和总后勤部卫生部共同对《暂行规定》进行了修订，制定了《医疗机构药事管理规定》（卫医政发〔2011〕11 号），于 2011 年 3 月 1 日起施行。

2.《处方管理办法》 2007 年 5 月 1 日，《处方管理办法》开始实施，目的是规范处方管理，提高处方质量，促进合理用药，保障医疗安全。

（七）分类管理的药事法规

1. 特殊药品的管理 2005 年 8 月 3 日，国务院令第 442 号《麻醉药品和精神药品管理条例》开始施行。条例分别对麻醉药品和精神药品的种植、实验研究、生产、经营、使用、储存、运输、审批程序和监督管理，以及违反这一条例所应承担的法律责任等做出了规定。除本条例另有规定的外，任何单位、个人不得进行麻醉药品药用植物的种植以及麻醉药品和精神药品的实验研究、生产、经营、使用、储存、运输等活动。2013 年、2016 年国务院对《麻醉药品和精神药品管理条例》进行了两次修订。

2005 年 8 月 26 日，国务院令第 445 号公布了《易制毒化学品管理条例》，该条例的实施旨在加强易制毒化学品管理，规范易制毒化学品的生产、经营、购买、运输和进口、出口行为，防止易制毒化学品被用于制造毒品，维护经济和社会秩序。

《药品类易制毒化学品管理办法》于 2010 年 5 月 1 日起施行，制定的目的是加强药品类易制毒化学品管理，防止流入非法渠道；适用于药品类易制毒化学品的生产、经营、购买及监督管理。

2019 年 6 月 29 日，《疫苗管理法》由第十三届全国人民代表大会常务委员会第十一次会议通过，自 2019 年 12 月 1 日起施行。《疫苗管理法》是为了加强疫苗管理，保证疫苗质量和供应，规范预防接种，促进疫苗行业发展，保障公众健康，维护公共卫生安全，制定的法律。

《放射性药品管理办法》是为加强放射性药品的管理，根据《药品管理法》规定制定。由国务院于 1989 年 1 月 13 日发布并实施。2022 年，国务院决定对《放射性药品管理办法》的部分条款予以修改，自 2022 年 5 月 1 日起施行。

2. 处方药与非处方药分类管理 1999 年，国家药品监督管理局发布了《处方药与非处方药分类管理办法》（试行），规定根据药品品种、规格、适应证、剂量及给药途径不同，对药品分别按处方药与非处方药进行管理。

《非处方药专有标识及管理规定》是与《处方药与非处方药分类管理办法》（试行）配套的规范性文件，其中确立了非处方药专有标识的管理规定。

3. 中药的管理 《野生药材资源保护管理条例》是我国对药用野生动植物资源进行保护管理的行政法规。该条例于 1987 年 10 月 30 日由国务院发布，自 1987 年 12 月 1 日起施行。确立了国家对野生药材资源保护和采猎相结合的原则，旨在保护和合理利用野生药材资源，适应人民医疗保健事业的需要。

《中药材生产质量管理规范》的目的是为规范中药材生产，保证中药标准化、现代化，不属于强制性认证。

《中医药法》是为继承和弘扬中医药，保障和促进中医药事业发展，保护人民健康制定的法律。由第十二届全国人民代表大会常务委员会第二十五次会议于 2016 年 12 月 25 日通过，自 2017 年 7 月 1 日起施行。《进口药材管理办法》由国家市场监督管理总局于 2019 年 5 月 16 日公布，旨在加强进口药材监督管理，保证进口药材质量。

4. 进口药品管理 《药品进口管理办法》自 2004 年 1 月 1 日施行，主要强调药品通关程序，规定进口的一般药品将由过去的申报、抽样、检验合格、发放通关单放行，改为由口岸药品监管局发放备案通关单，药检所抽样后不必等检验结果便可上市销售，检验将在其销售期间继续进行。

（八）与药品包装、价格、广告相关的药事法规

《药品说明书和标签管理规定》自 2006 年 6 月 1 日起施行，规定了药品领域的说明书与标签的具体标注要求。

《中华人民共和国价格法》自 1998 年 5 月 1 日起施行，是对药品价格违法行为处罚的主要依据。

《中华人民共和国广告法》自 1995 年 2 月 1 日起施行，规定了药品广告不得含有的内容，以及不得广告的药品范围，同时规定了违法承担的法律责任问题。2007 年 3 月 13 日，国家食品药品监督管理局、国家工商行政管理总局颁布《药品广告审查办法》和《药品广告审查标准》，作为监管我国药品广告方面的法律依据，自 2007 年 5 月 1 日起施行。

2019 年 12 月 24 日国家市场监督管理总局令第 21 号《药品、医疗器械、保健食品、特殊医学用途配方食品广告审查管理暂行办法》，自 2020 年 3 月 1 日起施行。

（九）其他主要药事法规

1. 医疗器械管理的相关法规 2014 年，新版《医疗器械监督管理条例》发布，自 2014 年 6 月 1 日起施行。该条例减少了行政许可，重点强化日常监管，充实监管手段，增设了医疗器械不良事件监测制度、已注册医疗器械的再评价制度、医疗器械召回制度等多项管理制度。2014 年同时修订的还包括《医疗器械注册管理办法》《医疗器械生产监督管理办法》《医疗器械生产质量管理规范》《医疗器械经营管理办法》，2015 年最新颁布了《医疗器械分类规则》。

2017 年 1 月 25 日，为加强对医疗器械召回工作的管理，国家食品药品监督管理总局以总局令第 29 号发布《医疗器械召回管理办法》。自 2017 年 5 月 1 日起施行。

2017 年 2 月 21 日，为促进科学技术进步，保障医疗器械安全有效，提高健康保障水平，加强医疗器械标准管理，国家食品药品监督管理总局局务会议公布《医疗器械标准管理办法》，自 2017 年 7 月 1 日起施行。

2017 年 12 月 20 日，为加强医疗器械网络销售和医疗器械网络交易服务监督管理，保障公众用械安全，国家食品药品监督管理总局以总局令第 38 号发布《医疗器械网络销售监督管理办法》。

2021 年起，国家市场监督管理总局还陆续发布了《医疗器械注册与备案管理办法》《医疗器械生产监督管理办法》《医疗器械经营监督管理办法》。这些行政法规和规章的发布与修订，体现出了医疗器械在社会经济发展中的重要程度。

2. 执业药师管理的相关法规文件　1999 年，我国开始实行《执业药师资格制度暂行规定》，其制定的目的是加强对药学技术人员的职业准入控制，确保药品质量，保障人民用药的安全有效。国家实行执业药师资格制度，纳入全国专业技术人员执业资格制度统一规划的范围。凡从事药品生产、经营、使用的单位均应配备相应的执业药师，并以此作为开办药品生产、经营、使用单位的必备条件之一。

2015 年 7 月，中国药师协会印发了《执业药师继续教育管理试行办法》（国药协发〔2015〕8 号），已于 2016 年 1 月起施行相关规定。其中，对执业药师继续教育的学分管理做了部分调整，并且明确了继续教育的具体形式。

另外，2016 年 1 月起施行的《执业药师业务规范（试行）》，也重新规定了我国执业药师的业务活动内容。

2019 年 3 月，为加强对药学技术人员的职业准入管理，进一步规范执业药师的管理权责，促进执业药师队伍建设和发展，国家药品监督管理局、人力资源社会保障部在原执业药师资格制度基础上，制定了《执业药师职业资格制度规定》和《执业药师职业资格考试实施办法》。

2021 年 6 月 18 日，为规范执业药师注册工作，加强执业药师管理，国家药品监督管理局印发实施《执业药师注册管理办法》。

3. 城镇职工基本医疗保险制度的相关法规文件　城镇职工基本医疗保险制度的相关法规文件包括《国务院关于建立城镇职工基本医疗保险制度的决定》《城镇职工基本医疗保险定点医疗机构管理暂行办法》《城镇职工基本医疗保险定点零售药店管理暂行办法》《城镇职工基本医疗保险用药范围管理暂行办法》等一系列法规文件。

4.《中华人民共和国国家赔偿法》　《中华人民共和国国家赔偿法》于 1994 年 5 月 12 日第八届全国人民代表大会常务委员会第七次会议通过，根据 2010 年 4 月 29 日第十一届全国人民代表大会常务委员会第十四次会议《关于修改〈中华人民共和国国家赔偿法〉的决定》修正；自 2010 年 12 月 1 日起施行。立法目的是为保障公民、法人和其他组织享有依法取得国家赔偿的权利，促进国家机关依法行使职权；国家机关和国家机关工作人员行使职权，有本法规定的侵犯公民、法人和其他组织合法权益的情形，造成损害的，受害人有依照本法取得国家赔偿的权利。

总的来看，我国的药事管理法律体系已基本建立，但正处在不断变化和完善的过程中。

第三节　《药品管理法》和《药品管理法实施条例》

一、《药品管理法》主要内容

（一）立法宗旨与适用范围

立法宗旨：为了加强药品管理，保证药品质量，保障公众用药安全和合法权益，保护和促进公众健康。

适用范围：适用于中华人民共和国境内从事药品研制、生产、经营、使用和监督管理单位或者个人。

（二）《药品管理法》细则

在总则中，《药品管理法》明确国家对药品实施上市许可持有人制度，上市许可持有人依法对药品研制生产、经营使用全过程中药品的安全性、有效性、质量可控性负责。同时，规定上市许可持有人要建立质量保证体系，对药品的非临床研究、临床试验、生产经营、上市后研究、不良反应监测、报告及处理等全过程、各环节都要负责。药品上市许可持有人制度从制度设计上鼓励创新。

除了上市许可持有人要具备质量管理、风险防控能力之外，还要具备赔偿能力。对于境外的上市许可持有人，要明确指定中国境内的企业法人履行持有人义务，承担连带责任。

在研制环节，规定持有人必须遵守非临床研究和药物临床试验质量管理规范，保证研制的全过程的持续合规。

在生产环节，要求建立质量管理体系，保证生产全过程的持续合法合规。委托生产的，应当委托有条件的药品生产企业，签订相关的协议，对药品生产企业出厂放行进行审核。

在流通环节，规定持有人应当建立追溯制度，保证药品可追溯，委托销售的也要委托符合条件的药品经营企业。委托仓储运输的，要对受托方能力进行评估，同时要明确药品质量责任和操作规定，对委托方进行监督。

在上市后管理方面，对持有人要求制定风险管理计划，开展药品上市后研究，加强已上市药品的持续管理，包括上市后的评价。同时要求建立不良反应报告和召回制度。持有人要建立年度报告制度，每年都要向药品监管部门提交药品生产销售、上市后研究、风险管理等情况。同时，对药品上市许可持有人法定代表人提出了对药品质量全面负责。

在明确持有人责任的同时，药品管理法也对药品的研制单位、生产企业、经营企业、使用单位做出了一系列的规定，要求遵守法律法规、规章和标准规范的要求，要在生产经营、使用过程中严格按照法律规定，保证全过程信息的真实准确、完整、可追溯。

规定了药物警戒、监督检查、信用监管、信息公开、应急处置等内容，落实了全生命周期管理的理念，细化完善了告诫、约谈、限期整改、暂停生产销售及使用进口等一系列监管措施，督促持有人切实履行主体责任。

1. 保障短缺药供应　实行短缺药品清单管理制度，鼓励儿童用药研制。对于社会各界高度关注的国内常用药、急（抢）救药短缺问题，在"药品储备和供应"做出专章规定，这其中包括：明确国家实行药品储备制度，国家建立药品供求监测体系，国家实行短缺药品清单管理制度，国家实行短缺药品优先审评制度等，多部门共同加强药品供应保障工作。

总则明确规定了国家鼓励研究和创制新药，同时增加和完善了十多个条款，增加了多项制度举措，为鼓励创新，加快新药上市，重点支持以临床价值为导向，对人体疾病具有明确疗效的药物创新。鼓励具有新的治疗机制，治疗严重危及生命的疾病、罕见病的新药和儿童用药的研制。

对于治疗严重危及生命且尚无有效治疗手段的疾病，以及公共卫生方面急需的药品，临床试验已有数据显示疗效，并且能够预测临床价值的可以附条件审批，以提高临床急需药品的可及性，这个制度缩短了临床试验的研制时间，使那些急需治疗的患者能第一时间用上新药。

2. 实施药品上市许可持有人制度　建立了上市许可持有人制度。所谓上市许可持有人制度，是拥有药品技术的药品研发机构和生产企业，通过提出药品上市许可的申请，获得药品注册证书，再以自己的名义将产品投向市场，对药品全生命周期承担责任的一项制度。

上市许可持有人依法对药品研制生产、经营使用全过程中药品的安全性、有效性、质量可控性负责。同时，规定上市许可持有人要建立质量保证体系，对药品的非临床研究、临床试验、生产经营、上市后研究、不良反应监测、报告及处理等全过程、各环节都要负责。

除了上市许可持有人要具备质量管理、风险防控能力之外，还要具备赔偿能力。对于境外的上市许可持有人，要明确指定中国境内的企业法人履行持有人义务，承担连带责任。

3. 建立健全药品追溯制度　规定了国家建立药品追溯制度。药品追溯制度建设主要是以"一物一码、一码同追"为方向，要求药品上市许可持有人要建立药品追溯的体系，实现药品最小包装单元可追溯、可核查。

建设药品追溯制度总的原则就是监管部门定制度、建标准，允许多码并存，可以兼容原来的电子监管码，也可以兼容现在国际上常用的其他编码，充分发挥企业的主体作用。

4. 加大药品违法行为处罚力度　对严重违法企业落实"处罚到人"。针对药品违法行为，新修订的药品管理法还全面加大了处罚力度，专条规定，违反本法规定，构成犯罪的，依法追究刑事责任。

对严重违法的企业，新修订的《药品管理法》落实"处罚到人"，在对企业依法处罚的同时，对企业法定代表人、主要负责人、直接负责的主管人员和其他责任人员也予以处罚，包括没收违法行为发生期间其所获收入、罚款、一定期限甚至终身禁业等。

5. "境外带药"视情节处罚　未经批准进口少量境外合法上市药品，情节较轻或免罚。第一百二十四条规定，对于未经批准进口少量境外合法上市的药品，情节较轻的，可以减轻或者免予处罚。

从境外进口药品，必须要经过批准。没有经过批准的，即使是在国外已经合法上市的药品，也不能进口。

对假劣药的范围进行修改，没有再把未经批准进口的药品列为假药，回应了老百姓的关切。对于进口少量境外合法上市的药品，情节较轻的，可以减轻或者免予处罚。

但把未经批准进口的药品从假药里面拿出来单独规定，不等于降低了处罚力度，而是从严设定了法律责任，同时，违反第一百二十四条的规定，构成生产、进口、销售假劣药品的，仍然按生产、进口、销售假劣药进行处罚。

新版药品管理法的通过颁布实施让药品管理实践中存在的漏洞得以改善，进一步健全了对药品管理的监督体制，让老百姓在购药用药方面得到了更安全的保障，同时保障了基础用药的安全供应，满足疾病防治基本用药需求。

二、《药品管理法实施条例》主要内容

《中华人民共和国药品管理法实施条例》是根据《药品管理法》制定的实施条例，由 2002 年 8 月 4 日中华人民共和国国务院令第 360 号公布，自 2002 年 9 月 15 日起施行。根据 2016 年 2 月 6 日《国务院关于修改部分行政法规的决定》第一次修订，根据 2019 年 3 月 2 日《国务院关于修改部分行政法规的决定》第二次修订。

（一）立法目的

根据《药品管理法》制定本条例。

（二）药品管理基本要求

药品研制、生产、经营、使用和监督管理活动，应当遵循科学要求和伦理准则，全面防控风险，落实责任，推进体系建设，提升管理能力，保障用药安全、有效、可及。

（三）药品研制与注册

鼓励创新，国家完善药物创新体系，支持药品的基础研究、应用研究和原始创新，支持以临床价值为导向的药物创新，支持企业采用先进技术装备提高药品安全水平，在科技立项、融资、信贷、招标采购、支付价格、医疗保险等方面予以支持。

国家支持中药传承和创新，建立适合中药特点的审评审批体系，鼓励运用现代科学技术和传统中药研究方法开展中药的科学技术研究和药物开发。促进中药现代化、国际化。

加快上市通道，国务院药品监督管理部门建立突破性治疗药物、附条件批准上市、优先审评审批及特别审批制度，鼓励药物研发创新，缩短药物研发和审评进程。国务院药品监督管理部门

应当明确范围、程序、支持政策等要求，支持符合条件的药品加快上市。

国家实施药品标准提高行动计划，设立专项资金，保障药品标准符合产业高质量发展的需要。国家药品标准实施后，药品上市许可持有人应当对药品注册标准及时进行评估和修订。国家鼓励符合规定的药品注册标准转化为国家药品标准。

（四）药品上市许可

药品注册申请人应当建立质量管理体系，具备药品研制相关的质量管理能力、风险控制能力和赔偿能力。

已批准上市的处方药，药品上市许可持有人经过上市后研究认为符合非处方药条件和要求的，可以向国务院药品监督管理部门提出申请，经评价符合非处方药要求的，可以转换为非处方药。

已批准上市的非处方药，经过不良反应监测及上市后研究认为存在风险隐患，不适宜按非处方药管理的，应当停止上市销售。药品上市许可持有人应当进行充分研究并向国务院药品监督管理部门提出处方药的申请，经审评符合要求的，可转换为处方药；经评估认为风险大于获益的，应当注销药品批准证明文件，并召回已销售药品。

国家鼓励儿童用药品的研制和创新，支持药品上市许可持有人开发符合儿童生理特征的儿童用药品新品种、新剂型、新规格，对儿童用药品予以优先审评审批。在药物研制和注册申报期间，加强与申办者沟通交流，促进儿童用药品加快上市，满足儿童患者临床用药需求。

国家鼓励罕见病药品的研制和创新，支持药品上市许可持有人开展罕见病药品研制，鼓励开展已上市药品针对罕见病的新适应证开发，对临床急需的罕见病药品予以优先审评审批。在药物研制和注册申报期间，加强与申办者沟通交流，促进罕见病用药加快上市，满足罕见病患者临床用药需求。

（五）中药注册管理

中药，是指在中医药理论指导下使用的药用物质及其制剂，包括中药材、中药饮片、中药配方颗粒和中成药等。

国务院药品监督管理部门面向国家重大战略需求和人民生命健康需求，遵循中药研制规律，科学合理设置中药审评技术要求，建立中医药理论、中药人用经验、临床试验结合的审评证据体系。

国家鼓励使用道地药材，严格限定野生动物入药。涉及濒危野生动植物的，应当符合国家有关规定。研制、生产中药应当进行资源评估，保障中药材来源、质量的稳定，避免对环境产生不利影响，确保资源的可持续利用。

国家鼓励培育中药材，增加新的药用资源。

国家对中药配方颗粒实施品种备案管理，在上市前由生产企业向所在地省（自治区、直辖市）人民政府药品监督管理部门备案。

（六）药品上市许可持有人

药品上市许可持有人从事药品研制、生产、经营、使用活动，应当建立全过程的质量保证体系，确保全过程持续符合法定要求，持续具备质量管理、风险防控、责任赔偿等能力。

药品上市许可持有人应当按照国务院药品监督管理部门的规定取得药品生产许可证，设立独立的质量管理部门、药物警戒部门，按照相关质量管理规范要求配备专门的质量负责人、质量授权人、药物警戒负责人，履行质量管理、上市放行、药物警戒等职责。

（七）药品生产

从事药品生产活动，应当向所在地省（自治区、直辖市）人民政府药品监督管理部门申请生产许可，并按照国务院药品监督管理部门规定，提交其符合《药品管理法》第四十二条规定条件的资料。省（自治区、直辖市）人民政府药品监督管理部门应当自受理申请之日起 30 个工作日内作出决定。

新建疫苗生产企业的，应当由省（自治区、直辖市）人民政府工业和信息化主管部门依据国家疫苗行业发展规划和产业政策进行审查。经审查同意后，按规定申请药品生产许可。

（八）药品经营

从事药品批发活动，应当向所在地省（自治区、直辖市）人民政府药品监督管理部门申请经营许可，并按照国务院药品监督管理部门规定，提交其符合《药品管理法》第五十二条规定条件的资料。省（自治区、直辖市）人民政府药品监督管理部门应当自受理申请之日起 20 个工作日内作出决定。

从事药品零售活动，应当向所在地设区的市级人民政府药品监督管理部门或者县级人民政府药品监督管理部门申请经营许可，并按照国务院药品监督管理部门规定，提交其符合《药品管理法》第五十二条规定条件的资料。药品监督管理部门应当自受理申请之日起 20 个工作日内作出决定。

（九）医疗机构药事管理

医疗机构应当建立健全药品质量管理体系，完善药品购进、验收、储存、养护以及使用等环节的质量管理制度，明确各环节工作人员的岗位责任，设置专门部门或者指定专人负责药品质量管理。

医疗机构应当以患者为中心，以临床诊疗需求为导向，遵循安全有效、经济合理的用药原则。

互联网医院开展互联网诊疗活动应当严格遵守卫生健康主管部门的管理规定。发生医疗质量不良事件和疑似不良反应的，应当按照国家有关规定报告。

（十）药品供应保障

国家建立中央与地方两级药品储备制度。根据公共卫生应急和救治的需要，国务院工业和信息化主管部门会同有关部门加强物资、技术和生产能力储备，建立动态调整机制。

国家建立麻醉药品原料中央储备制度。国务院药品监督管理部门根据麻醉药品医疗需求，加强应对自然灾害等重大突发事件麻醉药品原料物资和生产能力储备，建立动态调整机制。

（十一）监督管理

禁止使用的药品，是指已经上市的药品经上市后评价或者评估论证被国务院药品监督管理部门禁止上市并注销该品种所有药品注册证书的药品，或者国务院药品监督管理部门规定不得在中国境内上市的药品。

国务院药品监督管理部门设立的审评检查分支机构，在授权范围内履行审评审批、核查检查等监督管理职责。

省（自治区、直辖市）人民政府药品监督管理部门根据履行职责的需要，经本级人民政府批准，可以设立派出机构，授权其履行相关区域的药品监督管理职责，以自己名义开展监督检查、实施行政处罚以及与行政处罚有关的行政强制措施。

第四节　《疫苗管理法》和《中医药法》

一、疫苗的定义及分类

疫苗是指用各类病原微生物或其代谢产物制作的用于预防接种的生物制品。其中用细菌或螺旋体制作的疫苗亦称为菌苗。疫苗分为减毒活疫苗和灭活疫苗两种。常用的减毒活疫苗有卡介苗、脊髓灰质炎疫苗、麻疹疫苗、鼠疫疫苗等。常用的灭活疫苗有百日咳疫苗、伤寒疫苗、流脑疫苗、霍乱疫苗等。

我国预防接种的疫苗分为免疫规划疫苗和非免疫规划疫苗两类。

免疫规划疫苗，是指政府免费向公民提供，公民应当依照政府的规定受种的疫苗，包括国家免疫规划确定的疫苗，省（自治区、直辖市）人民政府在执行国家免疫规划时增加的疫苗，以及县级以上人民政府或者其卫生主管部门组织的应急接种或者群体性预防接种所使用的疫苗。

非免疫规划疫苗，是指由公民自费并且自愿受种的其他疫苗。

二、《疫苗管理法》的主要内容

《中华人民共和国疫苗管理法》（简称《疫苗管理法》）是为了加强疫苗管理，保证疫苗质量和供应，规范预防接种，促进疫苗行业发展，保障公众健康，维护公共卫生安全，制定的法律。

《疫苗管理法》由中华人民共和国第十三届全国人民代表大会常务委员会第十一次会议于2019年6月29日通过，自2019年12月1日起施行。

《疫苗管理法》共十一章，包含总则、附则、疫苗研制和注册、疫苗生产和批签发、疫苗流通、预防接种、异常反应监测和处理、疫苗上市后管理、保障措施、监督管理和法律责任的详细规定。

《疫苗管理法》规定了国家坚持疫苗产品的战略性和公益性，这一做法凸显了对疫苗管理的特殊性，现介绍如下：

（一）从重处罚

《疫苗管理法》第七十九条规定："违反本法规定，构成犯罪的，依法从重追究刑事责任。"对有严重违法行为的责任人员，规定了行政拘留的处罚。

"从重"的落实则主要体现在三个方面，一是在打击疫苗违法行为上采用最严原则，二是落实处罚到主要人员，三是强化信用惩戒，建立信用记录制度。

（二）严格生产准入

从事疫苗生产活动，应当经省级以上人民政府药品监督管理部门批准，取得药品生产许可证。

除符合《药品管理法》规定的从事药品生产活动的条件外，从事疫苗生产活动还应当具备下列条件：①具备适度规模和足够的产能储备；②具有保证生物安全的制度和设施、设备；③符合疾病预防、控制需要。疫苗上市许可持有人应当具备疫苗生产能力；超出疫苗生产能力确需委托生产的，应当经国务院药品监督管理部门批准。接受委托生产的，应当遵守本法规定和国家有关规定，保证疫苗质量。

（三）保障疫苗需求量

《疫苗管理法》特别强调了供应的保障。一是对生产企业提出了明确的要求，要具备一定的生产能力和产能储备，传染病暴发时要及时生产供应，这是首先对生产企业提出的要求；二是对疫苗实行中央和省级两级储备；三是出现重大或者特别重大公共卫生事件时还可以采取附条件批准或者紧急使用等措施。

（四）免疫规划制度

居住在中国境内的居民，依法享有接种免疫规划疫苗的权利，履行接种免疫规划疫苗的义务。政府免费向居民提供免疫规划疫苗。县级以上人民政府及其有关部门应当保障适龄儿童接种免疫规划疫苗。监护人应当依法保证适龄儿童按时接种免疫规划疫苗。

（五）反应补偿制度

实施接种过程中或者实施接种后出现受种者死亡、严重残疾、器官组织损伤等损害，属于预防接种异常反应或者不能排除的，应当给予补偿，补偿范围实行目录管理，并根据实际情况进行动态调整。

接种免疫规划疫苗所需的补偿费用，由省（自治区、直辖市）人民政府财政部门在预防接种经费中安排；接种非免疫规划疫苗所需的补偿费用，由相关的疫苗上市许可持有人承担。预防接种异常反应补偿范围、标准、程序由国务院规定，省（自治区、直辖市）制定具体实施办法。

（六）上市许可人制度

疫苗上市许可持有人应当加强疫苗全生命周期质量管理，对疫苗的安全性、有效性和质量可控性负责。所谓疫苗全生命周期，指的是疫苗研制、生产、流通、预防接种等全过程。

疫苗"上市后管理"，其责任主体是疫苗上市许可持有人。

（七）电子追溯平台

国务院药品监督管理部门会同国务院卫生健康主管部门制定统一的疫苗追溯标准和规范，建立全国疫苗电子追溯协同平台，整合疫苗生产、流通和预防接种全过程追溯信息，实现疫苗可追溯。

疫苗上市许可持有人应当建立疫苗电子追溯系统，与全国疫苗电子追溯系统协同平台相衔接，实现生产、流通和预防接种全过程最小包装单位疫苗可追溯、可核查。疾病预防控制机构、接种单位应当依法如实记录疫苗的流通、预防接种等情况，并按照规定向全国疫苗电子追溯协调平台提供追溯信息。

（八）各方责任落实

要求全面落实各方责任，一是要强化落实企业的主体责任；二是落实地方各级政府的属地责任；三是落实各个部门的责任。

《疫苗管理法》进行了法律上的"整合"，明确了各级主管部门在各个环节的监管职责，建立了疫苗质量、预防接种等信息共享机制，实行疫苗安全信息统一公布制度。

（九）救济方式"整体革新"

《疫苗管理法》规定，国家实行疫苗责任强制保险制度。根据该法的规定，疫苗企业应当按规定投保，因疫苗质量问题造成受种者损害的，保险公司在承保的责任限额内予以赔付。

对于异常反应，《疫苗管理法》规定国家鼓励通过商业保险等形式对其进行补偿。对当事人来说，这将使获得补偿的途径更快捷；对于疫苗企业来说，这种补偿方式也更为合理，使其有更多的动力投入疫苗生产研发和推广中。

（十）信息公开

疫苗管理法进一步强调和明确了要加强信息公开。一方面，要求监管部门批准后要及时公布批准的说明书、标签，以及监管部门批签发的结果等；另一方面，对疫苗上市许可持有人提出了全面、系统、明确、具体的要求，包括产品的信息、标签、说明书、质量规范执行情况，批签发情况，甚至包括投保疫苗责任强制险的情况，都要向社会及时公开；此外实行疫苗的安全信息统一发布制度。

《疫苗管理法》是一套全过程、全环节、全方面的严格监管体系，是我国对疫苗管理进行的专门立法，充分发挥了法律制度顶层设计的权威性。该法明确规定，疫苗犯罪将从重追究刑责。自此，疫苗监管进入最严时代。

三、《中医药法》的主要内容

《中华人民共和国中医药法》（以下简称《中医药法》），是为继承和弘扬中医药，保障和促进中医药事业发展，保护人民健康制定的法律。

《中医药法》由中华人民共和国第十二届全国人民代表大会常务委员会第二十五次会议于2016年12月25日通过，自2017年7月1日起施行。

（一）立法背景

改革开放以来，党中央国务院高度重视中医药工作，制定了一系列政策措施推动中医药事业发展。2003年，国务院制定了《中华人民共和国中医药条例》，对促进和规范中医药事业发展发挥了重要作用。但是，随着经济社会的快速发展，中医药事业发展面临一些新的问题和挑战，为了在法律制度上解决这些问题，《中共中央 国务院关于深化医药卫生体制改革的意见》和《国务院关于扶持和促进中医药事业发展的若干意见》明确要求加快中医药立法工作。为了落实党中央、国务院有关文件的精神，解决当前存在的突出问题，需要在现行《中华人民共和国中医药条例》的基础上制定中医药法，依法保障中医药事业的发展，促进健康中国建设。

（二）立法过程

《中医药法》由国家中医药管理局负责起草，卫生部于2011年12月向国务院报送了《中医药法（草案）》的送审稿。国务院法制办先后两次征求中央有关部门、地方人民政府以及部分医疗机构、高校和专家的意见，并向社会公开征求意见，赴多地开展调研，召开专题论证会。草案于2015年12月9日由国务院第115次常务会议讨论通过，同月提请全国人民代表大会常委会第十八次会议进行初审，并分别于2016年8月、2016年12月提请全国人民代表大会常委会第二十二次会议、第二十五次会议进行第二次审议和第三次审议，最终于2016年12月25日获得审议通过。《中医药法》共9章63条，于2017年7月1日起施行。

（三）总体思路

《中医药法》制定的总体思路主要有以下几点。

1. 大力发展中医药事业，充分发挥中医药在医药卫生事业中的作用。

2. 遵循中医药发展规律，建立符合中医药特点的管理制度，保持和发挥中医药特色和优势。

3. 坚持扶持与规范并重，在推动中医药事业发展的同时，注意预防和控制风险，保障医疗服务和用药安全。

4. 处理好与《中华人民共和国执业医师法》《药品管理法》等法律的关系。

（四）重要内容

《中医药法》内容全面丰富，在具体制度设计中遵循中医药发展规律，体现了中医药自身特点，其中有十大亮点值得关注。

1. 坚持党的中医药政策，明确了发展方针 《中医药法》的立法是为了继承和弘扬中医药，保障和促进中医药事业发展。中医药事业是我国医药卫生事业的重要组成部分，国家大力发展中医药事业，实行中西医并重的方针，建立符合中医药特点的管理制度，充分发挥中医药在我国医药卫生事业中的作用。

2. 体现中医药发展规律，突出中医药特色 发展中医药事业应当遵循中医药发展规律，坚持继承和创新相结合，保持和发挥中医药特色和优势，运用现代科学技术，促进中医药理论和实践的发展。开展法律、行政法规规定的与中医药有关的评审、评估、鉴定活动，应当成立中医药评审、评估、鉴定的专门组织，或者有中医药专家参加。

3. 明确建立符合中医药特点的管理制度、体系和职责 建立符合中医药特点的管理制度。国务院中医药主管部门负责全国的中医药管理工作。国务院其他有关部门在各自职责范围内负责与中医药管理有关的工作。县级以上地方人民政府中医药主管部门负责本行政区域的中医药管理工作。县级以上地方人民政府其他有关部门在各自职责范围内负责与中医药管理有关的工作。

4. 强化政府责任，加大了支持力度 加强政府规划方面，县级以上人民政府应当将中医药事业纳入国民经济和社会发展规划，建立健全中医药管理体系，统筹推进中医药事业发展。

县级以上人民政府应当为中医药事业发展提供政策支持和条件保障，将中医药事业发展经费纳入本级财政预算。

合并、撤销政府举办的中医医疗机构或者改变其中医医疗性质，应当征求上一级人民政府中医药主管部门的意见。

县级以上人民政府及其有关部门制定基本医疗保险支付政策、药物政策等医药卫生政策，应当有中医药主管部门参加，注重发挥中医药的优势，支持提供和利用中医药服务。

县级以上地方人民政府有关部门应当按照国家规定，将符合条件的中医医疗机构纳入基本医疗保险定点医疗机构范围，将符合条件的中医诊疗项目、中药饮片、中成药和医疗机构中药制剂纳入基本医疗保险基金支付范围。

5. 加强中医药传承与传统知识保护 中医医疗机构配备医务人员应当以中医药专业技术人员为主，主要提供中医药服务。

国家发展中医药师承教育，支持有丰富临床经验和技术专长的中医医师、中药专业技术人员在执业、业务活动中带徒授业，传授中医药理论和技术方法，培养中医药专业技术人员。

国家建立中医药传统知识保护数据库、保护名录和保护制度。中医药传统知识持有人对其持有的中医药传统知识享有传承使用的权利，对他人获取、利用其持有的中医药传统知识享有知情同意和利益分享等权利。

6. 鼓励中医药创新与中西医结合 国家鼓励中医西医相互学习，相互补充，协调发展，发挥各自优势，促进中西医结合。

经考试取得医师资格的中医医师按照国家有关规定，经培训、考核合格后，可以在执业活动中采用与其专业相关的现代科学技术方法。在医疗活动中采用现代科学技术方法的，应当有利于保持和发挥中医药特色和优势。

7. 提出建立中医药的医疗教育科研体系 国家加强中医药服务体系建设，合理规划和配置中医药服务资源，为公民获得中医药服务提供保障。国家支持社会力量举办中医医疗机构。社会力量举办的中医医疗机构在准入、执业、基本医疗保险、科研教学、医务人员职称评定等方面享有与政府举办的中医医疗机构同等的权利。

国家发展中医药教育，建立适应中医药事业发展需要、规模适宜、结构合理、形式多样的中医药教育体系，培养中医药人才。

国家建立和完善符合中医药特点的科学技术创新体系、评价体系和管理体制，推动中医药科学技术进步与创新。

8. 放宽市场准入，促进中医药事业发展 举办中医诊所的，将诊所的名称、地址、诊疗范围、人员配备情况等报所在地县级人民政府中医药主管部门备案即可开展执业活动。

以师承方式学习中医或者经多年实践，医术确有专长的人员，由至少两名中医医师推荐，经省（自治区、直辖市）人民政府中医药主管部门组织实践技能和效果考核合格后，即可取得中医医师资格。

生产符合国家规定条件的来源于古代经典名方的中药复方制剂，在申请药品批准文号时，可以仅提供非临床安全性研究资料。

9. 发展中药产业，强化中药质量管理 国家制定中药材种植养殖、采集、贮存和初加工的技术规范、标准，加强对中药材生产流通全过程的质量监督管理，保障中药材质量安全。

国务院药品监督管理部门应当组织并加强对中药材质量的监测，定期向社会公布监测结果。

国家鼓励发展中药材现代流通体系，提高中药材包装、仓储等技术水平，建立中药材流通追溯体系。

10. 推动标准体系建设，促进国际传播 国家加强中医药标准体系建设，根据中医药特点对需要统一的技术要求制定标准并及时修订。国家推动建立中医药国际标准体系。国家支持中医药对外交流与合作，促进中医药的国际传播和应用。

知识拓展 **全力支持中医药人才培养和科技创新工作**

2022 年 6 月 24 日，国家中医药管理局就《关于加强新时代中医药人才工作的意见》及中医药人才工作有关情况举行新闻发布会。会上有记者提问，对国家卫生健康委员会来说，在支持中医药人才培养和科技创新方面有哪些举措和工作？

国家卫生健康委员会科技教育司官员指出，首先在人才培养方面，国家卫生健康委员会和教育部、国家中医药管理局密切协作，强化医教协同，在深入人才培养改革中始终将中医药人才培养改革共同部署、共同推进。

一是在人才培养的项目立项布局中，始终尊重中医药人才成长的规律和人才培养的需求，把它作为卫生健康行业人才培养的一个重要内容纳入全局来考虑，并且加大倾斜支持的力度。例如，在中央机构编制委员会办公室，国家发展和改革委员会、财政部、教育部、人社部等部门的大力支持下，国家卫生健康委员会和国家中医药管理局协同从 2010 年开始牵头组织实施了农村订单定向医学生培养项目，这个项目实施以来共计为中西部地区乡镇卫生院招收培养了 7 万多名本科医学生，在这个项目当中也一直持续扩大中医专业的定向医学生的招生规模。中医专业的招生这些年来达到了 1.4 万人，占比达 21%。

另外，还有助理全科医生培训等人才培养项目，这些项目加起来每年培养的中医人才有 2 万余人，经过这些年的努力，他们现在已经成为基层临床医师中的骨干了。而且作为百姓健康的"守门人"，他们在基层医疗卫生服务和疫情防控工作中发挥了重要的作用。

二是在培养实施过程中，特别注重加强中西医结合，强化全科医生和乡村医生的中药知识和技能培训。比如说在全科医生培养中，要求西医类别的全科医生要熟悉中医全科医学的基本理论知识和技能，特别是要注重对中医诊断思维和常用的中医适宜技术的学习，通过这些技术来不断完善中医西医相互学习的这样一个教育制度。

官员表示，在科技创新方面，国家卫生健康委员会始终如一地加大对中医药的支持力度。例如，在国家卫生健康委员会牵头组织实施的重大新药创制和传染病防治重大科技创新中，经过这些年的努力，在中药新药研发水平的提升，在中医药应对突发传染病技术的突破，还有中药产业的提质增效方面也都取得了显著的成效。

到目前为止已经有 89 个创新品种进入了临床研究阶段，有 39 个中医药新药获批上市。另外在传染病防治重大专项支持下，还形成了一批重大传染病相关的中医诊疗方案。特别是自这次新冠疫情发生以来，重大专项支持的中药新药研发综合大平台筛选的有效药物已经纳入了诊疗方案，还有大家熟悉的抗疫"三药三方"，这些都为新冠疫情防控做出了重要的贡献。

本 章 小 结

本章主要介绍了药品管理立法的相关概念；国内外药品管理立法的发展；简要介绍了法律的基本概念与法律基础知识；归纳了我国药事管理法律体系的基本构成及框架，阐述了药品从研发、生产、经营到使用一系列过程所涉及的相关法规和规章，并对部分文件做了解释说明；重点介绍了《药品管理法》《药品管理法实施条例》《疫苗管理法》《中医药法》，阐明了各项法律的重大意义及特点。

思 考 题

1. 阐述药品管理立法和药事管理法的概念。
2. 法律责任的种类及构成有哪些?
3. 我国《药品管理法》的立法宗旨及适用范围都是什么?
4.《疫苗管理法》的特点有哪些?
5.《中医药法》立法的意义是什么?

（李 雅）

第三章　药品监督管理与国家药物制度

学习目标

1. **掌握**：药品的法律定义和质量特性，药品监督管理的概念和主要行政行为，药品质量监督检验的性质及类型，国家药物制度的主要内容。

2. **熟悉**：药品监督管理的行政职权，《中国药典》的内容，国家药物制度的制定、调整和调入调出程序与原则。

3. **了解**：药物的概念，药品的商品特征，药品标准的发展，国家药物政策的发展，国家基本药物制度实施情况，国家短缺药品清单的内容。

第一节　药品的概念、特性及管理分类

一、药物的概念和药品的法律定义

（一）药物的概念

药物是指用于预防、治疗、诊断疾病的物质。广义上，能影响机体器官生理功能及细胞代谢活动的化学物质都属于药物的范畴。药物不仅包括能够直接应用于人体的药品，还包括不能直接应用于人体的原料药。原料药要根据其理化性质、药代动力学特性、药理学特性及临床适应证等，制备成适宜人体、方便使用的药物制剂后，才能够直接应用于人体。

（二）药品的法律定义

药品是一种特殊的商品，它的质量关系到人的生命健康，是疾病防治的重要必需品。根据《药品管理法》中对药品的定义，药品是指用于预防、治疗、诊断人的疾病，有目的地调节人的生理机能并规定有适应证或者功能主治、用法和用量的物质，包括中药、化学药和生物制品等。这个定义规定了药品具有的以下核心内涵。

（1）《药品管理法》规定的药品，专指人用药品，不包括兽药、农药。

（2）药品的使用目的是预防、治疗、诊断疾病，而且药品的适用情形、使用方法和用量都有明确规定，这与食品、保健品、其他物质具有显著的区别。

（3）药品的法律定义是作为中药、化学药和生物制品的总称，相应的管理规定依据《药品管理法》及相关法规。在药品管理相关法律法规中，管理范围涵盖了中药材、中药饮片、中成药、化学原料药及其制剂、抗生素、生化药品、放射性药品、血清、疫苗、血液制品和诊断药品等，不仅包括上市的药物制剂，还包括中药材和原料药。《药品管理法》对药品的界定囊括了传统药和现代药，体现了我国当前"发展现代药和传统药，充分发挥其在预防、医疗和保健中的作用"的医药发展方针。在《药品管理法》英文译本中，药品译为"drugs"。

（4）《药品管理法》管理的药品包含了诊断药品，诊断药品包括体内使用的诊断药品及按药品管理的体外诊断试剂。根据《体外诊断试剂注册与备案管理办法》（2021年国家市场监督管理总局令第48号），我国体外诊断试剂通常按医疗器械进行管理，按药品管理的体外诊断试剂包括用于血源筛查的体外诊断试剂、采用放射性核素标记的体外诊断试剂。

二、药品的质量特性和商品特征

（一）药品的质量特性

药品的质量特性主要表现在以下几个方面。

1. 有效性　指在规定的适应证、用法和用量的条件下，能满足预防、治疗、诊断人的疾病，有目的地调节人的生理机能的要求。有效性是药品基本的固有特性，如果对疾病预防治疗没有效果，则不能称为药品。我国对药品的有效性按程度分为"痊愈""显效""有效"，国际上也有的分为"完全缓解""部分缓解""稳定"。

2. 安全性　指按规定的适应证和用法、用量使用药品后，人体产生毒性反应的程度。药品一般均有不同程度的毒性反应，仅在衡量有效性大于毒性反应或可以解除、缓解毒性反应的情况下才能使用某种药品。安全性也是药品的一个基本特性。如果使用某种物质后人体产生了严重的毒性反应，导致使用风险大于治疗获益，那么该物质一般不能够作为药品；已注册药品经评价后，认为不良反应大、疗效不确切导致风险大于获益的，可考虑撤市、注销该药品的注册证书。在新药的审批中，急性毒性、长期毒性、致畸、致癌、致突变等数据是必须提供的。

3. 稳定性　指在规定的条件下药品能够保持有效性和安全性的特性。规定的条件是指在规定的有效期内，以及生产、贮存、运输和使用的条件。稳定性是药品的重要特性。例如，某物质虽然具有防治、诊断疾病的有效性和安全性，但是该物质极易变质，则该物质不能作为可以上市流通并使用的药品。

4. 均一性　指药物制剂的每一单位产品都要符合有效性、安全性的规定要求。根据《中国药典》（2020 年版），药物制剂要保证批间和批内药物含量、重量、装量等的一致性。每一单位指片剂的每一片、注射剂的每一支、胶囊剂的每一粒、颗粒剂的每一袋或其他各种制剂的每一个单位规格。均一性也是药品的重要特性。

（二）药品的商品特征

1. 生命关联性　药品是与人的生命健康密切相关联的物质。这是药品区别于其他商品的基本特征。各个品种的药品对应着各不相同的适应证，若未能对症下药，或者用法、用量不当，均会影响人的健康，甚至危及生命。

2. 高质量性　药品只有合格品与不合格品的区分。法定的国家药品标准是保证药品质量和划分药品合格与不合格的唯一依据。为保障药品质量，国家推行了《药物非临床研究质量管理规范》《药物临床研究质量管理规范》《药品生产质量管理规范》《药品经营质量管理规范》《中药材生产质量管理规范》等一系列质量管理制度，严格规范药品全生命周期的各个环节，严格监管药品质量。

3. 公共福利性　药品是防治疾病、维护人们健康的商品，具有社会福利性质。我国为了保证人民能用上价格合理、适宜的药品，通过监管和政策引导的方式，在市场定价的基础上，已建立公立医疗机构药品集中带量采购的常态化制度，在严格保证质量的前提下，带量采购、以量换价，大幅降低药品虚高价格，切实减轻患者负担。针对短缺药品，按照《药品管理法》及相关法规要求，国家形成了多部门联动的短缺药品监测保障机制，实现短缺药品的保供稳价。治疗罕见病的药品使用量较少，但也应研制生产，《药品管理法》明确规定鼓励治疗罕见病的新药研制，"对临床急需的短缺药品、防治重大传染病和罕见病等疾病的新药予以优先审评审批"。这些都是药品公共福利性的体现。

4. 高度专业性　药品和其他商品不同的特征是高度专业性。药品的研发、生产、检验、流通、使用，每一个环节都需要符合相应的法定标准和规范，而且只有具有相应资质的药学专业技术人员才能够依据法定标准进行各个环节的鉴别、判断和指导。药品的使用需要依靠具有执业资格的医师处方或药师指导，处方药须凭医师的处方才能购买使用，甲类非处方药需由执业药师指导购买使用。药品说明书中有大量的专业术语，未受过医药专业教育的人员难以正确理解和解释。制药工业需要大量多学科高层次的专业人才，因此被称为高科技产业。在这些方面，药品的高度专业性是显著区别于其他商品的。

5. 品种多样性　品种多也是药品与其他商品不同之处。人类疾病种类繁多，药品也具有不同含量规格、包装规格、剂型等来满足不同的诊断和预防治疗需求。针对不同的疾病，有不同的药品品种可以选择；针对同一适应证，也有多个品种药品可以选用；同一品种的药品，也有多个药品生产厂家生产。但在一定时期内，各种疾病的发病率具有一定规律，因此药品的市场需求主要由各种疾病的发病率来决定，弹性较小，受价格影响不明显。

三、药品的分类

（一）药品的不同分类方法

药品的分类方法很多，除了根据药品化学结构、给药途径、临床药理作用和应用来分类外，根据不同的管理角度，药品可有以下分类。

（1）根据药品的传承发展历史，可以分为传统药和现代药。

（2）根据药品的来源及所依据的传统或现代医学理论和技术，我国药品注册管理中将药品分为中药、化学药和生物制品。

（3）根据药品注册时的创新性，化学药可以分为化学药创新药、化学药改良型新药、仿制药，中药可分为中药创新药、中药改良型新药、古代经典名方中药复方制剂、同名同方药，生物制品可分为生物制品创新药、生物制品改良型新药、已上市生物制品。

（4）根据国际惯例和国家对药品实行的分类管理制度，分为处方药、非处方药。

（5）根据药品监督管理的严格程度不同，可以分为实行一般管理的药品和实行特殊管理的药品。我国《药品管理法》中规定的特殊管理药品有疫苗、血液制品、麻醉药品、精神药品、医疗用毒性药品、放射性药品、药品类易制毒化学品等。

另外，根据药品是首家研发上市及是否处于专利期，可以分为专利药、原研药、仿制药。根据国家对药品的保障性质，分为国家基本药物、国家基本医疗保险药品、国家储备药品等。

（二）各类药品的概念

1. 传统药 指按照传统医学的经验和理论指导用于预防和治疗疾病的物质。我国传统药主要有中药、民族药（蒙药、藏药、苗药、傣药、壮药、维药等），是各民族医药经典著作收载的防治疾病的天然药材及其制品。

2. 现代药 一般指19世纪以来发展起来的化学药品（合成药品、抗生素、生化药品、放射性药品等）、生物制品（血清、疫苗、血液制品等）和诊断药品，其特点是用现代医学理论和方法筛选确定药效，用于防治疾病。因这类药品最初在西方国家发展起来，后传入我国，又称西药。

3. 中药 指在中医理论指导下，采集、炮制、制剂，说明作用机制，用于预防、治疗、诊断疾病并具有康复与保健作用的物质，包括中成药、中药饮片和中药材。中药主要来源于天然药材及其加工品，包括植物药、动物药、矿物药等。

4. 化学药 指用于预防、治疗和诊断疾病及具有调节机体功能的原料药及其制剂，一般是通过合成或者半合成的方法制得的，或者是从天然矿物、动植物中提取的，其结构明确，用现代医学理论和方法筛选确定药效。

5. 生物制品 指以微生物、细胞、动物或人源组织和体液等为起始原材料，用生物学技术制成，用于预防、治疗和诊断人类疾病的制剂，如疫苗、血液制品、生物技术药物、微生态制剂、免疫调节剂、诊断制品等。

6. 新药 通常指含有新的结构明确的、具有药理作用的化合物，且具有临床价值的药品，在药品注册审批分类中，新药指未在中国境内外上市销售的药品。

7. 专利药 指在全球最先提出申请，并获得专利保护的药品，在专利保护期内，其他企业不得仿制生产该药品。

8. 原研药 指专利药过了专利期的、由原生产商生产的药品。

9. 仿制药 指专利药过了专利保护期，其他企业均可仿制的药品，仿制药与原研药的质量和疗效应一致。

10. 医疗机构制剂　是指医疗机构根据本单位临床需要经批准而配制、自用的固定处方制剂。医疗机构配制的制剂，应当是市场上没有供应的品种。

11. 处方药　指必须凭执业医师或执业助理医师处方才可调配、购买和使用的药品。

12. 非处方药　指经专家遴选，由国家药品监督管理局批准并公布的药品，它不需凭执业医师或执业助理医师的处方，消费者可以自行判断、购买和使用，根据药品的安全性，非处方药可以分为甲、乙两类。

13. 国家基本药物　指《国家基本药物目录》中的药品，2018 年版《国家基本药物目录》中的定义是：适应基本医疗卫生需求，剂型适宜，价格合理，能够保障供应，公众可公平获得的药品。

14. 国家基本医疗保险药品　指《国家基本医疗保险、工伤保险和生育保险药品目录》所列的保险基金可以支付一定费用的药品。现行版为《国家基本医疗保险、工伤保险和生育保险药品目录（2022 年）》。该目录是基本医疗保险和生育保险基金支付药品费用的标准，由国家医保局和人力资源社会保障部制定并发布。

15. 国家储备药品　指国家为了防范重大突发风险、维护社会安全稳定，保证紧急需要而依法进行储备的药品，在发生重大灾情、疫情或者其他突发事件时国务院及其规定的部门可以紧急调用药品，确保公众用药可及。

第二节　药品监督管理

一、药品监督管理的概念、性质与作用

（一）药品监督管理的概念和性质

1. 药品监督管理的概念　药品监督管理（drug administration）是指国家授权的行政机关，依法对药品、药事组织、药事活动、药品信息进行管理和监督，以保证药品质量、保障人体用药安全有效，维护公众身体健康和用药的合法权益，保证药事管理法律法规的贯彻实施，规范药品的研制、生产、经营和使用的行为与秩序，保障企业、单位及个人从事药品领域活动的合法权益。另外，药品监督管理也包括司法、检察机关和药事法人及非法人组织、自然人对管理药品的行政机关和公务人员的监督。

2. 药品监督管理的性质　药品监督管理属于国家行政。国家行政是以组织、执行为其活动方式管理国家公共事务，是国家行政机关依法对公共事务进行组织的管理活动。药品监督管理是药品安全监管的行政活动，行政主体是国家行政机关，目的是保证药品质量和维护人民用药合法权益。

药品监督管理具有法律性。药品监督管理是依据《药品管理法》依法进行的监督管理活动，体现了国家意志，由国家强制力做保障。违反、破坏这种法律关系的行为，要受到法律制裁和惩处。

药品监督管理具有双重性。药品监督管理既包括国家行政机关依法享有行政权力实施行政管理活动，同时也包括监督主体对行政权的监督。《药品管理法》第十章"监督管理"、第十一章"法律责任"中，明确了对药品监督管理部门及其设置或者指定的药品专业技术机构的禁止性规定，明确了对行政机关违反法律规定的处罚规定，构成犯罪的，依法追究刑事责任。

药品监督管理具备以下两个特点。其一，药品质量监督管理是国家以法律和行政手段行使的管理职能，具有预防性、完善性、促进性、情报性和教育性等特点。其二，我国的药品质量监督管理具有全面质量管理的特点。我国药品质量监督首先是以社会效益为最高原则，其次是质量第一的原则，再次是法制化与科学化的高度统一的原则，最后是专业性监督管理和群众性监督管理相结合的原则。

（二）药品监督管理的作用

1. 保证药品质量　药品是用于防治疾病的特殊商品，非专业技术人员、未使用专业技术检测

无法辨别其质量好坏。如有不法分子以假药劣药冒充合格药品，或不具备法定条件擅自生产、进口、销售、配制制剂，牟取暴利，其后果必然对人们的生命健康造成严重危害。加强药品全生命周期监督管理，不断完善法规标准制度体系，全面提升药品监管能力，才能促进药品安全、促进高质量发展。

2. 促进新药研究开发　新药研究开发是投资多、风险大、利润高的高科技活动。新药的质量和数量，对防治疾病和发展医药经济均有重大影响。加强药品监督管理，持续深化审评审批制度改革，才能促进新药研究开发，促进医药行业的发展。

3. 提高制药工业的竞争力　药品质量水平是制药企业生存竞争的基础。在药品生产过程中，只有政府加强药品监督管理，才能解决企业重视经济效益、轻视社会效益的矛盾，坚持质量第一，确保药品质量，整体提高制药工业的竞争力。

4. 规范药品市场，保证药品供应　药品市场复杂，药品流通过程中影响药品质量、药学服务质量的因素多且难以控制。近年来，国家不断加强药品监管，出台了一系列政策规定简化药品流通环节、规范药品市场，保障了质量合格的药品及时供应。

5. 为合理用药提供保证　药品支出是群众医疗支出的重要组成部分，保障药品供应和促进临床规范合理用药，是药品供应保障全链条中的重要环节，也是解决看病贵问题的重点。为此，政府不断加强医疗机构全流程规范药事管理，政府和药学行业协会还制定了各种合理用药的规范、指导原则、指南等，有效地保障了人们用药安全、有效、经济、合理。

二、药品监督管理的方式

（一）药品监督管理的行政职权

1. 行政职权的含义　行政职权是具体配置于不同的行政主体的行政权，是行政主体所拥有的具体的行政权。首先，行政权与行政主体具有密切的关联性。其次，行政权具有两面性，一方面对相对方具有强制力和约束力，另一方面对国家而言，如果构成行政失职，国家就要追究有关机构及人员的违法失职责任。最后，行政权具有优益性，即拥有行政优先权和行政受益权，主要包括社会协助权、先行处置权、推定有效权、保障性受益权、发展性受益权、保护性受益权等。行政权的优益性是国家为保障行政主体有效地行使行政职权而赋予行政主体许多职务上的优先条件，当行政权与其他社会组织及公民个人的权利在同一领域或同一范围内相遇时，行政权具有优先行使和实现的效力；相应地，行政相对人也具有通过行政主体的积极行为而获得各种利益及利益保障的权利。

药品监督管理的行政主体包括国家药品监督管理部门及各省、市、县级药品监督管理部门，根据《药品管理法》的规定，国务院药品监督管理部门主管全国药品监督管理工作，省（自治区、直辖市）人民政府药品监督管理部门负责本行政区域内的药品监督管理工作，设区的市级、县级人民政府承担药品监督管理职责的部门负责本行政区域内的药品监督管理工作。国务院药品监督管理部门是国家市场监督管理总局管理的国家药品监督管理局，省（自治区、直辖市）药品监督管理部门是省级市场监督管理局管理的省级药品监督管理局，市县药品监督管理部门是市县市场监督管理局。

2. 行政职权的内容　国家药品监督管理局及下属的药品监督管理部门拥有行政权，能以自己的名义开展、实施行政管理活动，并独立承担由此产生的法律责任。药品监督管理的行政职权，主要有规范权、许可权、形成权、监督权、确认权、裁决权、处罚权、强制权、禁止权。

（1）行政规范权：是指药品监督管理部门按照国务院规定，有权编制药品监督管理政策规划，起草和报送药品监督管理的法律和行政法规草案，制定、修改、废止和解释规章，制定和公布药品监督管理的政策、规划等规范性文件。

（2）行政许可权：是指药品监督管理部门有权根据公民、法人或其他组织的申请，经依法审查，准予其从事特定的行为。设定和实施行政许可，应当依照法定的权限、范围、条件和程序。我国现行药品管理法律确定的行政许可项目，主要是药品生产许可、医疗机构制剂许可、药品经营许可、药品上市许可、进口药品注册证许可、药品广告许可、药品临床研究许可等。

（3）行政形成权：是指药品监督管理部门有权接收对方依法申请药品注册及药品生产、经营许可证等，有权规定变更和撤销条件，是药品监督管理法律关系的产生。

（4）行政监督权：是指药品监督管理部门有权对药品的研制、生产、流通、使用、广告、信息提供等药事活动进行监督检查，检查其遵守相关法律法规、规章、药品标准和履行义务的情况，并有权进行监督、抽查、检验和验证。

（5）行政确认权：是指行政主体有权依法对行政相对人的法律地位、法律关系或有关法律事实进行甄别，给予确定、认定、证明（或证伪）并予以宣告，如药品监督管理部门对抽查药品的质量是否合格的认定、对药品生产企业是否符合药品生产质量管理规范的认定等。

（6）行政裁决权：是指行政主体有权依照法定程序，对当事人之间发生的与行政管理活动密切相关的、与合同无关的特定民事纠纷进行审查，并作出裁决。

（7）行政处罚权：是指药品监督管理部门依法对公民、法人或者其他组织违反药品管理法律法规的行为给予行政处罚，这是药品监督管理部门的法定职责。《药品管理法》规定，"行政处罚，由县级以上人民政府药品监督管理部门按照职责分工决定；撤销许可、吊销许可证件的，由原批准、发证的部门决定"。

（8）行政强制权：是指行政机关在行政管理过程中，为制止违法、防止证据损毁、避免发生危害、控制危险扩大等情形，依法对公民的人身自由实施暂时性限制，或者对公民、法人或者其他组织的财物实施暂时性控制的行为。行政强制执行的方式主要有：加收处罚或者滞纳金，拍卖或者依法处理查封、扣押的场所、设施或者财物，排除妨碍、恢复原状，代履行以及其他强制执行方式。

（9）行政禁止权：是指药品监督管理部门有权不允许行政相对人进行一定的作为与不作为。

（二）药品监督管理的行政行为

行政行为是行政机关及其他行政主体在职权行使过程中所作的能够引起行政法律效果的行为。药品监督管理的行政行为主要包括组织贯彻实施《药品管理法》及有关行政法规；审批确认药品，实施药品注册制度；准予生产、经营药品和配制医疗机构制剂，实施许可证制度；监督管理药品信息，实施审批制度；严格控制特殊管理的药品，确保用药安全；对上市药品组织调查，进行再审查、再评价，实行药品不良反应报告制度；行使监督权，实施法律制裁。

根据法律法规的规定，药品监督管理部门具体行使以下监督管理职权。

1. 药品监督检查 各级药品监督管理部门有权按照法律法规的规定，对药品的研制、生产、流通、使用等全过程进行监督检查，接受监督检查的单位不得拒绝和隐瞒，应当主动配合。接受监督检查时，应当向药品监督管理部门反映真实情况，如研制资料、原始记录、购销记录、处方登记等。

药品监督管理部门除了一般性监督检查，还应当对药品上市许可持有人、药品生产企业、药品经营企业和医疗机构的药品追溯制度实施情况进行监督，根据药品生产、经营、销售等相应的监督管理办法，动态监督管理企业贯彻执行《药品生产质量管理规范》《药品经营质量管理规范》等规范、标准的情况。

药品飞行检查，是药品监督检查的一种重要方式，是指药品监督管理部门针对药品研制、生产、经营、使用等环节开展的不预先告知的监督检查。为了加强药品和医疗器械监督检查，强化安全风险防控，2015年国家食品药品监督管理总局颁布了《药品医疗器械飞行检查办法》，从2015年9月1日起施行。《药品医疗器械飞行检查办法》对药品飞行检查的原则、启动标准、检查方式、检查结果的处理等方面进行了规定。

（1）药品飞行检查的原则：药品飞行检查应当遵循依法独立、客观公正、科学处置的原则，围绕安全风险防控开展。

（2）药品飞行检查的启动标准：有下列情形之一的，药品监督管理部门可以开展药品飞行检查。

1）投诉举报或者其他来源的线索表明可能存在质量安全风险的；

2）检验发现存在质量安全风险的；

3）药品不良反应或者医疗器械不良事件监测提示可能存在质量安全风险的；

4）对申报资料真实性有疑问的；

5）涉嫌严重违反质量管理规范要求的；

6）企业有严重不守信记录的；

7）其他需要开展飞行检查的情形。

药品监督管理部门及有关工作人员应当严格遵守有关法律法规、廉政纪律和工作要求，不得向被检查单位提出与检查无关的要求，不得泄露飞行检查相关情况、举报人信息及被检查单位的商业秘密。

（3）飞行检查的方式：开展飞行检查应当制定检查方案，明确检查事项、时间、人员构成和方式等。需要采用不公开身份的方式进行调查的，检查方案中应当予以明确。

必要时，药品监督管理部门可以联合公安机关等有关部门共同开展飞行检查。

药品监督管理部门派出的检查组应当由 2 名以上检查人员组成，检查组实行组长负责制。检查人员应当是药品行政执法人员、依法取得检查员资格的人员或者取得本次检查授权的其他人员；根据检查工作需要，可以请相关领域专家参加检查工作。

药品监督管理部门有权在任何时间进入被检查单位研制、生产、经营、使用等场所进行检查，被检查单位对药品监督管理部门组织实施的药品飞行检查应当予以配合，不得拒绝、逃避或者阻碍。

（4）检查结果的处理：药品监督管理部门应当公开检查结果，对重大或者典型案件，可以采取新闻发布等方式向社会公开。

根据飞行检查结果，药品监督管理部门可以依法采取限期整改、发告诚信、约谈被检查单位、监督召回产品、收回或者撤销相关资格认证认定证书，以及暂停研制、生产、销售、使用等风险控制措施。风险因素消除后，应当及时解除相关风险控制措施。

飞行检查发现违法行为需要立案查处的，国家药品监督管理局可以直接组织查处，也可以指定被检查单位所在地药品监督管理部门查处。地方各级药品监督管理部门组织实施的飞行检查发现违法行为需要立案查处的，原则上应当直接查处。由下级药品监督管理部门查处的，组织实施飞行检查的药品监督管理部门应当跟踪督导查处情况。飞行检查发现的违法行为涉嫌犯罪的，由负责立案查处的药品监督管理部门移送公安机关，并抄送同级检察机关。

2. 发布药品质量公告　药品质量公告是药品监督管理中的一项重要内容，是药品监督管理部门的一项重要职责。根据《药品管理法实施条例》及 2003 年国家药品监督管理局发布的《药品质量监督抽验管理规定》，国务院和省（自治区、直辖市）人民政府的药品监督管理部门应当根据药品质量抽查检验结果，定期发布药品质量公告。国家药品质量公告每年至少四期，省（自治区、直辖市）药品质量公告每年至少二期。国家药品质量公告公布国家药品质量监督抽验结果，省（自治区、直辖市）药品质量公告公布本省（自治区、直辖市）药品质量监督抽验结果。药品质量公告应当包括抽验药品的品名、检品来源、生产企业、生产批号、药品规格、检验机构、检验依据、检验结果、不合格项目等内容。

3. 采取行政强制措施与实施行政处罚　行政强制措施是对紧急情况的控制，不带有惩罚性，不属于行政处罚，其目的在于防止可能存在质量问题的药品在社会上扩散，防止能够证明可能存在违法行为的证据的转移和灭失。药品监督管理部门对有证据证明可能危害公众健康的药品及有关材料可以采取查封、扣押的行政强制措施，并在 7 日内作出行政处罚决定；药品需要检验的，必须自检验报告书发出之日起 15 日内作出行政处理决定。

在药品监督管理部门实施查封、扣押的行政强制措施以后，将会进行两种可能的处理，一种是经过进一步调查，证明先前怀疑的药品和有关材料不存在危险或违法行为，应当及时解除行政强制措施，恢复正常的药品生产、经营秩序和药品使用秩序。另一种是经过进一步调查，证明确实存在危害人体健康的药品或违法行为，依法作出证实的行政处罚决定或行政处理决定。实施处罚时，要遵守《中华人民共和国行政处罚法》规定，依法处罚，在法定的职权范围内依照法定程序，在法定的处罚种类和处罚幅度内合理裁量和实施处罚。在此过程中，坚持处罚与教育相结合的原则，教育公众、法人或其他组织自觉遵守药事管理法律法规。公众、法人或其他组织享有陈述权、申辩权，对处罚不服的，可依法申请行政复议或者提起行政诉讼。药品监督部门不得因陈述和申辩加重处罚。

4. 对药品不良反应危害采取必要的控制措施　药品监督管理部门应当监督药品上市许可持有人开展药品上市后研究和药品不良反应监测，监督医疗机构落实药品不良反应监测报告制度，对疗效不确切、不良反应大或者其他原因危害人体健康的药品，国家和省级药品监督管理部门可以采取停止生产、销售、使用的紧急控制措施，并应于 5 日内组织鉴定，自鉴定结论作出之日起 15 日内依法作出行政处理决定。对已确认发生严重不良反应的药品应采取停止生产、销售和使用的紧急控制措施，防止该药品使用范围和损害继续扩大；同时，药品监督管理部门在采取紧急控制措施期间，可以组织有关专家进行鉴定，以便进一步作出行政处理决定。

行政处理决定包括以下两种情况：① 经过权衡利弊，以最大可能保证用药者安全为前提，在可控制的条件下继续使用该药品。例如，采取修改说明书、调整用法用量、增加注意事项和给予特别警示等措施后，即可撤销对该药品的紧急控制措施。② 经过鉴定后认为继续使用该药品不能保证用药者安全的，或者有其他更安全的同类药品可以取代的，由国家药品监督管理部门依法撤销该药品的注册批准文号或者进口药品注册证书，已经生产或进口的药品，由当地药品监督管理部门监督销毁或处理。

第三节　药品标准与质量监督检验

一、药品标准的概念和要求

药品标准（drug standard），也称药品质量标准，是指对于药品的质量规格、生产工艺和检验方法等所作出的技术规定，是药品研制、生产、经营、使用、检验和管理部门共同遵循的法定依据。

药品标准的内容包括药品名称、成分或处方组成；含量及其检查、检验方法；制剂的辅料；允许的杂质及其限量要求；药品的适应证或功能主治、用法、用量；注意事项；贮藏方法等。药品标准是鉴别药品真伪，控制药品质量的主要依据。

《药品管理法》（2019 年修订版）规定，药品应当符合国家药品标准。国务院药品监督管理部门颁布的《中华人民共和国药典》和药品标准为国家药品标准。经国家药品监督管理部门核准的药品质量标准高于国家药品标准的，按照经核准的药品质量标准执行；没有国家药品标准的，应当符合经核准的药品质量标准。《药品注册管理办法》中进一步明确，经国家药品监督管理局核准的药品质量标准，为药品注册标准。药品注册标准应当符合《中华人民共和国药典》通用技术要求，不得低于《中华人民共和国药典》的规定。

二、《中华人民共和国药典》

（一）药典的发展历程

《国际药典》（International Pharmacopoeia, IP）是世界卫生组织编制的药典，第一版分两卷，分别于 1951 年和 1955 年出版。到 21 世纪初，世界上已有近 40 个国家编制了国家药典，另外，区域性药典有 4 种，分别为北欧药典、欧洲药典、亚洲药典和非洲药典，这些药典无疑对世界医药科技交流和国际医药贸易具有极大的促进作用。

在我国，最早的药物典籍是公元 659 年唐代苏敬等 20 余人编写的《新修本草》，全书包含全国各地征集药材、绘制药图等资料，是世界上有历史记载的第一部政府组织修撰的药典，这部药典比欧洲最早的政府药典早几个世纪。于 1930 年颁布的《中华药典》是我国近现代以来首次颁布的药典。

《中华人民共和国药典》简称《中国药典》，依据法律组织制定和颁布实施，是中国的法定药品标准。从 1953 年开始中华人民共和国政府颁布第一部《中国药典》，至今已经颁布了 11 版。第十一版药典为《中国药典》（2020 年版），于 2020 年 4 月 9 日，第十一届国家药典委员会执行委员会审议通过了《中国药典》（2020 年版）（草案），经国家药品监督管理局会同国家卫生健康委员会批准，根据《国家药监局 国家卫生健康委关于发布 2020 年版〈中华人民共和国药典〉的公告（2020 年 第 78 号）》《国家药监局关于实施 2020 年版〈中华人民共和国药典〉有关事宜的公告（2020 年 第 80 号）》，2020 年版《中国药典》自 2020 年 12 月 30 日起实施。2022 年 9 月，国家药品监督管理局发布 2022 年第 80 号公告，成立了第十二届国家药典委员会筹备编制《中国药典》（2025 年版）。

> **知识拓展　　　　　　　　　磺胺酏剂事件**
>
> 1935 年，科学家们发现磺胺有抗菌作用，特别是对淋病及其他链球菌感染有治疗特效。磺胺因不溶于水一般都是片剂和散剂。由于固态磺胺制剂很难吞咽，美国 Massengil 制药公司的首席化学家将其溶于乙二醇和水的混合液，制成口感很好的磺胺酏剂，在 1937 年以药名"Elixir Sulfanilamide"上市。虽然当时的法律并不要求药品上市前进行安全性审查，不过公司还是对药物本身进行了各种质量和安全检验，但却忽略了溶剂的安全性，致使许多人服用此药后出现了尿不利、腹痛、恶心、呕吐、痉挛和昏迷等严重不良反应，最终造成 107 人死亡，其中多数是儿童。
>
> 磺胺酏剂事件发生数月之后，美国国会在 1938 年 6 月通过了《食品、药品和化妆品法》，该法由罗斯福总统签字生效。从此，美国法规要求新药必须经过 FDA 安全性检查，批准后方可合法上市。申请新药必须描述药品的成分组成、报告安全试验结果，并描述药品的生产过程和质量控制。

（二）我国现行《中国药典》简介

《中国药典》每 5 年修订一次。《中国药典》（2020 年版）由一部、二部、三部和四部构成，涵盖了国家基本药物目录、国家基本医疗保险药品目录品种和临床常用药品，进一步扩大了药品品种和药用辅料标准的收载，收载品种 5911 种，新增 319 种，修订 3177 种，不再收载 10 种，因品种合并减少 6 种。

《中国药典》（2020 年版）持续完善了以凡例为基本要求、通则为总体规定、指导原则为技术引导、品种正文为具体要求的药典架构，紧跟国际先进标准发展的趋势，密切结合我国药品生产实际，不断提升保证药品安全性和有效性的检测技术要求，旨在发挥药典对促进药品质量提升、指导药品研发和推动产业高质量发展的导向作用。

《中国药典》（2020 年版）一部中药收载 2711 种，其中新增 117 种、修订 452 种。一部的编制目标是完善以《中国药典》为核心主体的符合中医药特点的中药标准体系，以中医临床为导向制定中药标准，加强国际化并主导国际标准的制定。主要编制内容是探索建立中药材、中药饮片、中药提取物、中药成方制剂各自完整的标准体系；重点解决中药材和中药饮片的农药残留、重金属及有害元素，以及真菌毒素的限量标准；重点解决中药标准的专属性和整体性；根据国家对药品质量的要求和国家的药品监管理念，提高和规范药品标准，规范和统一中医医学术语，突出辨证用药的特色，规范功能与主治的表述、主症与次症的排列，彻底解决描述不确切、前后矛盾、主治病症宽泛等问题。

《中国药典》（2020 年版）二部化学药收载 2712 种，其中新增 117 种、修订 2387 种。二部的编制目标是充分利用现代药品质量控制理念和分析技术，做到质量标准项目设置全面、方法科学适用、限度合理，新增药品继续扩大临床常用药品的收载。主要编制内容是进一步完善了药典品种遴选机制，规范遴选程序和遴选原则，慎重遴选尚未在国内生产的进口药制剂，淘汰临床已长期不用、临床副作用大或剂型不合理的品种；加强国家药品标准的科研工作，加强与原研产品的对比研究，结合我国制药工业生产实际，科学、适宜地制定、提高涉及安全性、有效性、增强质量可控性的标准；进一步规范药品命名，特别是复方制剂和涉及亚剂型药品的命名，继续完善药品通用名称数据库。

《中国药典》（2020 年版）三部生物制品收载 153 种，其中新增 20 种、修订 126 种；新增生物制品通则 2 个、总论 4 个。三部的编制目标是建立和完善生物制品全过程质量控制的通用技术要求，进一步开展与国际先进标准协调和对接的研究工作，进一步完善收载范围，强化检测方法的标准化和适用性，推动理化分析方法在生物制品质量控制中的应用。主要编制内容是完善生物制品通用技术要求，全面覆盖已上市生物制品质量控制的各个环节；进一步明确品种收载的原则，建立药典收载品种的淘汰机制；增订新技术在生物制品质量控制中的应用，进一步推动检测方法标准化、规范化；提高部分重组生物技术产品、疫苗制品、血液制品的药品标准。

《中国药典》（2020 年版）四部收载通用技术要求 361 个，其中制剂通则 38 个（修订 35 个）、检测方法及其他通则 281 个（新增 35 个、修订 51 个）、指导原则 42 个（新增 12 个、修订 12 个）；药用辅料收载 335 种，其中新增 65 种、修订 212 种。四部的编制目标是进一步完善药品标准体系，加强药品、药用辅料、药包材等通用性技术要求的制定，加强药品质量控制检测方法的研究和建立，强化药品质量全过程控制要求，完善和提高制剂质控和生产过程控制要求，完善药用辅料和药包材标准体系，加强通用性技术要求的制定及国际协调和统一。主要编制内容是按照科学性、规范性、实用性和可操作性的原则，进一步完善和规范通用检验方法；将药用辅料功能性评价要求与完善制剂通则相结合，进一步完善和提高制剂通则的要求，增加新剂型的收载；加快制定检测技术指导方法，增补先进检测技术；进一步加强和完善药用辅料和药包材药典标准体系，加强药用辅料杂质的控制，制定药包材安全性评价技术指导原则及评价方法，制定完善原料药、药用辅料、药包材之间相容性评价指导技术，制定高分子材料药包材稳定性评价技术指导原则。

除了《中国药典》收藏的药品品种外，为了促进药品生产，保障药品质量，还有卫生部门和药品监督管理部门颁布的其他标准，以及由各省（自治区、直辖市）药品监督管理部门颁布并实施的地方药品标准。《药品管理法》规定，"经国务院药品监督管理部门核准的药品质量标准高于国家药品标准的，按照经核准的药品质量标准执行；没有国家药品标准的，应当符合经核准的药品质量标准"。

三、药品质量监督检验

（一）药品质量监督检验的定义和性质

药品质量监督检验，是国家药品检验机构按照国家药品标准对需要进行质量监督的药品进行抽样、检查和验证并发出相关结果报告的药物分析活动。

药品质量监督检验是药品质量监督管理的重要组成部分，国家为了对药品质量实施必须的监督，采用的手段是进行监督检验。这种监督检验与药品生产检验、药品验收检验的性质不同。药品质量监督检验具有第三方检验的公正性，具有公正立场；药品质量监督检验是代表国家对药品质量进行的检验，比生产检验或验收检验具有更高的权威性；药品质量监督检验是根据国家的法律规定进行的检验，在法律上具有仲裁性。

（二）药品检验机构

根据法律法规规定，国家药品监督管理部门主管全国药品质量监督抽查检验工作。省（自治区、直辖市）药品监督管理部门负责本行政区域内的药品质量监督抽查检验工作。药品监督管理部门设置和确定的药品检验机构，承担依法实施药品监督检查所需的药品质量检验工作。国家依法设置的药品检验机构分为四级：①中国食品药品检定研究院；②省级药品检验所；③地市级药品检验所；④县级药品检验所。从事药品的生产、经营、使用的单位或者个人，应当依照本规定接受监督检查，配合药品质量抽查检验工作的开展。

（三）药品质量监督检验的类型

1. 抽查检验（简称抽验） 药品质量抽查检验是对上市后药品监管的技术手段。国家对生产、经营、使用的药品质量实行监督抽查检验。药品质量抽查检验根据监管目的一般可分为监督抽检和评价抽检。监督抽检是指药品监督管理部门根据监管需要对质量可疑药品进行的抽查检验，评价抽检是指药品监督管理部门为评价某类或一定区域药品质量状况而开展的抽查检验。另外，根据药品监管工作的实际需要，药品监督管理部门可适时组织开展专项抽查检验。组织抽查检验的国务院药品监督管理部门和省级药品监督管理部门应当按照有关规定公开药品质量抽查检验结果。为规范药品质量抽查检验工作，2019 年 8 月，国家药品监督管理局根据《药品管理法》和《药品管理法实施条例》，制定了《药品质量抽查检验管理办法》。

2. 注册检验 申请药品注册必须进行药品注册检验。药品注册检验，包括标准复核和样品检验。标准复核，是指对申请人申报药品标准中设定项目的科学性、检验方法的可行性、质控指标的合理性等进行的实验室评估。样品检验，是指按照申请人申报或者药品审评中心核定的药品质量标准对样品进行的实验室检验。详见第六章药品注册管理。

3. 指定检验 按照国家法律或者药品监督管理部门规定，某些药品在销售前或进口时，必须经过指定的药品检验机构检验，检验合格的才准予销售或进口。《药品管理法》规定，下列药品在销售前或者进口时，必须经过指定药品检验机构检验，未经检验或者检验不合格的，不得销售或者进口：①首次在中国境内销售的药品；②国务院药品监督管理部门规定的生物制品；③国务院规定的其他药品。

4. 复验 《药品管理法》规定，当事人对药品检验结果有异议的，可以自收到药品检验结果之日起 7 日内向原药品检验机构或者上一级药品监督管理部门设置或者指定的药品检验机构申请复验，也可以直接向中国食品药品检定研究院申请复验。复验的样品必须是原药品检验机构的同一药品的留样，除此之外的同品种、同批次产品不得作为复验的样品。

第四节　国家药物制度

一、国家药物政策与制度概述

国家药物政策（national drug policy，NDP）是指由国家政府构建、解决医药产业中存在的诸多问题的总体政策框架，用以指导各国的药品研究、生产、流通和使用的健康发展。国家药物政策的概念是 WHO 在 1975 年第 28 次国际卫生会议上首次提出来的。1995 年 WHO 对于国家药物政策的描述是：国家药物政策是一个综合框架或要素，而且国家药物政策又具有其总目标，因此其中每个构成要素在达到总目标的一个或多个目标上都发挥着重要作用。其目标是保证药品的安全、有效、经济、适当。

2009 年 3 月 17 日，国务院公布《中共中央　国务院关于深化医药卫生体制改革的意见》，药品改革部分提出，加快建立以国家基本药物制度为基础的药品供应保障体系，保障人民群众安全用药等目标。2016 年 3 月 17 日发布的《中华人民共和国国民经济和社会发展第十三个五年规划纲要》提出，要全面深化医药卫生体制改革，完善基本药物制度，深化药品、耗材流通体制改革，健全药品供应保障机制；鼓励研究和创制新药，将已上市创新药和通过一致性评价的药品优先列入医保目录；保障食品药品安全、促进中医药传承与发展。2016 年 10 月 25 日中共中央、国务院印发了《"健康中国 2030"规划纲要》，提出要完善药品供应保障体系，保障食品药品安全的目标。2017 年 1 月 9 日，国务院印发《"十三五"深化医药卫生体制改革规划》，部署加快建立符合国情的基本医疗卫生制度，推进医药卫生治理体系和治理能力现代化。该规划提出要建立规范有序的药品供应保障制度，包括深化药品供应领域改革、深化药品流通体制改革、完善药品和高值医用耗材集中采购制度、巩固完善基本药物制度、完善国家药物政策体系，要建立严格规范的综合监管制度。2017 年 2 月国家发布《"十三五"国家药品安全规划》（国发〔2017〕12 号），提出到 2020 年，药品质量安全水平、药品安全治理能力、医药产业发展水平和人民群众满意度明显提升的规划目标，完成加快推进仿制药质量和疗效一致性评价、深化药品医疗器械审评审批制度改革、健全法规标准体系、加强全过程监管、全面加强能力建设等主要任务。

2022 年 2 月《"十四五"医药工业发展规划》发布，提出"十四五"期间要加快产品创新和产业化技术突破、提升产业链稳定性和竞争力、增强供应保障能力、推动医药制造能力系统升级、创造国际竞争新优势等五项重点任务，以专栏形式提出了医药创新产品产业化工程、医药产业化技术攻关工程、疫苗和短缺药品供应保障工程、产品质量升级工程、医药工业绿色低碳工程等五大工程。2022 年初国家药品监督管理局等 8 部门联合印发了《"十四五"国家药品安全及促进高质量发展规划》，明确了"十四五"时期主要发展目标，"十四五"期末，药品监管能力整体接近国际先进水平，药品安全保障水平持续提升，人民群众对药品质量和安全更加满意、更加放心。支持产业高质量发展的监管环境更加优化，审评审批制度改革持续深化，批准一批临床急需的创新药，加快有临床价值的创新药上市，在中国申请的全球创新药、创新医疗器械尽快在境内上市，制定修订药品医疗器械化妆品标准 2650 项（个），新增指导原则 480 个；疫苗监管达到国际先进水平，通过世界卫生组织疫苗国家监管体系评估，积极推进疫苗生产企业所在省级药品检验机构具备辖区内生产疫苗主要品种批签发能力；中药传承创新发展迈出新步伐，中医药理论、人用经验和临床试验相结合的审评证据体系初步建立，逐步探索建立符合中药特点的安全性评价方法和标准体系，中药现代监管体系更加健全；专业人才队伍建设取得较大进展，培养一批具备国际先进水平的高层次审评员、检查员和检验检测领域专业素质过硬的学科带头人，药品监管队伍专业素质明显提升，队伍专业化建设取得积极成效；技术支撑能力明显增强，全生命周期药物警戒体系初步建成，中国药品监管科学行动计划取得积极成果，药品检验检测机构能力明显提升。根据"十四五"发展目标，该规划提出了实施药品安全全过程监管、支持产业升级发展、完善药品安全治理体系、持续深化审评审批制度改革、严格疫苗监管、促进中药传承创新发展、加强技术支撑能力建设、加强专业人才队伍建设、加强智慧监管体系和能力建设、加强应急体系和能力建设 10 方面主要任务。同时，该规划以专栏形式提出药品安全风险排查行动计划、国家药品标准提高行动计划、药品安全治理多部门协同政策工具箱、加快审评审批体系建设、完善国家药品不良反应监测系统、检验检测能力提升工程、推进监管科学重点实验室建设、专业素质提升工程、智慧监管工程、应急能力提升项目 10 个重点建设项目。

二、处方药与非处方药分类管理

（一）药品分类管理概述

药品分类管理是国际通行的管理办法。实行药物分类管理制度既可以保证人们用药安全有效、方便及时，也有利于控制药品费用、提高药品监管水平及促进新药开发。

药品分类管理制度始于英国。1917 年英国制定的《国防条例》指出，生活绝望的军人可以凭医师处方购买可卡因。3 年后，英国的《危险药品法》中进一步确认对特定类别的药品需要凭医师处方购药的规定。1938 年美国规定磺胺药、其他危险药如麻醉药品由药师指导使用；1951 年美国《处方药修正案》率先建立规定处方药的标准。此后，世界上许多国家也陆续出台相关制度。1989 年 WHO 向世界各国推荐此项管理制度，目前已有 100 多个国家实行处方药与非处方药的药品分类管理制度。

我国的药品分类管理制度的制定和推行是在 1995 年，由卫生部发起并推行，1996 年确定了国家非处方药领导小组，成立了国家非处方药办公室，并明确了办公室的设置与职能。1998 年国家政府部门调整，将制定非处方药的工作划归国家药品监督管理局，先后颁布了《处方药与非处方药分类管理办法（试行）》《处方药与非处方药流通管理暂行规定》《药品流通监督管理办法（暂行）》等法规，对处方药和非处方药的生产、流通和使用等作出了详细规定。《处方药与非处方药分类管理办法（试行）》于 1999 年 6 月 11 日经国家药品监督管理局局务会审议通过，之后陆续通过了《非处方药专有标识及管理规定（暂行）》，上述法规均自 2000 年 1 月 1 日起施行。2001 年修订颁布的《药品管理法》明确规定了国家实行处方药与非处方药分类管理制度。国家食品药品监督管理局 2005 年发布了《关于做好处方药与非处方药分类管理实施工作的通知》，2007 年公布了《药品流通监督管理办法》，对处方药与非处方药分类管理作了相关的具体规定。2015 年、2019 年对《药品管理法》进行修正和修订，均明确了国家对药品实行处方药与非处方药分类管理制度。

我国《药品管理法》规定"国家对药品实行处方药与非处方药分类管理制度"。处方药和非处方药根据药品的安全性、有效性原则，按照药品的品种、规格、适应证、剂量及给药途径的不同分类管理，不仅有效地加强了对处方药的监督管理，防止消费者因自我行为不当导致滥用药物和危及健康，也可以通过规范对非处方药的管理，引导消费者科学、合理地进行自我保健。

（二）处方药的管理

1. 处方药的种类　处方药（prescription drugs）是指凭执业医师或执业助理医师处方方可购买、调配和使用的药品。被列为处方药的药品一般包括特殊管理的药品；由于药品的毒性或其他潜在影响使用不安全的药品；因使用方法的规定，用药时有附加要求需要在医务人员指导下使用的药品；新化合物、新药等。

目前我国没有制定处方药目录，药品监督管理部门 2006 年发布的《凭处方销售的药品名单》规定了必须凭处方销售的 10 类药品，包括注射剂，医疗用毒性药品，第二类精神药品，9 类零售药店不得经营的药品以外其他按兴奋剂管理的药品，精神障碍治疗药（抗精神病药、抗焦虑药、抗狂躁药、抗抑郁药），抗病毒药（逆转录酶抑制剂和蛋白酶抑制剂），肿瘤治疗药，含麻醉药品的复方口服液和曲马多制剂，未列入非处方药目录的抗菌药和激素，其他必须凭处方销售的药品。

相关的法规还规定了零售药店不得经营以下 9 类药品，包括：麻醉药品，第一类精神药品，放射性药品，终止妊娠药品，蛋白同化制剂，肽类激素（胰岛素除外），药品类易制毒化学品，疫苗，我国法律法规规定的其他药品零售企业不得经营的药品。

2. 处方药的生产、销售、使用和广告管理　凡在国内从事药品生产、批发、零售的企业及医疗机构，都要遵守 1997 年《中共中央、国务院关于卫生改革与发展的决定》、1999 年《处方药与非处方药分类管理办法（试行）》、1999 年《处方药与非处方药流通管理暂行规定》、2007 年《药品流通监督管理办法》等相关规章对处方药的管理。

处方药生产企业必须具有"药品生产许可证"、符合 GMP 规范，处方药批发、销售企业必须具有"药品经营许可证"，符合 GSP 规范。必须按照分类管理、分类销售的原则和规定向相应的具有合法经营资格的药品零售企业和医疗机构销售处方药和非处方药，并按有关药品监督管理规定保存销售记录备查。

处方药生产企业须在处方药的包装、标签、说明书上醒目地印制警示语或忠告语："凭医师处方销售、购买和使用"，药品生产、批发企业不得以任何方式直接向患者推荐、销售处方药。

销售处方药的零售药店必须具有"药品经营许可证"和 GSP 证书，须配备驻店执业药师或药师以上药学技术人员。必须从具有"药品生产许可证""药品经营许可证"的药品生产企业、药品批发企业采购药品。处方药和非处方药应当分柜摆放，处方药不得开架自选销售。处方药的经营企业须凭医师处方销售，须由药师审核处方签字后调配销售。

患者凭处方可以在医疗机构或药品零售企业购买药品，除特殊管理的药品和儿科处方外，医疗机构不得限制门诊就诊人员持处方到药店买药。

处方药只能在国家卫生健康委员会和国家药品监督管理局共同核准的专业性医药报刊上进行广告宣传，不得在大众传媒进行广告宣传。其目的是严格管理，防止对消费者可能产生的误导，使消费者能正确地理解和使用处方药。

（三）非处方药的管理

非处方药（over-the-counter drugs，OTC drugs）是指国务院药品监督管理部门公布的，不需要凭执业医师或执业助理医师处方，消费者可自行判断、购买和使用的药品，主要针对常见、多发、表现较轻的病症。

1. 非处方药的分类 相对于处方药，非处方药具有较高的安全性、稳定性、易用性、廉价性，是广大消费者可以接受的常备药，也是可以满足消费者保健需求的常用药品。随着非处方药的广泛使用，非处方药的管理显得越来越重要。

国家根据非处方药品的安全性，将非处方药分为甲类非处方药和乙类非处方药，甲类非处方药的安全性低于乙类非处方药。经营处方药、甲类非处方药的药品零售企业，应当配备执业药师或者其他依法经资格认定的药学技术人员。经营乙类非处方药的药品零售企业，应当配备经设区的市级药品监督管理机构或者省级药品监督管理部门直接设置的县级药品监督管理机构组织考核合格的业务人员。此外，在药品零售网点不足的地区，普通商业企业经过地市级以上药品监督管理部门审查、批准、登记，颁发乙类非处方药准销标志，可以销售乙类非处方药；连锁超市销售乙类非处方药必须由连锁超市总部统一从合法供应渠道和供应商采购、配送，分店不得单独采购，且总部必须配备与经营药品、经营规模相适应的仓储条件，至少配备 1 名药师以上技术职称的药学技术人员，负责进货质量验收及日常质量管理工作。

2. 非处方药目录的遴选和调整 根据《处方药与非处方药分类管理办法》，国家药品监督管理局负责非处方药目录的遴选、审批、发布和调整。

非处方药遴选原则主要有：应用安全、疗效确切、质量稳定、使用方便。西药非处方药分类参照《国家基本药物目录》，中药非处方药则参照国家中医药管理局发布的《中医病症诊断疗效标准》，将其中符合遴选原则的进行归类。按照药品分类管理工作的整体部署和安排，国家药品监督管理局在国家药品标准药品中进行了非处方药的遴选，目前已公布了六批 4326 个非处方药制剂品种，对上市药品进行了处方药与非处方药的分类。

非处方药目录的调整建议，由国家药品监督管理局药品评价中心对目录中的药品进行检测、评价及临床安全性评估后提出，再由国家药品监督管理局公布调整结果。

3. 处方药转为非处方药的规定 2004 年，国家药品监督管理部门发布《关于开展处方药与非处方药转换评价工作的通知》，决定发布之日起开展处方药与非处方药的转换评价工作，对非处方药目录实施动态管理。

（1）处方药转换评价为非处方药。除以下规定情况外，申请单位均可对其生产或代理的品种提出处方药转换评价为非处方药的申请：监测期内的药品；用于急救和其他患者不宜自我治疗疾病的药品，如用于肿瘤、青光眼、消化道溃疡、精神病、糖尿病、肝病、肾病、前列腺疾病、免疫性疾病、心脑血管疾病、性传播疾病等的治疗药品；消费者不便自我使用的药物剂型，如注射剂、埋植剂等；用药期间需要专业人员进行医学监护和指导的药品；需要在特殊条件下保存的药品；作用于全身的抗菌药、激素（避孕药除外）；含毒性中药材，且不能证明其安全性的药品；原料药、药用辅料、中药材、饮片；国家规定的医疗用毒性药品、麻醉药品、精神药品和放射性药品，以及其他特殊管理的药品；其他不符合非处方药要求的药品。

（2）工作程序：经国家药品监督管理局批准上市的药品，符合申请范围，其国内药品生产企业（或进口药品代理商）可向所在地省级药品监督管理部门提出处方药转换评价为非处方药的申请。省级药品监督管理局接到药品生产企业申请资料后，对其申请资格、证明文件、申报资料的完整性和真实性进行初审，对不符合申请条件或文件资料不真实、不完整的予以退审。国家药品监督管理局对各省（自治区、直辖市）药品监督管理局报送的品种资料进行审查，符合条件的，组织有关单位和专家按照"应用安全、疗效确切、质量稳定、使用方便"的原则进行医学和药学评价，并定期公布处方药转换为非处方药的品种名单及其说明书。

4. 非处方药的生产、经营和使用管理

（1）非处方药的注册：根据《药品注册管理办法》（2020年版），符合以下情形之一的，可以直接提出非处方药上市许可申请：①境内已有相同活性成分、适应证（或者功能主治）、剂型、规格的非处方药上市的药品；②经国家药品监督管理局确定的非处方药改变剂型或者规格，但不改变适应证（或者功能主治）、给药剂量以及给药途径的药品；③使用国家药品监督管理局确定的非处方药的活性成分组成的新的复方制剂；④其他直接申报非处方药上市许可的情形。填写申报资料时，申请的仿制药为非处方药的，应当在《药品注册申请表》中标注非处方药项；属于同时按处方药和非处方药管理的，则可以选择处方药或者非处方药的注册申请。

（2）非处方药的生产管理、销售、使用和广告管理：非处方药生产企业必须依法取得"药品生产许可证"，生产过程须符合GMP规范。生产企业须在非处方药的包装、标签、说明书上醒目地印制警示语或忠告语："请仔细阅读药品使用说明书并按说明书使用或在药师指导下购买和使用"；包装上必须印有国家药品监督管理局规定的非处方药专用标识，标签、说明书的文字表述应当科学、规范、准确，容易理解，便于患者自行判断、选择和使用，说明书应列出全部活性成分或组方中的全部中药药味及全部辅料名称。非处方药标识的图案是，椭圆形背景下三个英文字母"OTC"，甲类非处方药为红底白字的图案，乙类非处方药为绿底白字的图案。

非处方药批发企业、甲类非处方药零售企业必须依法取得"药品经营许可证"，符合GSP规范；乙类非处方药可在经批准的普通商业企业销售。在非处方药品的使用方面，消费者可自主选购，必须按标签和说明书所示内容使用；甲类非处方药应由执业药师指导购买使用；医疗机构根据需要可以决定或推荐使用非处方药品。

知识拓展　　　　　　为什么有的药既是非处方药也可以是处方药？

由于部分药品的适应证范围不同，有些处方药的某些适应证是患者可以自行判断并自行用药的，药品生产企业可以将其作为非处方药上市。而当此类药品的适应证不是患者能自行判断并治疗的时候，这种药仍是处方药，需医生的处方才能进行购买使用。因此市面上有一类特殊的药品——"双跨药"。即根据适应证的不同，同时具备处方药和非处方药两种身份的药品。

"双跨药"的处方药和非处方药说明书里适应证、服用剂量、疗程存在一定的差异，因此，患者自我药疗时，一定要注意选择外包装、标签、说明书均印有OTC标识的非处方药。例如，同是阿司匹林，处方药"阿司匹林肠溶片"（每片含阿司匹林0.1g）中的阿司匹林，在医生的指导下可用于治疗风湿性关节炎、类风湿关节炎、心血管类疾病等，可长期服用；而非处方药"阿司匹林维生素C泡腾片"（每片含阿司匹林0.4g）中的阿司匹林，则是用了其解热镇痛的功能，用于解热时不可连续服用超过3天，而用于镇痛时不可连续服用超过5天。

目前，国内的"双跨药"共有2300多个品种，包括化学药品约300种，中药约2000种，化学药品中以解热镇痛药、平喘药、胃酸分泌抑制药等药品居多。例如，法莫替丁、西咪替丁、抗病毒口服液、清开灵口服液、布洛芬缓释片、阿司匹林肠溶胶囊等，都是"双跨药"。

三、国家基本药物制度

（一）国家基本药物制度概述

基本药物的概念是 1977 年 WHO 在技术报告中正式提出来的，目的是使成员国特别是发展中国家大部分人口得到基本药物的供应，能优先满足人们卫生保健的需求。1985 年，WHO 扩展了基本药物的概念，指出基本药物是除了基本满足大部分人口卫生保健需要外，还应高度重视合理用药；2002 年，WHO 更加精确地对基本药物做出了定义，指出基本药物要考虑到公共卫生实用性、效率和安全方面的依据及相对的成本有效性；在运转良好的卫生系统中，要随时可以获取足量、适当剂型、质量有保证的基本药物，同时价格要可以被社会和个人所接受。基本药物制度是全球化概念，WHO 专门成立了基本药物行动专署、药品管理和政策处等管理机构负责与基本药物相关的事项。《基本药物目录》是各国配备使用基本药物，实施基本药物制度的依据。目前世界上已有 160 多个国家拥有正式的基本药物目录，有 105 个国家制定了或正在起草国家药物政策。

根据《国家基本药物目录》（2018 年版），我国对基本药物的概念定义为：基本药物是适应基本医疗卫生需求，剂型适宜，价格合理，能够保障供应，公众可公平获得的药品。国家基本药物制度是我国药物政策的核心制度，是对基本药物的遴选、生产、流通、使用、报销、监测评价等环节实施有效管理的制度。国家基本药物制度的总目标是确保药品的可获得性、质量和合理使用。药品的可获得性是指基本药物的公平获得和可承受能力；药品的质量是指要保证所有药品的质量、安全和有效；药品的合理使用是指通过基本药物临床合理使用，保障患者用药安全，规范医疗机构和医务人员的用药行为。

"十二五"以来，我国初步建立了国家基本药物制度，建立了比较完整的基本药物遴选、生产供应、使用和医疗保险报销的体系。规范基本药物采购和配送，合理确定基本药物的价格，政府举办的基层医疗卫生机构全部配备和使用基本药物，其他各类医疗机构也都必须按规定使用基本药物，所有零售药店均应配备和销售基本药物；完善了基本药物的医保报销政策。保证群众基本用药的可及性、安全性和有效性，减轻群众基本用药费用负担。"十三五"期间，基本药物制度不断完善。2015 年 4 月，国家卫计委等九部委发布《国家基本药物目录管理办法》，明确要进一步巩固完善基本药物制度，建立健全《国家基本药物目录》遴选调整管理机制。2018 年 9 月 19 日国务院办公厅发布《关于完善国家基本药物制度的意见》，强化了基本药物"突出基本、防治必需、保障供应、优先使用、保证质量、降低负担"的功能定位，从基本药物的遴选、生产、流通、使用、支付、监测等环节完善政策，注重与三医联动改革做好衔接，不仅利于基本药物制度自身建设，带动药品供应保障体系建设全面推进，保障药品安全有效、价格合理、供应充分，也促进了上下级医疗机构用药衔接，推动分级诊疗制度建立，有利于深化药品生产供应改革，推动医药产业结构调整和转型升级。为落实国务院办公厅《关于完善国家基本药物制度的意见》，从落实基本药物全面配备、确保基本药物优先使用、做好基本药物供应管理、开展基本药物监测评价、强化组织落实等方面提出相关要求，指导各级公立医疗机构加强基本药物配备使用管理，保障人民群众基本用药需求，促进药品供应保障体系建设，强化基本药物的功能定位，推动分级诊疗。"十四五"以来，作为国家深化医药卫生体制改革的重点任务之一，药物政策主要着重于健全药品供应保障体系，增强药品供应保障能力，做好短缺药品保供稳价工作，优化国家基本药物目录管理和遴选调整程序，加强基本药物配备使用和用药规范管理，促进医疗联合体内部用药衔接，促进科学合理用药。2022 年，国家进一步明确并持续提出要强化药品供应保障能力，优化国家基本药物目录，完善目录管理机制，完善公立医疗机构优先配备使用基本药物政策，鼓励城市医疗集团、县域医共体等建立药品联动管理机制，促进上下级医疗机构用药衔接等药物政策。

（二）国家基本药物目录的遴选和调整

基本药物的遴选（selection of essential drug）是基本药物制度工作的核心。

WHO针对基本药物的特性，确定的遴选标准包括：①具有在不同条件下获得的有效性、安全性评价的可靠依据。②在同类药物中，药物的总成本和药效的相对关系作为考虑的重要条件。在示范目录的选择中不考虑药物的专利状况。③某些情况下，药物的遴选也受其他因素的影响，如药物的药代动力学特性和药物生产、储存设备的可获得性以及是否需要特殊的诊疗设备等。④每种入选药物都应以质量（包括生物利用度）可靠的剂型来保证供应，且必须确保药物在储存和使用条件下质量的稳定性。⑤大多数基本药物应为单一有效成分制剂。选择固定剂量组成的复方制剂应证明其在治疗作用、安全性、依从性方面比单组分药物分开服用有优势，如治疗结核病和疟疾的药物。⑥基本药物的选择应当尽可能精简数量，使得药物的生产质量、采购、储存、批发、配发等环节更易于保证，更容易积累有限药物的使用和治疗经验。⑦为使WHO示范目录适用于不同的国家，各国还应因地制宜地考虑各自因素，如本地人口和疾病谱、治疗设施、相关人员的经验和培训、药物的供应情况、财政资源及环境因素等。

根据我国《基本药物目录管理办法》（2015年发布），国家基本药物目录中的药品包括化学药品、生物制品、中成药和中药饮片。化学药品和生物制品主要依据临床药理学分类，中成药主要依据功能分类。国家基本药物目录中的化学药品、生物制品、中成药，应当是《中国药典》收载的，国家药品监督管理部门、卫生部门公布药品标准的品种。除急救、抢救用药外，独家生产品种纳入国家基本药物目录应当经过单独论证。化学药品和生物制品名称采用中文通用名称和英文国际非专利药名中表达的化学成分的部分，剂型单列；中成药采用药品通用名称。

国家基本药物遴选应当按照防治必需、安全有效、价格合理、使用方便、中西药并重、基本保障、临床首选和基层能够配备的原则，结合我国用药特点，参照国际经验，合理确定品种（剂型）和数量。国家基本药物目录的制定应当与基本公共卫生服务体系、基本医疗服务体系、基本医疗保障体系相衔接。

其中，下列药品不纳入国家基本药物目录遴选范围：①含有国家濒危野生动植物药材的；②主要用于滋补保健作用，易滥用的；③非临床治疗首选的；④因严重不良反应，国家食品药品监管部门明确规定暂停生产、销售或使用的；⑤违背国家法律、法规，或不符合伦理要求的；⑥国家基本药物工作委员会规定的其他情况。

国家基本药物目录在保持数量相对稳定的基础上，实行动态管理，原则上3年调整一次。必要时，经国家基本药物工作委员会审核同意，可适时组织调整。调整的品种和数量应当根据以下因素确定：①我国基本医疗卫生需求和基本医疗保障水平变化；②我国疾病谱变化；③药品不良反应监测评价；④国家基本药物应用情况监测和评估；⑤已上市药品循证医学、药物经济学评价；⑥国家基本药物工作委员会规定的其他情况。

属于下列情形之一的品种，应当从国家基本药物目录中调出：①药品标准被取消的；②国家食品药品监管部门撤销其药品批准证明文件的；③发生严重不良反应，经评估不宜再作为国家基本药物使用的；④根据药物经济学评价，可被风险效益比或成本效益比更优的品种所替代的；⑤国家基本药物工作委员会认为应当调出的其他情形。

（三）我国基本药物目录的更新和发展

我国于1979年参与WHO基本药物行动计划，由卫生部和国家医药管理局组织有关医药工作者成立了"国家基本药物遴选小组"，确定了"临床必需、疗效确切、毒副反应清楚、适合国情"的国家基本药物遴选原则，对国家基本药物的制定开展相关工作，制定了第一版《国家基本药物目录（西药部分）1981》，其中收载了28类、278种原料药品；1992年由卫生部、财政部、国家医药管理局等相关部门成立的"国家基本药物领导小组"，负责领导组织国家基本药物遴选和推行工作。自1992年起，我国结合医药保险制度改革，开始制定国家基本药物目录的工作，当时市场上使用的中药制剂已高达 5100 多种，西药制剂有近 4000 种。2007 年，党的十七大报告提出，"建立国家基本药物制度，保证群众基本用药"的要求。2013 年 5 月 1 日起施行的《国家基本药物目录》（2012 年版）中包含化学药品和生物制品，主要依据临床药理学分类，共 317 个品种；中成药主要依据功能分类，共 203 个品种。品种的剂型主要依据《中国药典》（2010 年版）有关规定进行归类处理，目录收录口服剂、注射剂、外用剂和其他剂型。目录包含的药品有化学药品、生物制品、中成药。化学药品和生物制品名称采用中文通用名称和英文国际非专利药品名中表达的化学成分的部分，中成药采用药品通用名称。

2018 年 9 月 30 日，国家卫生健康委员会、国家中医药管理局发布《国家基本药物目录（2018 年版）》，该版目录在 2012 年版目录基础上进行调整完善，目录发布实施后将能够覆盖临床主要疾病病种，更好适应基本医疗卫生需求，为进一步完善基本药物制度提供基础支撑，高质量满足人民群众疾病防治基本用药需求。2018 年版目录具有以下特点：一是增加了品种数量，由原来的 520 种增加到 685 种，其中西药 417 种、中成药 268 种（含民族药），能够更好地服务各级各类医疗卫生机构，推动全面配备、优先使用基本药物。二是优化了结构，突出常见病、慢性病以及负担重、危害大疾病和公共卫生等方面的基本用药需求，注重儿童等特殊人群用药，新增品种包括了肿瘤用药 12 种、临床急需儿童用药 22 种等。三是进一步规范剂型、规格，685 种药品涉及剂型 1110 余个、规格 1810 余个，这对于指导基本药物生产流通、招标采购、合理用药、支付报销、全程监管等将具有重要意义。四是继续坚持中西药并重，增加了功能主治范围，覆盖更多中医临床症候。五是强化了临床必需，这次目录调整新增的药品品种中，有 11 个药品为非医保药品，主要是临床必需、疗效确切的药品，比如直接抗病毒药物索磷布韦维帕他韦，专家一致认为可以治愈丙型肝炎，疗效确切。

四、国家短缺药品清单管理制度

为了维护公众健康、保证紧急需要和平时药品可及，国家实行药品储备制度，同时建立药品供求监测体系，对短缺药品实行预警，实行短缺药品清单管理制度。

（一）国家短缺药品管理概述

《药品管理法》第九章药品储备和供应中明确了我国短缺药品管理的具体规定。针对药品短缺的情况监测，规定了国家建立药品供求监测体系，及时收集和汇总分析短缺药品供求信息，对短缺药品实行预警，采取应对措施。针对短缺药品采取的措施，规定国家实行短缺药品清单管理制度。同时，在药品研发和生产方面，规定国家鼓励短缺药品的研制和生产，对临床急需的短缺药品、防治重大传染病和罕见病等疾病的新药予以优先审评审批。而且，规定了对短缺药品，国务院可以限制或者禁止出口；必要时，国务院有关部门可以采取组织生产、价格干预和扩大进口等措施，保障药品供应；药品上市许可持有人、药品生产企业、药品经营企业应当按照规定保障药品的生产和供应。这些规定从法律层面为药品短缺提供了支持和依据。

1. 国家短缺药品供应保障举措 近年来，我国短缺药品供应保障不断加强，取得积极成效，但仍面临药品供应和价格监测不够及时灵敏，药品采购、使用、储备以及价格监管等政策有待完善等问题。为进一步做好短缺药品保供稳价工作，更好保障群众基本用药需求，2019 年 9 月国务院办公厅发布《国务院办公厅关于进一步做好短缺药品保供稳价工作的意见》（国办发〔2019〕47 号），提出以下相应政策举措。

（1）在保供方面

1）加强协同监测。搭建国家短缺药品多源信息采集平台，建立协同监测机制，实现原料药和制剂在注册、生产、采购、价格等方面的信息联通共享，提高监测应对的灵敏度和及时性。

2）做好短缺药品清单管理。国家实行短缺药品清单管理制度，制定国家和省级临床必需易短缺药品重点监测清单和短缺药品清单，并动态调整。

3）实施短缺药品停产报告。药品上市许可持有人停止生产短缺药品的，应按照规定向药品监督管理部门报告。医疗保障部门及时向同级联动机制牵头单位报告停产对市场供给形势的影响，卫生健康部门及时研判停产药品短缺风险。

4）落实直接挂网和自主备案采购政策。对于短缺药品清单中的品种，允许企业在省级药品集中采购平台上自主报价、直接挂网，医疗机构自主采购；对于短缺药品清单和重点监测清单中的药品，医疗机构可线下搜寻药品生产企业，在省级药品集中采购平台自主备案。

5）建立健全短缺药品常态储备机制。优化中央和地方医药储备结构，充分发挥省级医药储备功能，筛选一批临床必需、用量不确定且容易发生短缺的药品纳入储备，明确储备短缺药品调用程序。

（2）在稳价方面

1）加强药品价格异常情况监测预警。定期监测采购价格变化情况，对价格出现异常波动的，及时了解情况并提示预警。

2）强化药品价格常态化监管。完善药品价格成本调查工作机制，建立价格和招标采购信用评价制度。对于存在价格上涨幅度或频次异常、区域间价格差异较大等情况的药品，综合运用成本调查、暂停挂网等措施，予以约束。

3）加大对违法行为的执法力度。建立部门协同联动工作机制，开展多部门联合整治，整治结果及时向社会公布。构成犯罪的依法追究刑事责任，坚决处置相关责任人，形成有效震慑。

2. 国家短缺药品清单管理制度的发展历程 2020 年 4 月，按照《药品管理法》和《国务院办公厅关于进一步做好短缺药品保供稳价工作的意见》要求，为加强国家短缺药品供应保障，建立健全短缺药品清单管理制度，做好短缺药品清单管理工作，为国家短缺药品清单和临床必需易短缺药品重点监测清单的制定、发布、调整奠定基础，国家卫生健康委员会等十二部委联合发布《国家短缺药品清单管理办法（试行）》，国家正式实行短缺药品清单管理制度。

国家短缺药品清单旨在促进和提高企业生产积极性，推动采购供应、停产报告、储备等政策落实，强化医疗机构清单内药品库存。《国家短缺药品清单管理办法（试行）》明确了国家清单制定、发布、调整的相关要求，按照该管理办法，根据短缺药品供应保障工作现状，综合分析省级短缺药品清单和临床必需易短缺药品重点监测清单、省级报告的短缺药品信息、国家短缺药品信息直报系统上报信息、部门共享信息等情况，严格依据相关原则和程序，通过形成基础清单、专家论证形成推荐清单、部门复核等环节，制定形成国家清单，由国家联动机制各成员单位以办公厅文件形式联合发布《关于印发国家短缺药品清单的通知》及国家清单。

2021 年 11 月 3 日，为贯彻落实《药品管理法》《国务院办公厅关于进一步做好短缺药品保供稳价工作的意见》，按照《药品生产监督管理办法》有关要求，国家药品监督管理局在药品信息采集平台中开发建设了短缺药品生产供应及停产报告信息采集模块和原料药生产供应信息采集模块，以加强短缺药品和原料药监管工作，及时掌握短缺药品生产供应情况，摸清原料药生产供应情况。

（二）《国家短缺药品清单管理办法（试行）》的主要内容

《国家短缺药品清单管理办法（试行）》体现了科学严谨、严格准入、分级应对、避免恶意涨价等政策导向，既要保障群众基本用药需求，也要稳定药品价格，加大价格监管和执法力度。

本管理办法共十四条，第一至四条明确了制定依据，短缺药品、临床必需易短缺药品的定义，本办法的适用范围和制定主体；第五至九条明确了国家短缺药品清单和临床必需易短缺药品重点监测清单的制定原则和程序；第十条明确了国家短缺药品清单的调出原则；第十一条明确了纳入短缺药品清单和临床必需易短缺药品重点监测清单药品的采购政策和价格监管政策；第十二条至十四条为相关附则，规定了军队、省级短缺药品清单和临床必需易短缺药品重点监测清单管理参照本管理办法制定。

1. 基本概念 短缺药品，根据《国家短缺药品清单管理办法（试行）》，是指经我国药品监督管理部门批准上市，临床必需且不可替代或者不可完全替代，在一定时间或一定区域内供应不足或不稳定的药品。

临床必需易短缺药品，是指经我国药品监督管理部门批准上市，临床必需且不可替代或者不可完全替代，供应来源少，存在供给短缺风险的药品，重点关注基本药物和急（抢）救、重大疾病、公共卫生及特殊人群等用药。

2. 国家短缺药品清单制定原则和程序　制定、调整国家短缺药品清单和临床必需易短缺药品重点监测清单应当以保障临床需求为导向，坚持科学严谨、分级应对、上下联动的原则。

根据《国家短缺药品清单管理办法（试行）》，在遴选国家短缺药品清单药品时重点考虑的因素有：①临床必需、不可替代或不可完全替代的品种；②侧重于重大疾病、急（抢）救、妇儿专科、公共卫生等领域用药，重点保障国家基本药物；③以医疗机构使用的注射剂型为主，适用的患病人群和疾病相对固定，不易滥用，同时根据汇总信息，综合考虑专家论证意见及目前实际用药需求和基层保障水平，兼顾了口服剂型；④生产企业数量少，临床需求量小且不确定的品种；⑤地方经直接挂网、自主备案和药品储备等措施应对后仍然供应不足或不稳定、存在供给短缺风险的药品。

国家短缺药品清单和临床必需易短缺药品重点监测清单的制定程序，包括形成基础清单、专家论证、组织复核、审核发布等重点环节。

国家卫生健康委员会承担短缺药品监测工作的部门根据以下信息综合分析，形成国家临床必需易短缺药品重点监测基础清单：①纳入省级临床必需易短缺药品重点监测清单的药品；②省级报告的短缺药品信息；③国家短缺药品多源信息采集平台监测信息；④部门共享信息；⑤生产企业数量少、临床需求量小且不确定的基本药物、急（抢）救、重大疾病、公共卫生、特殊人群等用药信息。

国家短缺药品基础清单和临床必需易短缺药品重点监测基础清单由国家卫生健康委员会组织成立专家库进行论证、推荐，由国家卫生健康委员会同有关部门复核清单中药品的库存、采购、配送等情况及短缺原因，根据调查复核结果，提出国家短缺药品清单送请国家联动机制成员单位审核，最终由国家卫生健康委员会发布。

3. 国家短缺药品清单的调出原则　属于下列情形之一的品种，应当从国家短缺药品清单中调出：①市场供应充足、能够形成有效竞争、基本满足临床需求的；②可被风险效益比或成本效益比更优的新品种所替代的。

（三）《国家短缺药品清单》

2020年12月，国家卫生健康委员会等十二部委发布《关于印发国家短缺药品清单的通知》（国卫办药政发〔2020〕25号）。国家发布的短缺药品清单包括国家短缺药品清单和临床必需易短缺药品重点监测清单，包括注射剂型48个、口服剂型10个（其中硝酸甘油包括注射和口服两种剂型），并根据短缺药品实际供应情况，将实行动态调整。

国家短缺药品清单共有6个品种，侧重于应对解决生产供应端短缺问题，保障药品供应。国家临床必需易短缺药品重点监测清单共有57个品种，侧重于临床必需且不可替代或不可完全替代、存在供给短缺风险的药品，通过监测掌握药品供应和使用情况，及早预警，及时采取措施，防止短缺情况发生。根据《国务院办公厅关于进一步做好短缺药品保供稳价工作的意见》要求，对国家清单中的药品进行重点监测、动态跟踪，因此6个短缺药品一并纳入了重点监测范围。

在《关于印发国家短缺药品清单的通知》（国卫办药政发〔2020〕25号）中，针对清单药品的供应保障提出了以下政策和要求。

（1）落实采购政策，保障短缺药品供应：省级短缺药品供应保障工作会商联动机制（简称省级联动机制）牵头单位会同相关部门，结合实际，以保供稳价为前提，落实好国家清单中药品在省级药品和医用耗材集中采购平台直接挂网、按规定备案等采购政策，做到价格公开透明。在国家清单内，本地区已解决的短缺药品原则上执行原有采购政策。各部门要按照职责及时应对，探索完善短缺药品集中采购、常态储备等工作，将国家清单药品生产供应行为依法依规纳入信用评价和监管范围，做好国家清单药品监测工作，确保短缺药品供应工作平稳进行。

（2）落实法律规定，实施短缺药品停产报告：药品上市许可持有人按照相关规定对国家短缺药品清单的药品实施停产报告。所在地省级药品监管部门接到报告后，应当及时通报省级联动机制牵头单位。省级联动机制牵头单位接到相关短缺药品停产报告后，应当将停产品种、停产时间、停产原因、预计复产时间、省内供应和使用情况报告国家卫生健康委员会。国家卫生健康委员会适时将短缺药品停产报告情况向国家联动机制成员单位和地方进行通报。

（3）完善相关措施，强化短缺药品储备供应：省级医药储备管理部门梳理已纳入省级医药储备目录的国家清单药品的储备情况，定期向省级联动机制牵头单位通报储备品种。省级联动机制牵头单位会同医药储备管理部门，建立符合地方实际的短缺药品调用程序。引导小品种药（短缺药）集中生产基地积极保障国家清单中药品的生产供应。

本章小结

本章介绍了药品的概念与分类；药品监督管理的法律法规；药品标准及药品质量监督检验；国家药物制度。重点介绍了药品的概念和质量特性，药品监督管理的含义；药品监督管理的行政职权和行政行为；药品质量监督检验性质、机构及检验类型；药品的分类管理制度、国家基本药物制度、国家短缺药品清单管理制度等国家药物制度。主要内容为：

1. 药品的概念、药品分类、药品的质量特性和商品特征。

2. 药品监督管理的概念、性质、作用及其特点，药品监督管理可以行使的行政职权和行政行为。

3. 药品标准的含义，现行药品标准的介绍，药品质量监督检验的性质，检验机构及检验类型。

4. 药品分类管理概况，处方药和非处方药分类管理及遴选、生产、经营和使用的具体规定。

5. 国家基本药物的概念，基本药物目录的遴选与调整原则，基本药物目录的内容。

6. 短缺药品、临床必需易短缺药品的概念，国家短缺药品清单的制定原则和程序、调出原则，国家短缺药品清单的内容。

思　考　题

1. 简述药品的法律定义及药品质量特性。
2. 简述药品监督管理的概念和主要行政行为。
3. 简述国家药品标准，以及药品质量监督检验的性质和检验类型。
4. 简述基本药物的含义及国家基本药物目录遴选原则。
5. 简述药品分类管理的主要内容及处方药、非处方药的概念。
6. 简述国家短缺药品、临床必需易短缺药品的概念及国家短缺药品清单的制定和调出原则。

（王玉琨　王　伟）

第四章 药事组织

第一节　药事组织概述

一、药事组织的概念

药事组织是一个复杂的综合性概念，药事组织，即药事管理体制，是指一定社会制度下药事工作的组织方式、管理制度和管理方法，是国家的权力机关关于药事组织机构设置、职能配置及运行机制等方面的制度。

二、药事组织的类别

药学的社会任务包括：研制开发新药，生产供应药品，促进合理用药，药品监督管理，培养药学人才等，这是进行药事组织分类的基本骨架，故药事组织的基本类型大体可分为以下五类。

（一）药品生产、经营组织

在我国主要为药品生产企业和药品经营企业，在欧美称为制药公司和社会药房，在日本称为制药株式会社、经营株式会社和社会药局。虽然名称各异，但其主要功能都是生产药品和经销药品。

药品生产和经营企业是指从事生产、流通和服务活动，给社会提供商品（或劳动），为盈利而自主经营的具有法人资格的经济组织。但由于企业所生产经营的是特殊商品——药品，而药品的社会功能是防治疾病，保障人们的身体健康，因此，药品生产、经营组织应将社会效益放在首位，这和其他经济组织将经济效益放在首位不同。当然这绝不意味着药品生产、经营企业可以忽视其基本功能——经济的合理性，即投入与产出的合理性，以尽可能少的投入，得到尽可能多的产出。

（二）医疗机构药事组织

这类组织的主要功能是，通过给患者采购药品、调配处方、配制制剂、提供用药咨询等活动，以保证合理用药。这类组织的基本特征是直接给患者供应药品和提供药学服务，重点是保障药品质量及用药合理性，而非为盈利进行自主经营。它是医疗机构不可分割的组成部分，是事业性组织。在医疗机构药事组织中，医疗机构药房占有重要地位和比重，是和医疗系统直接交叉的组织。

（三）药学教育组织

药学教育组织的主要功能是教育，是为维持和发展药学事业培养药师、药学家、药学工程师、药学企业家和药事管理干部的机构。

药学教育组织的目标是双重的，既产出药学人才，又产出药学研究成果。对社会来说，药学教育组织的功能是"揭示",而不是"实施",其重要性将在长期中反映出来,而不是短期内体现。药学教育组织一般比较稳定,它们的子系统基本上是按学科专业划分的。

(四)药品管理行政组织

药品管理行政组织是指政府机构中管理药品和药学企事业组织的行政机构,其功能是代表国家对药品和药学企事业组织进行监督控制,以保证国家意志的贯彻执行。

药品监督管理机构的主要功能,是对药品运行全过程的质量进行严格监督,保证向社会提供的药品是合格的,并依法处理违反药品管理法律、法规和规章的行为。同时这也是我国通过法律授予药品监督管理机构的权力。

(五)药事社团组织

在药事兴起和形成过程中,药学行业协作组织发挥了统一行为规范、监督管理、对外联系、协调等作用。20世纪以来,政府加强了对药品和药事的法律控制以后,药事社团组织(药学会)成为药学企事业组织与政府机构联系的纽带,发挥了协助政府管理药事的作用。

第二节 药品监督管理组织

20世纪以来,各国药品管理法律中均明确规定了主管药品监督管理的部门。本节讨论的是我国现行药品监督管理组织,包括组织机构发展与演变、机构设置及主要职能等。

一、药品监督管理组织体系

(一)药品监督管理组织的发展与演变

1998年以前,我国主管药品监督管理工作的是卫生行政部门,县以上地方各级卫生行政部门的药政机构主管所辖行政区域的药品监督管理工作。国务院为了加强对药品监督管理工作的领导,1998年根据《国务院关于机构设置的通知》,组建了直属国务院领导的国家药品监督管理局,主管全国药品监督管理工作。2003年3月,根据《国务院机构改革方案》(第十届全国人民代表大会第一次会议通过),国务院在国家药品监督管理局的基础上组建国家食品药品监督管理局(State Food and Drug Administration,SFDA)。SFDA为国务院直属机构,继续行使国家药品监督管理的职能,负责食品、保健品、化妆品安全管理的综合监督和组织协调,依法组织开展对重大事故的查处。2008年3月,根据《国务院关于部委管理的国家局设置的通知》(国发〔2008〕12号),设立国家药品食品监督管理局(副部级),为卫生部管理的国家局。2013年3月,为进一步提高食品药品监督管理水平,根据第十二届全国人民代表大会第一次会议批准的《国务院机构改革和职能转变方案》和《国务院关于机构设置的通知》(国发〔2013〕14号),设立正部级国家食品药品监督管理总局(China Food and Drug Administration,CFDA)。CFDA为国务院直属机构,整合了食品安全办的职责、食品药品监管局的职责、质检总局的生产环节食品安全监督管理职责、工商总局的流通环节食品安全监督管理职责,对生产、流通、消费环节的食品安全和药品的安全性、有效性实施统一监督管理。

2018年,根据《国务院关于机构设置的通知》(国发〔2018〕6号),以及《关于部委管理的国家局设置的通知》(国发〔2018〕7号),组建国家市场监督管理总局,其作为国务院直属机构,将原国家工商行政管理总局、原国家质量监督检验检疫总局、原国家食品药品监督管理总局的职责,以及国家发展和改革委员会的价格监督检查与反垄断执法职责、商务部的经营者集中反垄断执法以及国务院反垄断委员会办公室等职责进行了整合。同时,在"大市场-专药品"的模式下组建国家药品监督管理局(National Medical Products Administration,NMPA),NMPA由国家市场监督管理总局管理,实现大市场综合协调治理背景下的药品、医疗器械和化妆品的专门监督管理。

（二）机构设置和体制改革

1. 药品监督管理行政机构

（1）国家药品监督管理部门：即国家药品监督管理局，主管全国药品监督管理工作，内设有11个机构，其中负责药品管理主要业务的部门有药品注册管理司（中药民族药监督管理司）、药品监督管理司、医疗器械注册管理司、医疗器械监督管理司、化妆品监督管理司等。

（2）省（自治区、直辖市）药品监管理部门：2018 年起，在新组建国家药品监督管理局的背景下，各地方药品监督管理体制作出调整，组建由省级市场监督管理部门管理的省级药品监督管理局，负责辖区内药品、医疗器械和化妆品的监督管理工作。

（3）市、县食品药品监督管理机构：不再设置专门的市、县级药品监督管理机构，而是由市、县两级市场监督管理部门负责药品零售、医疗器械经营的许可、检查和处罚，以及化妆品经营和药品、医疗器械使用环节质量的检查和处罚。

2. 药品监督管理技术机构　药品监督管理技术机构是药品监督管理的重要组成部分，为药品行政监督提供技术支撑与保障。在我国，药品监督管理技术机构主要包括中国食品药品检定研究院、国家药典委员会、国家中药品种保护审评委员会办公室（国家药品监督管理局保健食品审评中心）、药品审评中心、食品药品审核查验中心、药品评价中心、医疗器械技术审评中心、执业药师资格认证中心等。

药品检验机构为同级药品监督管理机构的直属事业单位，承担依法实施药品审批和药品质量监督检查所需的药品检验工作。国家药品监督管理局设置中国食品药品检定研究院（National Institutes for Food and Drug Control，NIFDC），是国家检验药品生物制品质量的法定机构和最高技术仲裁机构，是世界卫生组织指定的"世界卫生组织药品质量保证合作中心"、"国家病毒性肝炎研究中心"、"国家抗生素细菌耐药性监测中心"及国家指定的"中国医学细菌保藏管理中心"、"中国药品生物制品标准化研究中心"、"国家实验动物质量检测中心"、"国家啮齿类实验动物种子中心"和"国家新药安全评价中心"。省级药品监督管理部门设置药品检验所，市级药品检验机构根据工作需要设置。部分药品检验机构被授予进口药品检验职能，加挂口岸药品检验所牌子。此外，省级以上药品监督管理部门还可以根据需要，确定符合药品检验条件的检验机构，承担药品检验工作。

二、我国药品监督管理组织机构设置及职责

（一）国家药品监督管理局的职责

国家药品监督管理局有关药品监督管理的主要职责如下所述。

1. 负责药品（含中药、民族药，下同）、医疗器械和化妆品安全监督管理。拟订监督管理政策规划，组织起草法律法规草案，拟订部门规章，并监督实施。研究拟订鼓励药品、医疗器械和化妆品新技术新产品的管理与服务政策。

2. 负责药品、医疗器械和化妆品标准管理。组织制定、公布国家药典等药品、医疗器械标准，组织拟订化妆品标准，组织制定分类管理制度，并监督实施。参与制定国家基本药物目录，配合实施国家基本药物制度。

3. 负责药品、医疗器械和化妆品注册管理。制定注册管理制度，严格上市审评审批，完善审评审批服务便利化措施，并组织实施。

4. 负责药品、医疗器械和化妆品质量管理。制定研制质量管理规范并监督实施。制定生产质量管理规范并依职责监督实施。制定经营、使用质量管理规范并指导实施。

5. 负责药品、医疗器械和化妆品上市后风险管理。组织开展药品不良反应、医疗器械不良事件和化妆品不良反应的监测、评价和处置工作。依法承担药品、医疗器械和化妆品安全应急管理工作。

6. 负责执业药师资格准入管理。制定执业药师资格准入制度,指导监督执业药师注册工作。

7. 负责组织指导药品、医疗器械和化妆品监督检查。制定检查制度,依法查处药品、医疗器械和化妆品注册环节的违法行为,依职责组织指导查处生产环节的违法行为。

8. 负责药品、医疗器械和化妆品监督管理领域对外交流与合作,参与相关国际监管规则和标准的制定。

9. 负责指导省(自治区、直辖市)药品监督管理部门工作。

10. 完成党中央、国务院交办的其他任务。

(二)地方药品监督管理部门的职责

根据《药品管理法》,省级药品监督管理部门负责药品、医疗器械、化妆品生产环节的许可、检查和处罚,药品批发许可,零售连锁总部许可,互联网销售第三方平台备案及检查和处罚。省级药品监督管理部门的主要职责如下所述。

1. 负责全省药品(含中药、民族药,下同)、医疗器械和化妆品安全监督管理。贯彻执行国家有关药品、医疗器械和化妆品监督管理的方针政策和法律法规。贯彻落实国家鼓励药品、医疗器械和化妆品新技术新产品的管理与服务政策。拟订全省监督管理政策规划,组织起草地方性法规、规章草案,并组织实施。

2. 负责全省药品、医疗器械和化妆品标准管理。监督实施药品、医疗器械、化妆品标准和分类管理制度。组织制定并监督实施中药材(含民族药材)地方标准和中药饮片(含民族药饮片)地方炮制规范。配合实施国家基本药物制度。

3. 负责全省药品、医疗器械和化妆品的注册管理。执行注册管理制度,严格上市审评审批,依职责实施注册审批和备案管理。

4. 负责全省药品、医疗器械和化妆品质量管理。监督实施药品、医疗器械生产质量管理规范,依职责监督和指导实施药品、医疗器械经营、使用质量管理规范,监督实施化妆品生产卫生标准和技术规范。

5. 负责全省药品、医疗器械和化妆品上市后风险管理。组织开展药品不良反应、医疗器械不良事件和化妆品不良反应的监测、评价和处置工作。依法承担药品、医疗器械和化妆品安全应急管理和投诉举报处置工作。

6. 负责组织实施药品、医疗器械和化妆品监督检查与处罚。执行监督检查制度,依职责查处药品、医疗器械和化妆品生产环节以及药品批发、零售连锁总部、互联网销售第三方平台的违法行为,依职责组织指导查处其他环节违法行为。

7. 贯彻实施执业药师准入制度,承担执业药师注册管理工作。

8. 指导市(州)、县(市、区)药品、医疗器械和化妆品监督管理工作。

9. 指导督促药品、医疗器械、化妆品生产经营企业安全生产和职业健康工作。配合有关部门加强部门间安全生产监管和应急联动。

10. 负责职责范围内的生态环境保护、审批服务便民化等工作。

11. 完成省委、省政府以及省市场监管局交办的其他任务。

三、国家药品监督管理局内设机构职责

国家药品监督管理局设综合和规划财务司、政策法规司、药品注册管理司(中药民族药监督管理司)、药品监督管理司、医疗器械注册管理司、医疗器械监督管理司、化妆品监督管理司、科技和国际合作司(港澳台办公室)等11个内设机构。其中负责药品管理职责的业务机构如下所述。

1. **政策法规司** 研究药品、医疗器械和化妆品监督管理重大政策。组织起草法律法规及部门规章草案。承担规范性文件的合法性审查工作。承担执法监督、行政复议、行政应诉、重大案件法制审核工作。承担行政执法与刑事司法衔接管理工作。承担普法宣传和涉及世界贸易组织的相

关工作。承担全面深化改革的有关协调工作。承担疫苗质量管理体系 QMS 办公室日常工作。

2. 药品注册管理司（中药民族药监督管理司） 组织拟订并监督实施国家药典等药品标准、技术指导原则，拟订并实施药品注册管理制度。监督实施药物非临床研究和临床试验质量管理规范、中药饮片炮制规范，实施中药品种保护制度。承担组织实施分类管理制度、检查研制现场、查处相关违法行为工作。参与制定国家基本药物目录，配合实施国家基本药物制度。

3. 药品监督管理司 组织拟订并依职责监督实施药品生产质量管理规范，组织拟订并指导实施经营、使用质量管理规范。承担组织指导生产现场检查、组织查处重大违法行为。组织质量抽查检验，定期发布质量公告。组织开展药品不良反应监测并依法处置。承担放射性药品、麻醉药品、毒性药品及精神药品、药品类易制毒化学品监督管理工作。指导督促生物制品批签发管理工作。

4. 科技和国际合作司 组织研究实施药品审评、检查、检验的科学工具和方法。研究拟订鼓励新技术新产品的管理与服务政策。拟订并监督实施实验室建设标准和管理规范、检验检测机构资质认定条件和检验规范。协调参与国际监管规则和标准的制定。

5. 人事司 承担执业药师资格管理工作，负责执业药师资格准入管理，制定执业药师资格准入制度，指导监督执业药师注册工作。

四、国家药品监督管理局直属技术机构

（一）中国食品药品检定研究院

中国食品药品检定研究院（国家药品监督管理局医疗器械标准管理中心，中国药品检验总所）是国家药品监督管理局的直属事业单位，其主要职责有：

1. 承担食品、药品、医疗器械、化妆品及有关药用辅料、包装材料与容器（以下统称为食品药品）的检验检测工作。组织开展药品、医疗器械、化妆品抽验和质量分析工作。负责相关复验、技术仲裁。组织开展进口药品注册检验以及上市后有关数据收集分析等工作。

2. 承担药品、医疗器械、化妆品质量标准、技术规范、技术要求、检验检测方法的制修订以及技术复核工作。组织开展检验检测新技术新方法新标准研究。承担相关产品严重不良反应、严重不良事件原因的实验研究工作。

3. 负责医疗器械标准管理相关工作。

4. 承担生物制品批签发相关工作。

5. 承担化妆品安全技术评价工作。

6. 组织开展有关国家标准物质的规划、计划、研究、制备、标定、分发和管理工作。

7. 负责生产用菌毒种、细胞株的检定工作。承担医用标准菌毒种、细胞株的收集、鉴定、保存、分发和管理工作。

8. 承担实验动物饲育、保种、供应和实验动物及相关产品的质量检测工作。

9. 承担食品药品检验检测机构实验室间比对以及能力验证、考核与评价等技术工作。

10. 负责研究生教育培养工作。组织开展对食品药品相关单位质量检验检测工作的培训和技术指导。

11. 开展食品药品检验检测国际（地区）交流与合作。

12. 完成国家药品监督管理局交办的其他事项。

（二）国家药典委员会

国家药典委员会成立于 1950 年，负责组织编撰《中华人民共和国药典》及制定、修订国家药品标准，是法定的国家药品标准工作专业管理机构，下设办公室、业务管理处（质量管理处）、中药处、化学药品处、生物制品处、通则辅料包材处等内设机构。国家药典委员会的主要职责如下所述。

1. 组织编制、修订和编译《中华人民共和国药典》（简称《中国药典》）及配套标准。

2. 组织制定修订国家药品标准。参与拟订有关药品标准管理制度和工作机制。

3. 组织《中国药典》收载品种的医学和药学遴选工作。负责药品通用名称命名。

4. 组织评估《中国药典》和国家药品标准执行情况。

5. 开展药品标准发展战略、管理政策和技术法规研究。承担药品标准信息化建设工作。

6. 开展药品标准国际（地区）协调和技术交流，参与国际（地区）间药品标准适用性认证合作工作。

7. 组织开展《中国药典》和国家药品标准宣传培训与技术咨询，负责《中国药品标准》等刊物编辑出版工作。

8. 负责药典委员会各专业委员会的组织协调及服务保障工作。

9. 承办国家药品监督管理局交办的其他事项。

（三）国家药品监督管理局药品审评中心

药品审评中心下设中药民族药药学部、化药药学一部、化药药学二部、生物制品药学部、药理毒理学部、中药民族药临床部、化药临床一部、化药临床二部、生物制品临床部、统计与临床药理学部等部门，其主要职责如下所述。

1. 负责药物临床试验、药品上市许可申请的受理和技术审评。

2. 负责仿制药质量和疗效一致性评价的技术审评。

3. 承担再生医学与组织工程等新兴医疗产品涉及药品的技术审评。

4. 参与拟订药品注册管理相关法律法规和规范性文件，组织拟订药品审评规范和技术指导原则并组织实施。

5. 协调药品审评相关检查、检验等工作。

6. 开展药品审评相关理论、技术、发展趋势及法律问题研究。

7. 组织开展相关业务咨询服务及学术交流，开展药品审评相关的国际（地区）交流与合作。

8. 承担国家药品监督管理局国际人用药品注册技术协调会议（ICH）相关技术工作。

9. 承办国家药品监督管理局交办的其他事项。

（四）国家药品监督管理局食品药品审核查验中心

根据《中央编办关于国家药品监督管理局所属事业单位机构编制的批复》（中央编办复字〔2018〕115 号），国家药品监督管理局食品药品审核查验中心（国家疫苗检查中心）为国家药品监督管理局所属公益二类事业单位。其主要职责如下所述。

1. 组织制定修订药品、医疗器械、化妆品检查制度规范和技术文件。

2. 承担药物非临床研究质量管理规范认证检查及相关监督检查，药物临床试验机构监督检查。承担药品注册核查和研制、生产环节的有因检查。承担药品境外检查。

3. 承担疫苗研制、生产环节的有因检查，疫苗、血液制品的生产巡查。承担疫苗境外检查。

4. 承担医疗器械临床试验监督抽查和研制、生产环节的有因检查。承担医疗器械境外检查。

5. 承担国家级检查员考核、使用等管理工作。承担特殊化妆品注册、化妆品新原料注册备案核查及相关有因检查，生产环节的有因检查。承担化妆品和化妆品新原料境外检查。

6. 承担国家级职业化专业化药品、医疗器械、化妆品检查员管理。指导省级职业化专业化药品、医疗器械、化妆品检查员管理工作。

7. 指导省（自治区、直辖市）药品检查机构质量管理体系建设工作并开展评估。

8. 开展检查理论、技术和发展趋势研究、学术交流、技术咨询以及国家级检查员等培训工作。

9. 承担药品、医疗器械、化妆品检查的国际（地区）交流与合作。

10. 承担国家市场监督管理总局委托的食品检查工作。

11. 承办国家药品监督管理局交办的其他事项。

（五）国家药品监督管理局药品评价中心

根据《中央编办关于国家药品监督管理局所属事业单位机构编制的批复》（中央编办复字〔2018〕115号），国家药品监督管理局药品评价中心（国家药品不良反应监测中心）为国家药品监督管理局所属公益一类事业单位。2006年起，药品评价中心加挂"国家药品不良反应监测中心"牌子。其主要工作如下所述。

1. 组织制定修订药品不良反应、医疗器械不良事件、化妆品不良反应监测与上市后安全性评价以及药物滥用监测的技术标准和规范。

2. 组织开展药品不良反应、医疗器械不良事件、化妆品不良反应、药物滥用监测工作。

3. 开展药品、医疗器械、化妆品的上市后安全性评价工作。

4. 指导地方相关监测与上市后安全性评价工作。组织开展相关监测与上市后安全性评价的方法研究、技术咨询和国际（地区）交流合作。

5. 参与拟订、调整国家基本药物目录。

6. 参与拟订、调整非处方药目录。

7. 承办国家药品监督管理局交办的其他事项。

（六）国家药品监督管理局执业药师资格认证中心

执业药师资格认证中心设置4个内设机构：办公室、考试处、注册管理处、信息处。其主要职责如下所述。

1. 开展执业药师资格准入制度及执业药师队伍发展战略研究，参与拟订完善执业药师资格准入标准并组织实施。

2. 承担执业药师资格考试相关工作。组织开展执业药师资格考试命审题工作，编写考试大纲和考试指南。负责执业药师资格考试命审题专家库、考试题库的建设和管理。

3. 组织制定执业药师认证注册工作标准和规范并监督实施。承担执业药师认证注册管理工作。

4. 组织制定执业药师认证注册与继续教育衔接标准。拟订执业药师执业标准和业务规范，协助开展执业药师配备使用政策研究和相关执业监督工作。

5. 承担全国执业药师管理信息系统的建设、管理和维护工作，收集报告相关信息。

6. 指导地方执业药师资格认证相关工作。

7. 开展执业药师资格认证国际（地区）交流与合作。

8. 协助实施执业药师能力与学历提升工程。

9. 承办国家药品监督管理局交办的其他事项。

五、我国药品监督管理的相关部门及职责

根据现行法律法规和国务院办公厅印发的相关部委主要职责内设机构和人员编制规定（简称"三定方案"），药品监督管理工作涉及多个政府职能部门，除药品监督管理部门外，其他行政管理部门在各自的职责范围内也负责与药品有关的监督管理工作，这些部门包括卫生健康行政部门、医疗保障部门、工业和信息化管理部门、中医药管理部门、商务管理部门、发展与改革宏观调控部门、海关等。表4-1列出了各相关部门及其职责。

表4-1　药品监督管理相关部门及其职责

部门名称	主要职责
卫生健康行政部门	完善国家基本药物制度，组织拟订国家药物政策和基本药物目录。开展药品使用监测、临床综合评价和短缺药品预警。提出药品价格政策和国家基本药物目录内药品生产鼓励扶持政策的建议 国家药品监督管理局会同国家卫生健康委员会组织国家药典委员会并制定国家药典，建立重大药品不良反应和医疗器械不良事件相互通报机制和联合处置机制

续表

部门名称	主要职责
医疗保障部门	拟订医疗保险、生育保险、医疗救助等医疗保障制度的法律法规草案、政策、规划和标准，制定部门规章并组织实施；组织制定城乡统一的药品、医用耗材、医疗服务项目、医疗服务设施等医保目录和支付标准，建立动态调整机制，制定医保目录准入谈判规则并组织实施；组织制定药品、医用耗材价格和医疗服务项目医疗服务设施收费等政策，建立医保支付医药服务价格合理确定和动态调整机制，推动建立市场主导的社会医药服务价格形成机制，建立价格信息监测和信息发布制度；制定药品、医用耗材的招标采购政策并监督实施，指导药品、医用耗材招标采购平台建设
工业和信息化管理部门	负责拟定和实施生物制药产业的规划、政策和标准；承担医药行业管理工作；承担中药材生产扶持项目管理和国家药品储备管理工作；配合药品监督管理部门加强对互联网药品广告的整治
中医药管理部门	拟定中医药和民族医药事业发展的战略、规划、政策和相关标准；负责指导中医及民族药的发掘、整理、总结和提高；负责中药资源普查，促进中药资源的保护、开发和合理利用
商务管理部门	负责药品流通行业管理；负责研究制定药品流通行业发展规划、行业标准和有关政策；推动药品流通行业结构调整；指导药品流通企业改革，推动现代药品流通方式的发展
发展与改革宏观调控部门	监测和管理药品宏观经济，负责药品价格的监督管理工作
海关	药品进出口口岸的设置；药品进口与出口的监管、统计与分析

第三节　药品生产、经营及医疗机构药事组织

药品生产经营组织是一种经济组织，主要功能是生产、经营药品，包括药品生产企业、药品批发企业、药品零售企业等。医疗机构药事组织的主要功能是通过采购药品、调配处方、配制制剂、提供用药咨询等活动，以保证合理用药。

一、药品生产组织

药品生产组织，即药品生产企业，是指生产药品的专营企业或者兼营企业，是应用现代科学技术，获准从事药品生产活动，实行自主经营，独立核算，自负盈亏，具有法人资格的基本经济组织，习惯称为药厂。

药品生产企业按经济所有制类型的不同，可分为全民所有制、集体所有制、民营企业、股份公司、中外合资、中外合作、外资企业等；按企业规模可分为大型企业、中型企业和小型企业；按所生产的产品大致可分为化学药生产企业（包括原料和制剂）、中药制剂生产企业、生化制药企业、中药饮片生产企业和生物制品生产企业等。

截至 2021 年 9 月底，全国共核发药品生产企业许可证 7354 个（含中药饮片、医用氧）。其中，生产原料药和制剂的企业 4587 家，特殊药品生产企业 216 家。

二、药品经营组织

药品经营组织，即药品经营企业，指经营药品的专营企业和兼营企业。药品经营企业分为药品批发企业和药品零售企业，前者习惯称为医药公司或中药材公司，后者习惯称为零售药房（药店）。按照所经营品种分为经营西药的医药公司和经营中药材、中成药的中药材公司，西药房和中药房。零售药店又分为连锁药房和独立药房，以及定点零售药店。

截至 2021 年 9 月底，全国共有"药品经营许可证"持证企业 606 538 家。其中，零售单体药店 251 210 家，占经营企业数量的 41.4%，零售连锁企业和门店数量 341 978 家，占 56.4%，法人、非法人批发企业 13 350 家，占 2.2%。

三、医疗机构药事组织

医疗机构药事组织具体负责药品管理、药学专业技术服务和药事管理工作，开展以患者为中

心，以合理用药为核心的临床药学工作，组织药师参与临床药物治疗，提供药学专业技术服务。医疗机构应当根据本机构功能、任务、规模设置相应的药学部门，三级医院设置药学部，并可根据实际情况设置二级科室；二级医院设置药剂科；其他医疗机构设置药房。医疗机构的药学部门与临床科室不同，药学部门关注的重点是药品质量、用药合理性和药品供应保障。医疗机构药学部门通过采购药品，调剂处方、评价处方和处方中的药物，配制制剂，提供用药咨询，回答患者、医师、护士有关处方中药品的各方面问题，保证合理用药。目前，药学部门还有频繁的经济活动，因而具有一定程度的综合性。

第四节　药学教育、科研组织和社团组织

一、药学教育组织

我国现代药学教育经历了百余年的发展历程，已形成由高等药学教育、中等药学教育、药学继续教育构成的多层次、多类型、多种办学形式的药学教育体系。根据教育部《普通高等学校本科专业目录（2022 年）》，我国有药学类专业 8 个，中药学类专业 6 个，其他药学相关类专业 2 个，共有 16 个本科专业。药学类专业包括药学、药物制剂、临床药学、药事管理、药物分析、药物化学、海洋药学、化妆品科学与技术等专业；中药学类专业包括中药学、中药资源与开发、藏药学、蒙药学、中药制药及中草药栽培与鉴定等专业；化工与制药类：制药工程；生物工程类：生物制药。

二、药学科研组织

我国的药学科研组织有独立的药物研究院所以及附设在高等药学院校、大型制药企业、大型医院中的药物研究所、室两种类型。全国有独立的药物研究院所共 130 余个，其行政管理隶属关系为中国科学院、中国医学科学院、中国中医科学院等国家和地方科学院系统，以及中央和地方政府卫生行政主管部门、医药生产经营主管部门。除大型制药企业设立的药物科研机构外，其他均为国家投资兴办的事业单位。著名的药物研究单位有中国科学院上海药物研究所、中国医学科学院药物研究所、中国中医科学院中药研究所、上海医药工业研究院、天津药物研究院等。

三、药学社团组织

（一）中国药学会

中国药学会（Chinese Pharmaceutical Association，CPA）成立于 1907 年，是我国近代成立最早的学术团体之一，是中国科学技术协会的团体会员，是由全国药学工作者自愿组成并依法登记成立、具有法人资格的全国性、学术性、非营利性社会组织，是党和政府联系药学工作者的桥梁和纽带，是国家推动药学科学技术和我国医药事业健康发展及为公共健康服务的重要力量。

截至 2022 年 1 月，该会有注册普通会员 10 万人，高级会员 5000 余人，单位会员 115 家，15 个工作委员会，50 个专业委员会，主办 24 种科技期刊，3 个实体机构。现为国际药学联合会、亚洲药物化学联合会成员。学会接受业务主管单位中国科学技术协会和社团登记管理机关民政部的业务指导和管理，业务上接受国家药品监督管理局的指导和管理。学会办事机构内设办公室（人事党务处）、会员服务部、学术部（继续教育部）、编辑出版部（科学普及部）、国际合作部（科技评价与团体标准部）、财务部。

中国药学会主要任务是开展药学科学技术的国际、国内交流，编辑出版发行药学学术期刊、书籍，发展同世界各国及地区药学团体、药学工作者的友好交往与合作；举荐药学人才，表彰奖励在科学技术活动中取得优异成绩的会员和药学工作者；组织开展对会员和药学工作者的继续教育培训；开展药学以及相关学科科学技术知识的普及推广工作；反映会员和药学工作者的意见和要求，维护会员和药学工作者的合法权益；建立和完善药学科学研究诚信监督机制；组织会员

和药学工作者参与国家有关的科学论证以及科技与经济咨询；组织开展团体标准制定等相关工作；开展医药科研成果中介服务；组织医药产品展览、推荐及宣传活动；接受政府委托，承办与药学发展及药品监督管理等有关事项；承担会员和药学工作者服务相关工作；承办上级交办的其他事项。

中国药学会根据药学发展的需要设立专业委员会，现有 50 个专业委员会，包括中药和天然药物、药剂、抗生素、药物分析、药物化学、生化与生物技术药物、制药工程、医院药学、老年药学、海洋药物、药事管理、药学史、药物流行病学、应用药理、药物经济学、药物安全评价研究、药物临床评价研究、医药知识产权研究、生物药品与质量研究、中药资源、药物检测质量管理、抗肿瘤药物、毒性病理、纳米药物、药学教育、药物警戒、临床中药学、中药临床评价、药学服务、科学传播、中医肿瘤药物与临床研究、循证药学、药物临床试验伦理学、医药信息、工业药剂学、医药生物分析、药用辅料、智能药物、儿童药物专业委员会等。

学会根据工作需要设立工作委员会协助理事会工作。现有组织工作、学术工作、科技开发与医药信息工作、国际合作工作、编辑出版工作、继续教育工作、科普工作、青年工作、产学研与创新工作、财务与基金工作、学术自律与学术维权工作、科技评价工作、团体标准与技术规范工作、女药学科技工作者工作，以及药物政策工作 15 个委员会。

（二）药学协会

我国的药学协会主要有中国医药企业管理协会、中国化学制药工业协会、中国非处方药物协会、中国医药商业协会、中国中药协会和中国执业药师协会。各药学协会具体情况见表 4-2。

表 4-2 我国药学协会概况

协会名称	成立时间	批准部门	协会宗旨
中国医药企业管理协会（CPEA）	1985 年	民政部	面向医药企业，为医药企业和医药企业家（经营管理者）服务
中国化学制药工业协会（CPIA）	1988 年	民政部	服务企业，服务行业，服务政府，服务社会
中国非处方药物协会（CNMA）	1988 年	民政部	倡导负责任的自我药疗，增进公众健康，致力于促进和推动非处方药物在中国的卫生保健体系中发挥更大的作用
中国医药商业协会（CAPC）	1989 年	民政部	为会员、政府、行业服务
中国中药协会（CATCM）	2000 年	民政部	沟通政府，服务企业，全面履行代表、自律、管理、协调、服务等职能，弘扬中药文化，促进中药行业持续健康发展
中国药师协会（CPA）	2003 年	民政部	自律、维权、协调、服务

第五节 国外药品监督管理组织

20 世纪中叶以后，药品的国际贸易日益频繁，各国药事管理体制受经济全球化影响不断变革，其发展变化趋势的主要共同之处有：①强化中央政府对药品质量的监督管理，确保人们用药安全有效；②中央政府加强对药品价格的控制，降低卫生经费支出；③加强对药品生产、流通和药学教育科技的宏观管理；④药品生产、经营机构进行合并，扩大规模，增强市场竞争力。

药品质量监督管理体制是药事管理体制的核心，对药品生产、流通和药学教育、科技管理体制的影响很大。国外药品质量监督管理体制和卫生事业管理体制密切相关，药品质量监督管理机构均设置在卫生行政部门。

一、世界卫生组织

世界卫生组织（World Health Organization，WHO）是联合国专门机构，1948 年 6 月成立，总部设在瑞士日内瓦，下设三个主要机构：世界卫生组织大会、执行委员会及秘书处。目前，世界卫生组织已经拥有 190 多个会员国等。

WHO 的专业机构有：顾问和临时顾问；专家咨询团和专家委员会（其中有关药品、生物制品、血液制品的有 6 个，它们是生物制品标准化、药物成瘾和酒精中毒、药物评价、人血制品和有关产品、国际药典和药物制剂、传统医学专家委员会）；全球和地区医学研究顾问委员会；WHO 合作中心。

我国有 69 个卫生机构已被指定为 WHO 合作中心，如药品的质量控制合作中心（中国食品药品检定研究院），传统药物合作中心（中国医学科学院药用植物研究所）及传统医学合作中心（中国中医科学院中药研究所）等。

WHO 总部秘书处设有总干事办公室，有 1 名总干事和 5 名助理总干事，每位助理总干事分管若干处。有关药品方面由"诊断、治疗和康复技术处"管理。诊断、防治疾病药品方面的主要工作有以下几项。

1. 制定药物政策和药物管理规划　要求各国采取行动，选择、供应和合理使用基本药物约 200 种。

2. 药品质量控制　编辑和出版《国际药典》（2015 年出第五版）；主持药品的统一国际命名以避免药品商品名称的混乱；出版季刊《药物情报》，通报有关药品功效和安全的情报。

3. 生物制品　制定国际标准和控制质量，通过其合作中心向会员国提供抗生素、抗原、抗体、血液制剂、内分泌制剂的标准品，支持改进现有疫苗和研制新的疫苗。

4. 药品质量管理　制定并经 1977 年世界卫生大会通过《药品生产质量管理规范》（简称 WHO 的 GMP），《国际贸易药品质量认证体制》（简称 WHO 的认证体制，1975 年制定）两个制度，大会建议并邀请各成员国实施和参加。

二、美国药品监督管理机构

美国为联邦制、分权制国家，其药品监督管理工作的组织方式、管理制度和管理方法，以及中央政府和地方政府对药品监督管理的职责权力的划分等，与大多数国家不相同。

（一）药品监督管理机构

联邦政府卫生与人类服务部（Department of Health and Human Services，HHS）下设的食品药品监督管理局（Food and Drug Administration，FDA），负责全国食品、人用药品、兽用药品、医疗器械用品、化妆品等的监督管理。

各州根据州卫生管理法规及各州的《药房法》确定州卫生局药品监督管理机构及职责，选举产生州《药房法》的执法机构"药房委员会"（Board of Pharmacy）。州卫生局既是州政府的职能机构，又是业务单位，不是纯粹的行政机关。各州药房委员会与州卫生局之间的关系，由州法律决定，不完全相同。州药房委员会、州卫生局药品监督管理机构与联邦政府的 HHS、FDA 之间无上下级关系，而是协作关系。

州药房委员会及州卫生局药品监督管理机构的主要职责是：依法管理药房；受理药房开业执照、药师执照、实习药师注册申请，进行调查，给合格者颁发执照或注册证书；对违反州《药房法》及相关法规的行为进行调查、起诉；为吊销药师执照等相关证照主持听证会；协助该州各执法机构，强制执行药品、控制物质和药房业务的各项法律法规；对所有药房依法进行监督检查，可依法没收、查处假劣药、违标药，以及违反控制物质法律的药品。

（二）美国药典委员会

美国药典委员会为独立的非政府机构，负责制定药品标准。根据《食品、药品和化妆品法》规定，FDA 有权对药品质量标准、检验方法载入药典的条文等进行评价、审核，必要时通知药典委员会修订。

由美国药典委员会编纂的国家药品标准有《美国药典》(USP)、《国家处方集》(NF)、《美国药典》增补版（一般每年两次）；另外，还出版有《配制药剂信息》、《用药指导》、《美国药物索引》及期刊《药学讨论》等。

三、日本药品监督管理机构

根据日本《药事法》，药品和药事监督管理层次分为中央级、都道府县级和市町村级三级。中央政府厚生劳动省医药·生活卫生局负责全国食品、药品、化妆品、生物制品、医疗器械等监督管理工作，地方政府负责监督实施。

医药·生活卫生局设有总务课、医药品审查管理课、医药安全对策课、监视指导·麻药对策课、血液对策课等 11 个课。

医药品审查管理课为药品的主要管理部门，负责药品、类药品、化妆品、医疗器械生产的监督及技术检查；药品、类药品、化妆品、医疗器械的生产及进口许可证的批准、发放；药品及医疗器械的再审查及再评价工作的管理；管理并指导日本药局方、国立医药品食品卫生研究所；制定、修订、实施、执行相关法规、指导原则及技术标准；管理、控制有害物质。

四、欧洲药品监督管理机构

欧洲药品质量管理局是欧盟负责药品质量监督和管理的主要部门，创立于 1964 年，原名称为 "European Pharmacopoeia Secretariat"，隶属于 1949 年创立的欧洲理事会（Council of Europe），1994 年经欧共体与欧洲议会协商后，以设在法国的欧洲药典委员会秘书处为基础成立了欧洲药品质量管理局，1996 年更名为 EDQM。总部位于法国斯特拉斯堡。EDQM 现由 10 个部门组成，分别为欧洲药典会、发行和多媒体部、实验室、生物检定、官方药物控制实验室网络和健康保障部、药物物质认证部、标准物质和样品部、公共关系和档案部、资金和管理部、质量和环境小组以及翻译小组。欧盟药品的审批分为集中审批程序和成员国审批程序两部分。药品的集中审批程序是药品在欧洲诸国都能获得批准上市的重要审批程序之一。通过集中审批程序获得上市许可的药品在任何一个成员国中均认为有效。

本章小结

本章介绍了我国药事组织的类型及其职责，我国药品监督管理机构的组织体系及其职责，主要内容为：

1. 药事组织是指一定社会制度下药事工作的组织方式、管理制度和管理方法，包括药品生产、经营组织，医疗机构药事组织，药学教育组织，药品管理行政组织，药事社团组织。

2. 我国药品监督管理行政机构包括国家药品监督管理局，省（自治区、直辖市）药品监督管理部门，市、县药品监督管理机构。药品监督管理的技术机构包括药品检验机构、药典委员会、药品审评中心、药品评价中心等。

3. 国家药品监督管理局负责对药品的安全性、有效性实施统一监督管理。省级药品监督管理部门负责辖区内药品监督管理。

4. 药品监督管理的相关部门包括卫生健康行政部门、发展与改革宏观调控部门、医疗保障部门、工业和信息化管理部门、中医药管理部门、商务管理部门和海关等。

5. 药品生产经营组织是生产、经营药品的经济组织，包括药品生产企业、药品批发企业、药品零售企业等。

6. 中国药学会是我国成立最早的、具有法人资格的全国性、学术性、非营利性社会组织。

思 考 题

1. 国家药品监督管理局有关药品管理的主要职责有哪些？
2. 简述药品监督管理相关部门的主要职责。
3. 国家药品监督管理局直属机构有哪些？主要职责有哪些？
4. 简述中国药学会的性质、内设机构及主要任务。

（昝　旺）

第五章 药学技术人员管理

学习目标

1. **掌握**：药师的概念，执业药师的定义，执业药师的职责，药学职业道德原则和职业道德规范，执业药师职业道德准则。
2. **熟悉**：药学技术人员的概念，药师的分类，执业药师考试、注册、继续教育。
3. **了解**：我国药学技术人员配备的规定，药师法规。

第一节 药学技术人员概述

一、药学技术人员概念

药学技术人员是指具有药学专业知识，依法经过国家有关部门考试考核合格，取得药学专业技术职称，遵循药事法规和职业道德规范，从事与药品的生产、经营、使用、科研、检验和管理等相关药学工作的技术人员，分类较为复杂，主要包括执业药师、从业药师、药师（含一系列的职称）和药物工程师等。

二、药学技术人员管理的法规要求

（一）我国药学技术人员管理制度的发展

20世纪以前，我国有关药品的事务隶属于医务管理范畴，没有独立的药事法规。19世纪末，受西方科学技术、社会文化的影响，我国药师才作为一个独立的职业开展工作。

中华人民共和国成立后，药事管理新的体系开始构建，1951年卫生部颁布了《药师暂行条例》。20世纪60年代后，我国借鉴苏联等国经验，结合我国情况制定和颁布了一系列有关医药卫生人员的行政法规和规章，如《医士、药剂士、助产士、护士、牙科技士暂行条例》《综合医院药剂科工作制度和各级人员职责》《卫生技术人员职称及晋升条例（试行）》《医院工作制度与工作人员职责》《医院工作人员职责》等，对药学人员的资格、职称、职责等做了具体的规定。1984年《药品管理法》颁布，明确规定在药品生产、经营、使用部门必须配备药学人员，并对药学人员条件作了规定。1999年人事部和国家药品监督管理局颁布了修订的《执业药师资格制度暂行规定》，进一步扩大了执业药师的管理范围。以此为基础修订出台了《执业药师资格考试实施办法》《执业药师注册管理暂行办法》《执业药师继续教育管理暂行办法》。2001年2月，第九届全国人民代表大会修订了《药品管理法》，明确了各部门药学人员的要求及配备规定。2002年卫生部颁布了《医疗机构药事管理暂行规定》，2011年3月又颁布实施了《医疗机构药事管理规定》，在此期间相继颁布了《药品生产质量管理规范》《药品经营质量管理规范》等行政规章，对不同岗位的药学人员专业、资格、学历、职称、技能等作了具体的要求。2019年3月20日，国家药品监督管理局发布《国家药监局 人力资源社会保障部关于印发执业药师职业资格制度规定和执业药师职业资格考试实施办法的通知》（国药监人〔2019〕12号），明确了关于执业药师的职业资格，包括总则、考试、注册、职责、监督管理、附则六部分。2021年6月18日，为进一步规范执业药师注册及其相关监督管理工作，加强执业药师队伍建设，国家药品监督管理局组织修订了《执业药师注册管理办法》，这些行政规章是我国药学技术人员管理法律法规体系的重要组成。

（二）我国药学技术人员配备的相关规定

《药品管理法》中对药品生产、经营、使用及相关领域中的药学技术人员要求做出了明确规定。其中，从事药品生产活动，应当具备的条件之一，是有依法经过资格认定的药学技术人员、工程技术人员及相应的技术工人。从事药品经营活动应当具备的条件之一，是有依法经过资格认定的药师或者其他药学技术人员，负责本企业的药品管理、处方审核和调配、合理用药指导等工作。医疗机构应当配备依法经过资格认定的药师或者其他药学技术人员，负责本单位的药品管理、处方审核和调配、合理用药指导等工作。非药学技术人员不得直接从事药剂技术工作。

我国《医疗机构药事管理规定》要求医疗机构药学专业技术人员不得少于本机构卫生专业技术人员的8%。建立静脉用药调配中心（室）的，医疗机构应当根据实际需要另行增加药学专业技术人员数量。医疗机构应当根据本机构性质、任务、规模配备适当数量临床药师，三级医院临床药师不少于5名，二级医院临床药师不少于3名。

《药品生产质量管理规范》规定，药品生产企业管理负责人应当至少具有药学或相关专业本科学历（或中级专业技术职称或执业药师资格），具有至少三年从事药品生产和质量管理的实践经验，其中至少有一年的药品生产管理经验，接受过与所生产产品相关的专业知识培训。质量管理负责人应当至少具有药学或相关专业本科学历（或中级专业技术职称或执业药师资格），具有至少五年从事药品生产和质量管理的实践经验，其中至少一年的药品质量管理经验，接受过与所生产产品相关的专业知识培训。

《药品经营质量管理规范》规定，药品经营企业质量负责人应当具有大学本科以上学历、执业药师资格和3年以上药品经营质量管理工作经历，在质量管理工作中具备正确判断和保障实施的能力；企业质量管理部门负责人应当具有执业药师资格和3年以上药品经营质量管理工作经历，能独立解决经营过程中的质量问题。

《国家药监局关于规范药品零售企业配备使用执业药师的通知》（国药监药管〔2020〕25号）指出原则上经营处方药、甲类非处方药的药品零售企业，应当配备执业药师；只经营乙类非处方药的药品零售企业，应当配备经过药品监督管理部门组织考核合格的业务人员。针对当前部分地区执业药师不够用、配备难的实际情况，省级药品监督管理部门在不降低现有执业药师整体配备比例前提下，可制定实施差异化配备使用执业药师的政策，并设置过渡期。过渡期内，对于执业药师存在明显缺口的地区，允许药品零售企业配备使用其他药学技术人员承担执业药师职责，过渡期不超过2025年。

2022年12月1日起，《药品网络销售监督管理办法》正式施行。其规定第三方平台应当建立药品质量安全管理机构，配备药学技术人员承担药品质量安全管理工作，建立并实施药品质量安全、药品信息展示、处方审核、处方药实名购买、药品配送、交易记录保存、不良反应报告、投诉举报处理等管理制度，依法经过资格认定的药师或者其他药学技术人员数量应当与经营规模相适应。

第二节 药师与执业药师制度

一、药师的概念及分类

（一）药师的概念

"药师"最早是人们对专门从事药品调配、售卖人员的一种称谓。不同国家对于药师的定义有所不同，美国《韦氏词典》对药师的定义是"从事药房工作的人"。美国《药房法》则认为："药师系指州药房理事会正式发给执照并准予从事药房工作的人。"英国药师的定义是指领有执照，可从事调剂或独立开业的人。我国《辞海》中关于药师的定义是"指受过高等药学教育，在医疗预防机构、药事机构和制药企业从事药品调剂、制备、检定和生产等工作并经卫生部门审核合格的卫生技术人员"。不同的国家对药师的定义不尽相同，但其核心内容通过考试、取得执照和经过注册都是一致的。综上所述，广义的药师是泛指具有高等药学院校毕业的学历，从事药学各种工作，经过行业主管部门及人事部门审查合格的人员。

（二）药师的分类

药师根据不同的划分依据，可分为以下几类。

1. 根据专业不同分类　西药师、中药师、临床药师。

2. 按职称不同分类　药士，药师（药剂师）、主管药师、副主任药师、主任药师。

3. 根据工作单位性质不同分类　药房药师、药品生产企业药师、药品经营企业药师、药物研究单位药师、药检所药师、药品监督管理部门药师。

4. 根据是否拥有药房所有权分类　开业药师、被聘药师。

5. 按执业资格分类　执业药师、非执业药师。

（三）药师的职能

1. 西药师　执业西药师主要从事西药方面的专业技术工作；负责处方的审核、复核工作，避免出现配伍禁忌、超量用药等情况，整理收集处方并妥善保存；负责顾客用药咨询、指导，提供专业、优质、耐心细致的药学服务等方面工作。

2. 中药师　执业中药师可以销售中药饮品（中草药）、处方药和非处方药；在执业范围内负责对药品质量的监督和管理，参与制定、实施药品全面质量管理，对本单位违反规定的行为进行处理；负责处方的审核及监督调配，提供用药咨询与信息，指导合理用药，开展治疗药物的监测及药品疗效的评价等工作。

3. 临床药师　临床药师主要参与临床药物治疗方案的设计与实施，协助临床医师选药和合理用药，开展药学信息与咨询服务，进行用药教育，宣传、指导患者安全用药；进行临床药学研究，为提升药物治疗水平提供科学的监测或实验数据；承担医院临床药学教育。

二、药师的管理制度

医药分业之前，药品的调配、使用和指导主要由医生决定，药师则是以手工业技术为主的行业，主要负责药品的供应和调剂，社会地位低，没有从业许可限制。直到 1224 年，意大利西西里统治者颁布了第一个药事管理法令，药师的地位和重要性才开始日渐提高，逐渐受到法律的监督和管理。

（一）药师法

药师法是指为加强对药师的管理，提高药师的业务素质，规范药师的职业行为而制定的法律性文件。目前一些国家颁布的《药师法》或《药房法》，主要内容包括：①从事药师职业必须获得许可证书；②必须通过药师考试才能获得药师执照；③有关药师的职责和业务工作的规定；④对违反《药师法》的处罚规定。

（二）国外药师法的概况

1. 美国的药师法　美国的药师法律制度始于 1869 年，当时联邦各州颁布了各自的州药房法。但是由于各州药房法在药房许可、药师准入、药师流动管理等方面的规定不尽一致，致使各州之间的药品流通、药师流动等方面存在一定的互认障碍。20 世纪 70 年代，美国药房理事会全国联合会（NABP）制定了《标准州药房法》（MSPA），由《标准州药房法》和《示范法规》两部分组成，每年 8 月左右发布更新，其对执业药师的法律地位、考试培训以及权利义务等制度都给予了清晰详尽的规定，统一了全国药师执业的基本要求，为其成员州药房理事会制定本州药房法提供了一般性的标准，各州可根据自身实际情况作适当调整，但指标不得低于《标准州药房法》。《标准州药房法》中对药师规定的主要内容有：①药师的定义和要求；②药师管理部门；③药师的执照申请；④执照的变更；⑤药师的继续教育和执照的更新；⑥药师职责；⑦处罚。

2. 日本的药师法　日本的药事法规体系主要由《药剂师法》《药剂师法施行令》《药剂师法施行规则》构成。1925 年日本制定了首部《药剂师法》，确立了药师的名称与制度。1960 年日本国会修订颁布了新的《药剂师法》，并制定了相应的《药剂师法施行令》和《药剂师法施行规则》，对于药师的职责、考试及执业许可、从事的主要业务及罚则等方面都做出了详细规定。此后近四十年间，《药剂师法》及相关法规又经过七次修订。日本现行《药剂师法》是 2007 年修订并实施的，共五章 33 条，分别为总则、许可、考试、业务和罚则，另有附则。

3. 德国的药师法　在德国，药师的工作除受到注册药师所在地的《州药师法》和《德意志联邦药师法》约束外，还受到诸如德意志联邦临床药师协会（ADKA）等行业组织的行业标准制约。各州可以根据实际情况制定药师法，但其要求不能低于《德意志联邦药师法》，这与欧美大多数联邦制国家相同。《州药师法》是一部实用性药师业务标准，它对药师在本州资格的取得、药师的职责、药房开办的要求、临床药师设立的要求、州药师联合会所立各项制度对药师触犯本法的罚则等都有严格、明确的规定和限制。1725 年德国提出药师考试的学科标准，此后，随着欧洲国家高等药学学校的建立，药师的学历条件逐渐成为《药师法》对药师资格规定的主要内容之一。

现行德国药师制度实行两级管理，即官方级管理和行业自律管理。各州的药师联合会是《州药师法》的执法机构，负责贯彻执行本州药师的政策法规，管理药师的考试、注册等工作，隶属于州政府的卫生部门，是官方级管理。行业自律管理主要依托诸如 ADKA 等行业药事组织，对经注册的药师进行行业性管理。 德国政府将许多日常药师管理事务交由如 ADKA 等民间药事组织处理，它们为药师提供各种咨询及继续教育服务，同时还解答药师在实际工作中遇到的问题，而政府本身只从法律角度进行宏观调控，极少干预日常事务中的具体执业行为。

（三）我国药师管理制度

我国的《药品管理法》、《药品管理法实施条例》和《医疗机构药事管理规定》等规定中均明确了应当配备依法经过资格认定的药师或者其他药学技术人员，方可从事药学专业技术工作。这里"依法经过资格认定的药师"主要是指执业药师及卫生（药）系列职称（含药士、药师、主管药师、副主任药师、主任药师）等；"其他药学技术人员"主要是指其他药学相关系列职称及经过培训考核获得药品监督管理部门认定的药学专业技术人员等。

除执业药师职业资格制度外，我国现行的主要药师管理制度是医院药学专业技术职务资格制度。人事部（现名人力资源和社会保障部）、卫生部（现名国家卫生健康委员会）2001 年 6 月 13 日联合发文《预防医学、全科医学、药学、护理、其他卫生技术等专业技术资格考试暂行规定》（卫人发〔2001〕164 号）指出，通过考试取得专业技术资格，表明其已具备担任卫生系列相应级别专业技术职务的水平和能力，用人单位根据工作需要，从获得资格证书的人员中择优聘任。

1. 药学、中药学专业技术资格考试的组织　药学、中药学技术专业技术资格考试在国家卫生健康委员会、人力资源和社会保障部的统一领导下进行，由各省（自治区、直辖市）的考试管理机构负责，实行全国统一组织、统一考试时间、统一考试大纲、统一考试命题、统一合格标准的考试制度，原则上每年进行一次。

2. 考试资格　参加药学、中药学技术专业技术资格考试的人员，应具备下列基本条件：遵守中华人民共和国的宪法和法律；具备良好的医德医风和敬业精神。

参加药学、中药学专业初级资格考试的人员，除具备上述基本条件外，还必须具备下列条件之一：①取得药学专业中专学历，受聘担任药士职务满 5 年；②取得药学专业专科学历，从事本专业技术工作满 3 年；③取得药学专业本科学历或硕士学位，从事本专业技术工作满 1 年。

参加药学、中药学专业中级资格考试的人员，除具备基本条件外，还必须具备下列条件之一：①取得药学、中药学专业中专学历，受聘担任药师职务满 7 年；②取得药学、中药学专业大专学历，从事药师工作满 6 年；③取得相应专业本科学历，从事药师工作满 4 年；④取得相应专业硕士学位，从事药师工作满 2 年；⑤取得相应专业博士学位。

有下列情形之一的，不得申请参加药学专业技术资格的考试：①医疗事故责任者未满 3 年；②医疗差错责任者未满 1 年；③受到行政处分者在处分时期内；④伪造学历或考试期间有违纪行为未满 2 年；⑤省级卫生行政部门规定的其他情形。

3. 考试科目 药学专业初、中级资格考试均设置了"基础知识""相关专业知识""专业知识""专业实践能力"等 4 个考试科目。各级别考试原则上采用人机对话的方式。

三、我国执业药师制度

（一）执业药师的概念

执业药师是指经全国统一考试合格，取得中华人民共和国执业药师职业资格证书（以下简称执业药师职业资格证书）并经注册，在药品生产、经营、使用和其他需要提供药学服务的单位中执业的药学技术人员。我国的执业药师分为执业（西）药师和执业中药师两类。

（二）执业药师职业资格制度

执业药师职业资格制度纳入全国专业技术人员执业资格制度范围，其性质是对药学技术人员实行的职业准入控制。《执业药师职业资格制度规定》指出，国家设置执业药师准入类职业资格制度，纳入国家职业资格目录，并规定从事药品生产、经营、使用和其他需提供药学服务的单位，应当按规定配备相应的执业药师。国家药品监督管理局与人力资源社会保障部共同负责全国执业药师资格制度的政策制定，并按照职责分工对该制度的实施进行指导、监督和检查。各省（自治区、直辖市）负责药品监督管理的部门和人力资源社会保障行政主管部门，按照职责分工负责本行政区域内执业药师职业资格制度的实施与监督管理。

2019 年 3 月，国家药品监督管理局发布《国家药监局、人力资源社会保障部关于印发执业药师职业资格制度规定和执业药师职业资格考试实施办法的通知》（国药监人〔2019〕12 号），明确了关于执业药师的职业资格，包括总则、考试、注册、职责、监督管理、附则六部分。

（三）执业药师管理

1. 考试管理

（1）考试性质：执业药师资格考试属于职业准入性考试。实行全国统一大纲、统一命题、统一组织的考试制度，执业药师资格考试合格者，由各省（自治区、直辖市）人力资源社会保障部门颁发人力资源和社会保障部统一印制的、人力资源和社会保障部与国家药品监督管理局用印的执业药师职业资格证书。该证书在全国范围内有效。表明其具备执业药师的水平和能力，可以在药品生产、经营、使用单位执业。

（2）报考条件：①中华人民共和国公民和获准在我国境内就业的外籍人员；②药学、中药学或相关专业毕业；③取得以下条件之一：取得药学类、中药学类专业大专学历，在药学或中药学岗位工作满 4 年；取得药学类、中药学类专业大学本科学历或学士学位，在药学或中药学岗位工作满 2 年；取得药学类、中药学类专业第二学士学位、研究生班毕业或硕士学位，在药学或中药学岗位工作满 1 年；取得药学类、中药学类专业博士学位。

（3）考试科目（共 4 个科目）：药学（中药学）专业知识（一）、药学（中药学）专业知识（二）、药事管理与法规、综合知识与技能四个科目。取得（中）药学或（中）医学专业高级职称并在（中）药学岗位工作的，可免试药学（中药学）专业知识（一）、药学（中药学）专业知识（二），只参加药事管理与法规、（中）药学综合知识与技能两个科目的考试。

（4）考试周期：考试以四年为一个周期，参加全部科目考试的人员须在连续四个考试年度内通过全部科目的考试。免试部分科目的人员须在连续两个考试年度内通过应试科目。

2. 注册管理 我国执业药师实行注册制度。取得执业药师职业资格证书者，应当通过全国执业药师注册管理信息系统向所在地注册管理机构申请注册。经注册后，方可从事相应的执业活动。未经注册者，不得以执业药师身份执业。

（1）注册管理机构和注册机构：国家药品监督管理局负责执业药师注册的政策制定和组织实施，指导全国执业药师注册管理工作。各省（自治区、直辖市）药品监督管理部门负责本行政区域内的执业药师注册管理工作。至 2022 年 7 月 1 日，全国 31 个省（自治区、直辖市）和新疆生产建设兵团均实现执业药师注册网上全程办理，只需要在网上填报基本信息、执业单位、岗位等注册信息，上传电子材料，即可办理执业注册。

（2）申请注册：申请人必须同时具备以下 5 项条件方可注册。

1）取得执业药师职业资格证书。

2）遵纪守法，遵守执业药师职业道德。

3）身体健康，能坚持在执业药师岗位工作。

4）经执业单位同意。

5）按规定参加继续教育学习。

（3）有下列情形之一的，药品监督管理部门不予注册。

1）不具有完全民事行为能力的。

2）甲类、乙类传染病传染期，精神疾病发病期等健康状况不适宜或者不能胜任相应业务工作的。

3）受到刑事处罚，自刑罚执行完毕之日到申请注册之日不满三年的。

4）未按规定完成继续教育学习的。

5）近三年有新增不良信息记录的。

6）国家规定不宜从事执业药师业务的其他情形。

（4）变更注册：申请人要求变更执业地区、执业类别、执业范围、执业单位的，应当向拟申请执业所在地的省（自治区、直辖市）药品监督管理部门申请办理变更注册手续。药品监督管理部门应当自受理变更注册申请之日起七个工作日内作出准予变更注册的决定。药品监督管理部门准予变更注册的，注册有效期不变；但在有效期满之日前三十日内申请变更注册，符合要求的，注册有效期自旧证期满之日次日起重新计算五年。

（5）延续注册：执业药师注册有效期为五年。需要延续注册的，申请人应当在注册有效期满之日三十日前，向执业所在地省（自治区、直辖市）药品监督管理部门提出延续注册申请。药品监督管理部门准予延续注册的，注册有效期从期满之日次日起重新计算五年。

（四）执业药师的职责

1. 基本准则 执业药师应当遵守执业标准和业务规范，以保障和促进公众用药安全有效为基本准则。

2. 执法的责任 执业药师必须严格遵守《药品管理法》及国家有关药品研制、生产、经营、使用的各项法规及政策。执业药师对违反《药品管理法》及有关法规、规章的行为或决定，有责任提出劝告、制止、拒绝执行，并向当地负责药品监督管理的部门报告。

3. 药品质量监督和管理责任 执业药师在执业范围内负责对药品质量的监督和管理，参与制定和实施药品全面质量管理制度，参与单位对内部违反规定行为的处理工作。

4. 促进合理用药的责任 执业药师负责处方的审核及调配，提供用药咨询与信息，指导合理用药，开展治疗药物监测及药品疗效评价等临床药学工作。

5. 药品零售企业应当在醒目位置公示执业药师注册证，并对在岗执业的执业药师挂牌明示。执业药师不在岗时，应当以醒目方式公示，并停止销售处方药和甲类非处方药。

6. 执业药师执业时应当按照有关规定佩戴工作牌。

（五）执业药师的权利

1. 以执业药师的名义从事相关业务，保障公众用药安全和合法权益，保护和促进公众健康。

2. 在执业范围内，开展药品质量管理，制定和实施药品质量管理制度，提供药学服务。

3. 参加执业培训，接受继续教育。

4. 在执业活动中，人格尊严、人身安全不受侵犯。

5. 对执业单位的工作提出意见和建议。

6. 按照有关规定获得表彰和奖励。

7. 法律、法规规定的其他权利。

（六）执业药师的义务

1. 严格遵守《药品管理法》及国家有关药品生产、经营、使用等各项法律、法规、部门规章及政策。

2. 遵守执业标准和业务规范，恪守职业道德。

3. 廉洁自律，维护执业药师职业荣誉和尊严。

4. 维护国家、公众的利益和执业单位的合法权益。

5. 按要求参加突发重大公共事件的药事管理与药学服务。

6. 法律、法规规定的其他义务。

（七）执业药师继续教育

1. 执业药师需努力钻研业务，不断更新知识，掌握最新医药信息，保持较高的专业水平。

2. 执业药师必须接受继续教育。国家药品监督管理局负责制定执业药师继续教育管理办法，组织拟定、审批继续教育内容。各省（自治区、直辖市）药品监督管理部门负责本地区执业药师继续教育的实施工作。

3. 国家药品监督管理局批准的执业药师培训机构承担执业药师的继续教育工作。

4. 执业药师实行继续教育登记制度。国家药品监督管理局统一印制执业药师继续教育登记证书，执业药师接受继续教育经考核合格后，由培训机构在证书上登记盖章，并以此作为再次注册的依据。

（八）法律责任

1. 对未按规定配备执业药师的单位，应限期配备，逾期将追究单位负责人的责任。

2. 对已在需由执业药师担任的岗位工作，但尚未通过执业药师资格考试的人员，要进行强化培训，限期达到要求。对经过培训仍不能通过执业药师资格考试者，必须调离岗位。

3. 对涂改、伪造或以虚假和不正当手段获取执业药师职业资格证书或执业药师注册证的人员，发证机构应收回证书，取消其执业药师资格，注销注册。并对直接责任者根据有关规定给予行政处分，直至送交有关部门追究法律责任。

4. 对执业药师违反《执业药师职业资格制度规定》有关条款的，所在单位须如实上报，由药品监督管理部门根据情况给予处理。

知识拓展　　　　**2022 年 8 月全国执业药师注册情况**

截至 2022 年 8 月底，全国执业药师累计在有效期内注册 682 897 人，环比增加 5397 人。其中注册在药品零售企业的执业药师 622 901 人，占注册总数的 91.2%。注册在药品批发企业、药品生产企业、医疗机构和其他领域的执业药师分别为 37 384 人、4493 人、18 002 人、117 人。全国平均每万人口有执业药师 4.8 人。

截至 2022 年 8 月 31 日，执业药师注册动态情况如下：

注册人数前 10 位的省份：广东、山东、河南、江苏、浙江、河北、辽宁、四川、安徽、湖北。

注册人数增加前 10 位的省份：河南、广东、山东、河北、四川、江苏、辽宁、安徽、甘肃、黑龙江。

各地区每万人口有执业药师排名前 10 位的省份：天津、辽宁、浙江、吉林、广东、海南、北京、重庆、陕西、上海。

第三节　药学职业道德

职业道德是指所有从业人员在职业活动中应该遵循的行为准则，是一定职业范围内的特殊道德要求。药学职业道德是调整药学工作人员与患者等服务对象之间的关系，药学工作人员与社会之间关系和药学工作人员同仁之间关系的行为准则、规范的总和。

一、药学职业道德原则

药学职业道德的基本原则是调整药学工作者与患者、药学工作者与社会和药学工作者之间关系的行为根本指导原则。其基本原则可概括为"以患者为中心，实行人道主义，为人民防病治病提供安全、有效、经济、合理的优质药品和药学服务，全心全意为人民服务"。

（一）以患者为中心，实行人道主义

人道主义是古今中外药学职业道德传统的精华所在，它的核心是尊重人的生命，一视同仁地治愈人的疾病，保障身体及心理的健康。

（二）以患者为中心，为人民防病治病提供安全、有效、经济、合理的优质药品和药学服务

药学领域各行业的根本目的是保障人民健康。所以，药学人员的各项工作必须要以患者为本，从治愈疾病和提高患者生活质量出发，真心实意为患者提供药学服务。

（三）全心全意为人民服务

全心全意为人民服务，是药学职业道德的根本宗旨。药学人员应以患者为本，把救死扶伤、防病治病作为一切工作的出发点，做到真正毫不利己、专门利人、全心全意为人民服务。

二、药学职业道德规范与要求

（一）药学职业道德规范

药学职业道德规范是药学职业人员在药学实践中所要遵守的标准和准则，包括药学职业人员在职业活动中处理各种关系、矛盾的行为准则，是评价药学职业人员职业行为好坏的标准。依据在药学领域中所承担职能的不同，其具体内容也不尽相同。药师职业道德规范主要内容包括以下几部分。

1. 药品研发中的药学职业道德　药学职业人员开展研究应以事实和科学理论为依据，实验设计要具有科学性和可行性。在实验中严格遵守操作规程，保证实验结果的准确性、可靠性和可重复性；观察实验要认真，如实记录实验数据，客观记录实验反应，不隐瞒编造实验记录。科学总结、撰写科研论文尊重客观事实，对于实验中获得的各种数据、原始材料，经过归纳、科学统计处理，通过科学思维进行抽象和概括，做出符合实际的总结和科学结论，报道科研成果实事求是。

2. 药品生产中的药学职业道德　药学职业人员应生产出质量符合既定标准的维护人民群众健康和生命质量所需要的药品。为确保药品质量，药品生产过程中的药学职业人员不仅需要具备与岗位要求相适应的文化知识与技能，而且要认真、自觉、严格地用药品 GMP 条款来约束和规范

自身的行为，这既是法规和管理方面的规定和要求，也是药品生产过程中的道德要求。

3. 药品经营中的药学职业道德 药学职业人员应以患者为中心，提供安全、有效、经济、合理的药品和药学服务，将维护患者生命和公众健康作为最高道德行为准则，严格遵守药品经营法律法规。在药品采购、分装、销售中确保药品质量，讲究信誉，严格执行药品价格规定。

4. 医院药学服务中的药学职业道德 药学职业人员应从药品购进的源头把关，保证采购药品的质量。在药品的招标采购中，坚持公平、公开、择优的原则，在药效相同情况下，多购进廉价药，少购进高价药，同时对患者用药进行有效指导。

5. 药品监督管理中的药学职业道德 药学职业人员不仅要知法懂法，而且要会用法，更重要的是，严格执法、坚持原则、正直无私、爱憎分明、尽职尽责。

6. 药品检验中的药学职业道德 药品属于高技术产品，成分复杂，检验难度大，药品检验人员在质量检验时，必须要有高度的责任心，严格按质量规定的标准检验。在制定质量标准的工作中，保证药品质量达到和符合最优标准，必要时，深入到生产、经营，使用第一线了解真实情况，摸清影响药品质量的因素和问题，保证药品标准的科学性和实用性。在修订药品标准工作中，应深入了解药品的有效性、实用性和科学性，对药品中所含的有害物质严格控制；对疗效不确切、毒性反应大、不宜生产使用的品种，及时向药品监督管理部门提出停产、停止销售、停止使用的建议。

（二）药学职业道德要求

1. 药品生产的职业道德要求

（1）保证社会效益与经济效益并重。药品生产企业要急患者之所急、想患者之所想，保证药品的生产和供应，及时为临床和社会提供足够的合格药品。

（2）质量第一，遵守规范。药品质量关系人们生命安全，为保证药品质量，药品生产的全过程必须自觉遵守和执行药品 GMP 的规范，这既是法律责任，也是道德的根本要求。

（3）保护环境，保护药品生产者的健康。药品生产过程中的"三废"对环境极易造成污染，环境保护已经成为药品生产企业不可推卸的社会责任。

（4）规范包装，如实宣传。药品包装应具备保护药物、便于储存和运输、便于使用等功能。药品包装所附的说明书应实事求是，并将相应的警示语或忠告语印制在药品包装或药品使用说明书上。通过包装设计夸大药品的作用、过度包装，或采用劣质包装等行为都是不道德的，也是违法的。

（5）依法促销，诚信推广。药品促销应符合国家的政策、法律或一般道德规范。所有药品的促销策略必须真实合法、准确可信。促销宣传资料应有科学依据，不得有误导或不实语言。

2. 药品经营的职业道德要求

（1）药品批发的职业道德要求

1）规范采购，维护质量。全面审核供货商合法资质，选择质量信誉好的企业订立采购合同。采购的药品要逐一验收，并有完备的验收记录。在库药品应当按规定储存，确保药品质量。

2）服务客户，热情周到。药品经营过程中热情周到，实事求是，坚持信誉第一，依法营销的道德责任，以保证人民防病治病的安全有效。

（2）药品零售的职业道德要求

1）诚实守信，确保销售质量。店堂环境要明亮整洁，药品按规定陈列，明码标价。销售药品时，不夸大药效，不虚高定价，实事求是地介绍药品的疗效、不良反应。注意保护消费者的隐私。

2）指导用药，做好药学服务。坚持药师在岗，耐心向用药者进行用药指导。有条件的地方，建立有私密空间的咨询室（台），并为购药者建立药历。随时注意收集并记录药品不良反应，建立不良反应报告制度和台账，并按规定上报，做到时时把消费者的利益放在首位。

3. 医院药学工作的职业道德要求

（1）合法采购，规范进药。医院药品采购要坚持质量第一的原则，按照国家有关规定，从合法的企业采购药品，对采购的药品严格执行验收制度；在药效相同的情况下，选择质量保证、价格合理的药品，坚决杜绝不正之风。

（2）精心调剂，热心服务。调剂处方时要仔细认真审方，准确无误调配；配药人与审核人认真核对；发药时，要耐心向患者讲明服用方法与注意事项，回答患者的咨询要语言通俗易懂，语气亲切。

（3）精益求精，确保质量。精心保管和定期养护在库药品，有特殊储存要求的药品应当严格按规定储存，认真做好记录。确保医院制剂质量，制剂室要符合相关的规定。

（4）维护患者利益，提高生活质量。医院药师要具有高度的社会道德责任感，主动报告药品不良反应。始终以患者为中心，维护患者的利益，主动热情地为患者提供药学服务；以精湛的专业知识参与临床实践，帮助临床医师正确选择药品，指导患者合理用药，为患者解除痛苦，提高生活质量。

三、我国执业药师职业道德准则

加强执业药师职业道德准则建设是中国药师协会的主要职能之一。2006 年 10 月 18 日，中国药师协会公布了《中国执业药师职业道德准则》（以下简称《准则》），2007 年 3 月 13 日又发布了《中国执业药师职业道德准则适用指导》（简称《指导》）。2009 年 6 月 5 日，《准则》及《指导》修订版出台。《指导》对中国境内的执业药师（包括依法暂时代为履行执业药师职责的其他药学技术人员）的职业道德准则的具体要求作了规定。《准则》包含以下五条职业道德准则：

（一）救死扶伤，不辱使命

执业药师应当将患者及公众的身体健康和生命安全放在首位，以专业知识、技能和良知，尽心尽职尽责为患者及公众提供药品和药学服务。

（二）尊重患者，平等相待

执业药师应当尊重患者或者消费者的价值观、知情权、自主权、隐私权，对待患者或者消费者应不分年龄、性别、民族、信仰、职业、地位、贫富，一律平等相待。

（三）依法执业，质量第一

执业药师应当遵守药品管理法律、法规，恪守职业道德，依法独立执业，确保药品质量和药学服务质量，科学指导用药，保证公众用药安全、有效、经济、合理。

（四）进德修业，珍视声誉

执业药师应当不断学习新知识、新技术，加强道德修养，提高专业水平和执业能力；知荣明耻，正直清廉，自觉抵制不道德行为和违法行为，努力维护职业声誉。

（五）尊重同仁，密切协作

执业药师应当与同仁和医护人员相互理解，相互信任，以诚相待，密切配合，建立和谐的工作关系，共同为药学事业的发展和人类的健康奉献力量。

知识拓展　　　　　　　　　　**药师誓言**

我是药师，我郑重宣誓：

我将凭良知、尊严及专业素养献身药学事业；

友爱同仁，尊崇感戴师长；

尽心尽责，服务病患大众；

倾我所能，保障用药安全；

追求新知，提升执业能力；

崇尚科学，不断开拓创新。

我将以国家荣誉、病患健康为首要职责。

全心全意，造福祖国人民；

进德修行，坚守职业节操；

廉洁自律，恪遵法律法规；

诚实守信，弘扬传统美德；

关爱病患，尊重个人隐私。

我是药师，我庄严承诺：

誓言所系，生命相托；

自愿立誓，永不背弃！

本 章 小 结

本章主要介绍了药学技术人员以及药师的概念、分类，国内外药师的管理制度。阐述了执业药师的概念、执业药师的管理等内容，明确了药学职业道德、规范和要求，执业药师职业道德准则和业务规范。主要内容包括：

1. 药学技术人员的概念，美国、日本、德国等国外的药师法，我国《医疗机构药事管理规定》《药品经营质量管理规范》《药品生产质量管理规范》等对药学技术人员配备的相关规定。

2. 结合我国《执业药师职业资格制度规定》《执业药师继续教育管理暂行办法》等阐述了药师的概念及药师分类；药师的职责；重点介绍了执业药师制度，包括考试管理、注册管理、执业药师的职责和义务、执业药师的继续教育、法律责任等内容。

3. 介绍了药学职业道德原则、药学职业道德规范及药品生产、药品经营、医院药学药师职业道德要求，我国执业药师的五条职业道德准则。

思 考 题

1. 药学技术人员、药师、执业药师的定义。

2. 简述我国取得执业药师资格的条件。

3. 执业药师的职责有哪些？

4. 简述不同岗位药师的职业道德。

（张立明）

第六章 药品注册管理

学习目标

1. 掌握：药品注册的概念，药品注册申请分类，药品注册管理机构，药品注册管理主要内容，药品上市申报程序，药品批准文号。

2. 熟悉：我国《药品注册管理办法》、GLP 及 GCP 的适用范围，药物临床试验分期及各期基本要求，药品注册标准、注册检验、注册核查的概念和要求，药品变更管理。

3. 了解：药品注册管理的重要性，我国药品注册管理现状、药品注册工作的时限要求。

第一节 药品注册管理概述

一、药物研究开发的概念、类型与特点

（一）药物研究开发的概念和类型

药物研究开发是一个漫长、复杂且专业的过程，它包括了从药物的设计、筛选，到临床前确定药物剂型、合成方法、药理毒理、质量标准，再通过临床试验确证其安全性、有效性及用法用量，以及经过药品监督管理局审查、审批并获得药品上市许可的全过程。

根据药物的不同种类，药物研发可分为化学原料药研发、生化药物研发、微生物发酵或提取物研发、天然药物提取物研发、新给药途径研发、新剂型研发、新复方中药新药研发、新适应证研发、制药新工艺研发、新药物辅料研发等。根据药物的创新水平，药物研发包括使用全新的、独特的作用机制来治疗某种疾病的首创性新药研发模式（first in class）和在不侵犯他人专利的前提下，基于已有靶点和机制，对新药进行分子结构改造或修饰，寻找作用机制相同或相似，具有新治疗效果的快速追踪新药模式（fast follow）。快速追踪新药模式还包括"Me-too"和"Me-better"。其中，"Me-too"是在原研药基础上的创新，通过避开他人的专利开发具有相同效果的新药；"Me-better"是指改良模仿，是在原研药基础上创新，得到比原研药更好的疗效。

（二）药物研究开发的特点

1. 高技术性 药物研发融合了多种学科的先进技术，是一个复杂的体系，需要尖端技术人才，并依赖精密的设备和先进工艺。新技术的启用已成为制药企业竞争的焦点和发展的动力。学界、业界和监管机构也都在围绕新技术展开大规模的研究、试验、实践与思考。近年来，这种高技术性也体现在多学科交叉渗透方面，现代药物研发不仅包括传统的药物化学、药理学、药剂学学科，还包括分子生物学、生物化学、分子动力学等一些新兴或边缘学科。

2. 高投入性 新药研发是一项庞大的系统工程，包含许多复杂的环节，研发成本高昂，并呈逐年上升的趋势。据 2016 年数据统计，每成功研发出一个创新药的平均成本超过 26 亿美元。全球制药行业每年研发投入总额由 2015 年的 1498 亿美元增至 2021 年的 1993 亿美元，预计 2024 年全球制药行业研发投入将达到 2270 亿美元。2020 年世界排名前十大制药巨头的研发投入共计 1081 亿美元，占总营收的 13%～25%。

3. 长周期性 新药从研究开发到上市一般都需要经过复杂而漫长的过程。20 世纪 30～50 年代是新药蓬勃发展时期，开发周期较短，2～3 年便可研发出 1 个新药。但随着新药研发的难度越来越大，目前，研发一个新药一般都需要 10～15 年，甚至更长的时间。有研究统计了 2010～2020 年十年间 FDA 批准的 440 款新药，研发时间范围从 5 年到超过 20 年，平均需要 8.3 年。

4. 高风险性 新药研发是一项高风险性的事业。一项关于药物研发成功率的报告显示：2011

年至 2020 年期间，美国 1779 家公司的 9704 个药物开发项目从 I 期临床到获得美国 FDA 批准上市的成功率平均为 7.9%。药物研究的风险通常来源于技术、市场、财务、生产和政策等方面。例如，现有的技术能力不能完全保证实现预定的创新；市场接受能力、产品价格及竞争能力、市场需求等不确定；资金的分配、使用和保障未能做好规划而延缓研发过程；原辅料供应商无法保证新药批量生产；国家药物政策导致新药在上市、生产、经营、保障支付等方面都可能受到冲击和影响等。

5. 高收益性　虽然药物研发风险高、投入大，但它同时也具有高回报、高利润、高附加值的一面。研发企业在专利保护期内享有独占市场份额的权利，一旦新药获得上市批准，初期在定价方面会有较高溢价，很快就能够获得高额利润回报。据统计，2021 年全球销量超 10 亿美元的重磅创新药共有 170 个，相比较 2020 年新增了 20 款药物。TOP100 畅销药品上榜门槛由 2020 年的 15.4 亿美元，提高到了 17.53 亿美元。TOP100 畅销药品销售总额更是高达 4519.55 亿美元。

（三）药品注册管理的必要性

20 世纪以来，层出不穷的"药害"事件促使人们意识到通过法律等强制性手段规范药品的研究过程，对药品上市进行严格控制的必要性。药品注册管理是控制药品上市的前置性管理措施，是全球公认的药品管理制度。各国基于不同的社会经济制度采取了不同的药品注册管理模式，但其核心都是通过严格而全面的评价，确认药品的有效性、安全性、质量可控后才允许其生产上市。

二、药品注册与药品注册管理

（一）药品注册

药品注册（drug registration）是指药品注册申请人（以下简称申请人）依照法定程序和相关要求提出药物临床试验、药品上市许可、再注册等申请以及补充申请，药品监督管理部门基于法律法规和现有科学认知进行安全性、有效性和质量可控性等审查，决定是否同意其申请的活动。申请人取得药品注册证书后，成为药品上市许可持有人（以下简称持有人）。从本质上来说，药品注册是一项行政主体基于当事人的申请，依法赋予特定的行政相对方从事某种活动或实施某种行为的权利或资格的行政许可行为。

（二）药品注册分类

药品注册按照中药、化学药和生物制品等进行分类注册管理。中药注册按照中药创新药、中药改良型新药、古代经典名方中药复方制剂、同名同方药等进行分类。化学药注册按照化学药创新药、化学药改良型新药、仿制药等进行分类。生物制品注册按照生物制品创新药、生物制品改良型新药、已上市生物制品（含生物类似药）等进行分类。

中药、化学药和生物制品等药品的细化分类和相应的申报资料要求，由国家药品监督管理局根据注册药品的产品特性、创新程度和审评管理需要组织制定，并向社会公布。境外生产药品的注册申请，按照药品的细化分类和相应的申报资料要求执行。

知识拓展　　　　　　　　**药品注册分类**

一、中药注册分类

1. 中药创新药。指处方未在国家药品标准、药品注册标准及国家中医药主管部门发布的《古代经典名方目录》中收载，具有临床价值，且未在境外上市的中药新处方制剂。一般包含以下情形：

1.1 中药复方制剂，系指由多味饮片、提取物等在中医药理论指导下组方而成的制剂。

1.2 从单一植物、动物、矿物等物质中提取得到的提取物及其制剂。

1.3 新药材及其制剂，即未被国家药品标准、药品注册标准以及省（自治区、直辖市）药材标准收载的药材及其制剂，以及具有上述标准药材的原动、植物新的药用部位及其制剂。

2. 中药改良型新药。指改变已上市中药的给药途径、剂型，且具有临床应用优势和特点，或增加功能主治等的制剂。一般包含以下情形：

2.1 改变已上市中药给药途径的制剂，即不同给药途径或不同吸收部位之间相互改变的制剂。

2.2 改变已上市中药剂型的制剂，即在给药途径不变的情况下改变剂型的制剂。

2.3 中药增加功能主治。

2.4 已上市中药生产工艺或辅料等改变引起药用物质基础或药物吸收、利用明显改变的。

3. 古代经典名方中药复方制剂。古代经典名方是指符合《中华人民共和国中医药法》规定的，至今仍广泛应用、疗效确切、具有明显特色与优势的古代中医典籍所记载的方剂。古代经典名方中药复方制剂是指来源于古代经典名方的中药复方制剂。包含以下情形：

3.1 按古代经典名方目录管理的中药复方制剂。

3.2 其他来源于古代经典名方的中药复方制剂。包括未按古代经典名方目录管理的古代经典名方中药复方制剂和基于古代经典名方加减化裁的中药复方制剂。

4. 同名同方药。指通用名称、处方、剂型、功能主治、用法及日用饮片量与已上市中药相同，且在安全性、有效性、质量可控性方面不低于该已上市中药的制剂。

二、化学药品注册分类

化学药品注册分类分为创新药、改良型新药、仿制药、境外已上市境内未上市化学药品，分为以下 5 个类别。

1 类：境内外均未上市的创新药。指含有新的结构明确的、具有药理作用的化合物，且具有临床价值的药品。

2 类：境内外均未上市的改良型新药。指在已知活性成分的基础上，对其结构、剂型、处方工艺、给药途径、适应证等进行优化，且具有明显临床优势的药品。

2.1 含有用拆分或者合成等方法制得的已知活性成分的旋光异构体，或者对已知活性成分成酯，或者对已知活性成分成盐（包括含有氢键或配位键的盐），或者改变已知盐类活性成分的酸根、碱基或金属元素，或者形成其他非共价键衍生物（如络合物、整合物或包合物），且具有明显临床优势的药品。

2.2 含有已知活性成分的新剂型（包括新的给药系统）、新处方工艺、新给药途径，且具有明显临床优势的药品。

2.3 含有已知活性成分的新复方制剂，且具有明显临床优势。

2.4 含有已知活性成分的新适应证的药品。

3 类：境内申请人仿制境外上市但境内未上市原研药品的药品。该类药品应与参比制剂的质量和疗效一致。

4 类：境内申请人仿制已在境内上市原研药品的药品。该类药品应与参比制剂的质量和疗效一致。

5 类：境外上市的药品申请在境内上市。

5.1 境外上市的原研药品和改良型药品申请在境内上市。改良型药品应具有明显临床优势。

5.2 境外上市的仿制药申请在境内上市。

三、生物制品注册分类

为规范生物制品注册申报和管理，将生物制品分为预防用生物制品、治疗用生物制品和按生物制品管理的体外诊断试剂。

（一）预防用生物制品注册分类

1 类：创新型疫苗，是指境内外均未上市的疫苗。

1.1 无有效预防手段疾病的疫苗。

1.2 在已上市疫苗基础上开发的新抗原形式，如新基因重组疫苗、新核酸疫苗、已上市多糖疫苗基础上制备的新的结合疫苗等。

1.3 含新佐剂或新佐剂系统的疫苗。

1.4 含新抗原或新抗原形式的多联/多价疫苗。

2类：改良型疫苗，是指对境内或境外已上市疫苗产品进行改良，使新产品的安全性、有效性、质量可控性有改进，且具有明显优势的疫苗。

2.1 在境内或境外已上市产品基础上改变抗原谱或型别，且具有明显临床优势的疫苗。

2.2 具有重大技术改进的疫苗，包括对疫苗菌毒种/细胞基质/生产工艺/剂型等的改进。（如更换为其他表达体系或细胞基质的疫苗；更换菌毒株或对已上市菌毒株进行改造；对已上市细胞基质或目的基因进行改造；非纯化疫苗改进为纯化疫苗；全细胞疫苗改进为组分疫苗等）。

2.3 已有同类产品上市的疫苗组成的新的多联/多价疫苗。

2.4 改变给药途径，且具有明显临床优势的疫苗。

2.5 改变免疫剂量或免疫程序，且新免疫剂量或免疫程序具有明显临床优势的疫苗。

2.6 改变适用人群的疫苗。

3类：境内或境外已上市的疫苗。

3.1 境外生产的境外已上市、境内未上市的疫苗申报上市。

3.2 境外已上市、境内未上市的疫苗申报在境内生产上市。

3.3 境内已上市疫苗。

（二）治疗用生物制品注册分类

1类：创新型生物制品，是指境内外均未上市的治疗用生物制品。

2类：改良型生物制品，是指对境内或境外已上市制品进行改良，使新产品的安全性、有效性、质量可控性有改进，且具有明显优势的治疗用生物制品。

2.1 在已上市制品基础上，对其剂型、给药途径等进行优化，且具有明显临床优势的生物制品。

2.2 增加境内外均未获批的新适应证和（或）改变用药人群。

2.3 已有同类制品上市的生物制品组成新的复方制品。

2.4 在已上市制品基础上，具有重大技术改进的生物制品，如重组技术替代生物组织提取技术；较已上市制品改变氨基酸位点或表达系统、宿主细胞后具有明显临床优势等。

3类：境内或境外已上市生物制品。

3.1 境外生产的境外已上市、境内未上市的生物制品申报上市。

3.2 境外已上市、境内未上市的生物制品申报在境内生产上市。

3.3 生物类似药。

3.4 其他生物制品。

（三）按生物制品管理的体外诊断试剂注册分类

1类：创新型体外诊断试剂。

2类：境内外已上市的体外诊断试剂。

三、我国药品注册管理的发展历程及现状

（一）初始阶段

中华人民共和国成立后，我国开始建设药政法规体系，药品审评制度作为药品管理的重要内容很受重视。1963年，卫生部、化工部和商务部联合制定的《关于药政管理的若干规定》是我国

最早关于药品审批的法规，其中明确了药品的定义，审批注册程序，临床研究、生产审批和药品审批的范围，为当时医药产业恢复提供了政策支持。1965年，卫生部、化工部发布的《药品新产品管理暂行办法》，成为我国第一个单行的新药管理规章，其中对新药的管理做了更为具体的规定。此后有关政策法规一直处于停滞阶段。

（二）形成阶段

1978年，国务院批转的《药政管理条例（试行）》中对"新药的临床鉴定和审批"（共4条）做了明确规定；同年卫生部和国家医药管理总局联合发布《新药管理办法（试行）》，对新药的定义、分类、研究、临床、鉴定、审批、生产和管理作了全面规定。在这一时期，新药基本上由各省卫生厅（局）审批，仅有麻醉药品、放射性药品、避孕药、中药人工合成品等少数新药由卫生部审批。

1984年颁布的我国第一部《药品管理法》中，首次以法律的形式确认了药品审批制度。1985年7月卫生部发布《新药审批办法》《新生物制品审批办法》《进口药品管理办法》。按照《药品管理法》及《新药审批办法》等的规定，进口药品、新药由卫生部审批，已有药品标准的药品由各省级卫生行政部门审批，并规定了相应的药品批准文号。卫生部和各省级卫生行政部门负责拟定和修订国家药品标准和各省（自治区、直辖市）药品标准。

（三）完善阶段

1998年药品监督管理工作划归国家药品监督管理局主管，1999年国家药品监督管理局陆续修订发布《新药审批办法》等一系列药品注册及管理的法律法规，如《新生物制品审批办法》《新药保护和技术转让的规定》《进口药品管理办法》《仿制药品审批办法》《药品研究和申报注册违规处理办法》《药物非临床研究质量管理规范》《药物临床试验质量管理规范》《药品研究机构登记备案管理办法》《药品研究实验记录暂行规定》《国家药品审评专家管理办法》《药品注册工作程序》《关于国外药品在中国注册及临床试验的规定》《关于审批国外药物临床试验的规定》等，明确药品的注册审批集中由国家药品监督管理局统一管理，我国药品注册管理的法规体系日益健全并与国际接轨。2001年12月我国正式加入世界贸易组织，根据世界贸易组织协议之一《与贸易有关的知识产权协定》（TRIPS）宗旨、准则和有关具体规定，2002年10月，国家药品监督管理部门发布了《药品注册管理办法》（试行）及其附件。其中将新药概念定位为"未曾在中国境内上市销售的药品"，缩小了原新药管理办法中新药概念的范围；取消了与《中华人民共和国专利法》不接轨的原行政保护；增加了按TRIPS有关条文制定的，对含有新化合物新药未披露数据的保护，和基于保护公众健康而设置的监护期等；并增加了对执法主体执法程序和时限的要求。

（四）发展阶段

《药品注册管理办法》（试行）在实施过程中暴露出的一些薄弱环节，如药品注册与监督管理脱节，监督措施也不到位；审评、审批标准偏低，鼓励创新不够；监督制约不到位，审评权力配置不合理，程序不够严密，过程不够透明等问题，经反复调研论证和公开征求意见，2005年4月、2007年7月，国家药品监督管理部门又两次修订了《药品注册管理办法》，并于2008～2009年期间相继发布《药品注册现场核查管理规定》《新药注册特殊审批管理规定》《药品技术转让注册管理规定》等一系列规定，使得我国药品注册管理日趋完善。

为深化改革和不断完善药品注册管理体制和机制，进一步提高审评工作的质量和效益，2013年，国家食品药品监督管理局发布《关于深化药品审评审批改革进一步鼓励创新的意见》在转变创新药审评理念、调整仿制药审评策略、加强药物临床试验质量管理、鼓励儿童药物的研制等方面有明显突破和创新。2015年，国务院发布《关于改革药品医疗器械审评审批制度的意见》，提出了12项改革任务。2017年，中共中央办公厅、国务院办公厅发布《关于深化审评审批制度改革鼓励药品医疗器械创新的意见》，提出鼓励药品创新36条意见。这些政策措施都促使药品审评审批工作改革取得了重大进展，药品审评审批工作的理念和具体审评工作流程都有了重大调整。药品审评审批工作中鼓励创新、突出申请人和上市许可持有人责任主体地位、优化审评审批程序、问题和风险导向、加快"好药新药"上市的特征愈发明显。

《药品管理法》也将上述一系列改革成果和行之有效的做法上升为法律。为进一步固化改革成果，依法建立科学、严格的药品监督管理制度，进一步推进药品审评审批改革向纵深推进，2019年9月、10月和12月国家药品监督管理局相继三次向社会公开征求意见后，新修订的《药品注册管理办法》于2020年3月30日正式发布，并于2020年7月1日起实施。新修订的《药品注册管理办法》坚持最严谨的标准、最严格的监管、最严厉的处罚、最严肃的问责"四个最严"要求，严格药品注册管理；深化改革创新，全面实施上市许可持有人管理制度；鼓励药品创新，持续优化药品注册审评审批制度，构建科学高效审评审批流程；突出问题导向，坚持以人民为中心，将临床急需的短缺药品、防治重大传染病的罕见病等疾病的创新药和改良型新药；符合儿童生理特征的儿童用药新品种、剂型和规格、疾病预防、控制急需疫苗和创新疫苗等明确纳入快上市注册范围。

为配合新修订的《药品注册管理办法》实施，2020年7月8日，国家药品监督管理局组织制定了《突破性治疗药物审评工作程序（试行）》《药品附条件批准上市申请审评审批工作程序（试行）》《药品上市许可优先审评审批工作程序（试行）》。此外，国家药品监督管理局还相继出台了《生物制品注册分类及申报资料要求》《药品注册审评结论异议解决程序（试行）》《化学药品注册分类及申报资料要求》《中药注册分类及申报资料要求》《药物研发与技术审评沟通交流管理办法》等，细化和落实《药品注册管理办法》的相关规定。

第二节　药品研发注册的基本制度与要求

一、药品注册管理部门和专业技术机构

（一）药品注册管理部门

国家药品监督管理局是全国药品注册管理工作主管部门，负责建立药品注册管理工作体系和制度，制定药品注册管理规范，依法组织药品注册审评审批及相关的监督管理工作。

省级药品监督管理部门负责本行政区域内药品注册相关管理工作，具体包括：①境内生产药品再注册申请的受理、审查和审批；②药品上市后变更的备案、报告事项管理；③组织对药物非临床安全性评价研究机构、药物临床试验机构的日常监管及违法行为的查处；④参与国家药品监督管理局组织的药品注册核查、检验等工作；⑤国家药品监督管理局委托实施的药品注册相关事项。

（二）药品注册专业技术机构

国家药品监督管理局药品审评中心（以下简称药品审评中心）负责药物临床试验申请、药品上市许可申请、补充申请和境外生产药品再注册申请等的审评。中国食品药品检定研究院（以下简称中检院）、国家药典委员会（以下简称药典委）、国家药品监督管理局食品药品审核查验中心（以下简称药品核查中心）、国家药品监督管理局药品评价中心（以下简称药品评价中心）、国家药品监督管理局行政事项受理服务和投诉举报中心、国家药品监督管理局信息中心（以下简称信息中心）等药品专业技术机构，承担依法实施药品注册管理所需的药品注册检验、通用名称核准、核查、监测与评价、制证送达以及相应的信息化建设与管理等相关工作。

省（自治区、直辖市）药品监督管理部门设置或者指定的药品专业技术机构，承担依法实施药品监督管理所需的审评、检验、核查、监测与评价等工作。

二、药品注册标准与技术指导原则

从事药物研制和药品注册活动，应当遵守有关法律、法规、规章、标准和规范；参照相关技

术指导原则，采用其他评价方法和技术的，应当证明其科学性、适用性；应当保证全过程信息真实、准确、完整和可追溯。

药品应当符合国家药品标准和经国家药品监督管理局核准的药品质量标准。经国家药品监督管理局核准的药品质量标准，为药品注册标准。药品注册标准应当符合《中国药典》通用技术要求，不得低于《中国药典》的规定。申报注册品种的检测项目或者指标不适用《中国药典》的，申请人应当提供充分的支持性数据。

药品审评中心等专业技术机构，应当根据科学进展、行业发展实际和药品监督管理工作需要制定技术指导原则和程序，并向社会公布。

三、药物临床前研究及要求

药物的临床前研究（preclinical study）是新药研发的基础阶段。为了从源头上提高药物研究水平，获得关于药物的安全性、有效性、质量可控性等数据资料，保证用药安全，国家药品监督管理局于 1999 年颁布了《药物非临床研究质量规范（试行）》；2003 年国家食品药品监督管理局重新修订并颁布了《药物非临床研究质量管理规范》；2017 年国家食品药品监督管理总局局务会议审议通过并实施了新的《药物非临床研究质量管理规范》。《药物非临床研究质量管理规范》要求药品安全性评价必须在通过 GLP 认证的实验室完成。2023 年 7 月 1 日，开始正式施行的《药物非临床研究质量管理规范认证管理办法》旨在规范药物非临床研究过程中的质量管理，确保研究数据的可靠性、准确性和可重复性。GLP 是关于药品临床前研究行为和实验室条件的规范，是国际上新药安全性评价实验室共同遵循的准则，也是新药研究数据国际互认的基础。

1. 药物临床前研究的内容　为申请药品注册而进行的药物临床前研究，包括药物合成工艺、提取方法、理化性质及纯度、剂型选择、处方筛选、制备工艺、检验方法、质量指标、稳定性，药理、毒理、动物药代动力学等。中药制剂还包括原药材的来源、加工及炮制等，生物制品还包括菌毒种、细胞株、生物组织等起始材料的来源、质量标准、保存条件、生物学特征、遗传稳定性及免疫学的研究等。

根据药品注册申报资料要求，临床前研究可概括为以下三方面。

（1）文献研究：包括药品名称和命名依据，立题目的与依据。

（2）药学研究：原料药工艺研究，制剂处方及工艺研究，确证化学结构或组分的试验，药品质量试验，药品标准起草及说明，样品检验，辅料，稳定性试验、包装材料和容器有关试验等。

（3）药理毒理研究：包括一般药理试验、主要药效学试验、动物药代动力学试验，以及临床前药物安全性评价（drug safety evaluation，DSE），如急性毒性试验，长期毒性试验，过敏性、溶血性和局部刺激性试验，致突变试验，生殖毒性试验，致癌毒性试验，依赖性试验等。临床前药物安全性评价是药物临床前研究的核心内容。

2. 药物临床前研究相关术语

（1）非临床研究质量管理规范：指有关非临床安全性评价研究机构运行管理和非临床安全性评价研究项目试验方案设计、组织实施、执行、检查、记录、存档和报告等全过程的质量管理要求。

（2）非临床安全性评价研究：指为评价药物安全性，在实验室条件下用实验系统进行的试验，包括安全药理学试验、单次给药毒性试验、重复给药毒性试验、生殖毒性试验、遗传毒性试验、致癌性试验、局部毒性试验、免疫原性试验、依赖性试验、毒代动力学试验及与评价药物安全性有关的其他试验。

（3）非临床安全性评价研究机构（以下简称研究机构）：指具备开展非临床安全性评价研究的人员、设施设备及质量管理体系等条件，从事药物非临床安全性评价研究的单位。

（4）多场所研究：指在不同研究机构或者同一研究机构中不同场所内共同实施完成的研究项目。该类研究项目只有一个试验方案、专题负责人，形成一个总结报告，专题负责人和实验系统所处的研究机构或者场所为"主研究场所"，其他负责实施研究工作的研究机构或者场所为"分研究场所"。

（5）机构负责人：指按照本规范的要求全面负责某一研究机构的组织和运行管理的人员。

（6）委托方：指委托研究机构进行非临床安全性评价研究的单位或者个人。

（7）质量保证部门：指研究机构内履行有关非临床安全性评价研究工作质量保证职能的部门，负责对每项研究及相关的设施、设备、人员、方法、操作和记录等进行检查，以保证研究工作符合本规范的要求。

（8）标准操作规程：指描述研究机构运行管理及试验操作的程序性文件。

（9）试验方案：指详细描述研究目的及试验设计的文件，包括其变更文件。

（10）试验方案变更：指在试验方案批准之后，针对试验方案的内容所做的修改。

（11）实验系统：指用于非临床安全性评价研究的动物、植物、微生物以及器官、组织、细胞、基因等。

（12）标本：指来源于实验系统，用于分析、测定或者保存的材料。

（13）验证：指证明某流程能够持续满足预期目的和质量属性的活动。

（14）电子数据：指任何以电子形式表现的文本、图表、数据、声音、图像等信息，由计算机化系统来完成其建立、修改、备份、维护、归档、检索或者分发。

（15）稽查轨迹：指按照时间顺序对系统活动进行连续记录，该记录足以重建、回顾、检查系统活动的过程，以便于掌握可能影响最终结果的活动及操作环境的改变。

（16）同行评议：指为保证数据质量而采用的一种复核程序，由同一领域的其他专家学者对研究者的研究计划或者结果进行评审。

3. 药物非临床研究的要求 GLP 从组织机构与人员、设施、仪器设备和实验材料、实验系统、标准操作规程、研究工作的实施、质量保证、资料档案和委托方九个方面对药物非临床研究进行了要求。

（1）组织机构与人员：非临床安全性评价研究机构应当建立完善的组织管理体系，配备机构负责人、质量保证部门和相应的工作人员；研究机构的工作人员至少应当符合接受过与其工作相关的教育或者专业培训，具备所承担工作需要的知识、工作经验和业务能力等要求；机构负责人全面负责本研究机构的运行管理，应当履行确保研究机构的运行管理符合 GLP 的要求等职责；研究机构应当设立独立的质量保证部门负责检查 GLP 的执行情况；质量保证人员负责审核审查试验方案是否符合 GLP 的要求，以书面形式及时向机构负责人或者专题负责人报告检查结果等；专题负责人对研究的执行和总结报告负责，掌握研究工作的进展，确保及时、准确、完整地记录原始数据，及时处理质量保证部门提出的问题，确保研究工作符合 GLP 的要求等。

（2）设施：研究机构应当根据所从事的非临床安全性评价研究的需要建立相应的设施，并确保设施的环境条件满足工作的需要。各种设施应当布局合理、运转正常，并具有必要的功能划分和区隔，有效地避免可能对研究造成的干扰。动物设施的条件应当与所使用的实验动物级别相符，其布局应当合理，避免实验系统、受试物、废弃物等之间发生相互污染。与受试物和对照品相关的设施、档案保管的设施也应符合相关要求。研究机构应当具备收集和处置实验废弃物的设施；对不在研究机构内处置的废弃物，应当具备暂存或者转运的条件。

（3）仪器设备和实验材料：研究机构应当根据研究工作的需要配备相应的仪器设备，其性能应当满足使用目的，放置地点合理，并定期进行清洁、保养、测试、校准、确认或者验证等，以确保其性能符合要求。用于数据采集、传输、储存、处理、归档等的计算机化系统（或者包含有计算机系统的设备）应当进行验证。计算机化系统所产生的电子数据应当有保存完整的稽查轨迹和电子签名，以确保数据的完整性和有效性。对于仪器设备，应当有标准操作规程详细说明各仪器设备的使用与管理要求，对仪器设备的使用、清洁、保养、测试、校准、确认或者验证以及维修等应当予以详细记录并归档保存。

（4）实验系统：实验动物的使用应当关注动物福利，遵循"减少、替代和优化"的原则，试验方案实施前应当获得动物伦理委员会批准。详细记录实验动物的来源、到达日期、数量、健康情况等信息；新进入设施的实验动物应当进行隔离和检疫，以确认其健康状况满足研究的要求；研究过程中实验动物如出现患病等情况，应当及时给予隔离、治疗等处理，诊断、治疗等相应的措施应当予以记录。实验动物在首次给予受试物、对照品前，应当有足够的时间适应试验环境。实验动物以外的其他实验系统的来源、数量（体积）、质量属性、接收日期等应当予以详细记录，并在合适的环境条件下保存和操作使用；使用前应当开展适用性评估，如出现质量问题应当给予适当的处理并重新评估其适用性。

（5）标准操作规程：研究机构应当制定与其业务相适应的标准操作规程，以确保数据的可靠性。公开出版的教科书、文献、生产商制定的用户手册等技术资料可以作为标准操作规程的补充说明加以使用。标准操作规程通常包括制定、修订和管理，质量保证程序，受试物和对照品的接收、标识、保存、处理、配制、领用及取样分析等。标准操作规程的制定、修订、批准、生效的日期及分发、销毁的情况均应当予以记录并归档保存。

（6）研究工作的实施：每个试验均应当有名称或者代号，并在研究相关的文件资料及试验记录中统一使用该名称或者代号。试验中所采集的各种样本均应当标明该名称或者代号、样本编号和采集日期。每项研究开始前，均应当起草一份试验方案，由质量保证部门对其符合本规范要求的情况进行审查并经专题负责人批准之后方可生效，专题负责人批准的日期作为研究的开始日期。接受委托的研究，试验方案应当经委托方认可。此外，试验方案的内容，试验数据的记录和修改，病理学同行评议工作的计划、管理、记录和报告，总结报告及其内容的修改或补充均有相应的要求。

（7）质量保证：研究机构应当确保质量保证工作的独立性。质量保证人员不能参与具体研究的实施，或者承担可能影响其质量保证工作独立性的其他工作。质量保证部门应当制定书面的质量保证计划，并指定执行人员，以确保研究机构的研究工作符合 GLP 的要求。质量保证部门应当对质量保证活动制定相应的标准操作规程，包括质量保证部门的运行、质量保证计划及检查计划的制定、实施、记录和报告，以及相关资料的归档保存等。明确了质量保证检查可分为基于研究、设施和过程的检查三种类型。质量保证部门应当对所有遵照 GLP 实施的研究项目进行审核并出具质量保证声明。任何对已完成总结报告的修改或者补充应当重新进行审核并签署质量保证声明。质量保证人员在签署质量保证声明前，应当确认试验符合本规范的要求，遵照试验方案和标准操作规程执行，确认总结报告准确、可靠地反映原始数据。

（8）资料档案：专题负责人应当确保研究所有的资料，在研究实施过程中或者研究完成后及时归档，最长不超过 2 周，按标准操作规程的要求整理后，作为研究档案予以保存。研究被取消或者终止时，专题负责人应当将已经生成的上述研究资料作为研究档案予以保存归档。其他不属于研究档案范畴的资料，均应当定期归档保存。应当在标准操作规程中对具体的归档时限、负责人员提出明确要求。应当由机构负责人指定的专人按标准操作规程的要求管理档案，并对其完整性负责，同时应当建立档案索引以便于检索。进入档案设施的人员需获得授权。档案设施中放入或者取出材料应当准确记录。档案的保存期限应当满足以下要求：用于注册申报材料的研究，其档案保存期应当在药物上市后至少 5 年；未用于注册申报材料的研究（如终止的研究），其档案保存期为总结报告批准日后至少 5 年；其他不属于研究档案范畴的资料应当在其生成后保存至少 10 年。档案保管期满时，可对档案采取包括销毁在内的必要处理，所采取的处理措施和过程应当按照标准操作规程进行，并有准确的记录。对于质量容易变化的档案，应当以能够进行有效评价为保存期限。研究机构出于停业等原因不再执行本规范的要求且没有合法的继承者时，其保管的档案应当转移到委托方的档案设施或者委托方指定的档案设施中进行保管，直至档案最终的保管期限。

（9）委托方：委托方作为研究工作的发起者和研究结果的申报者，对用于申报注册的研究资料负责，并承担理解 GLP 的要求，尤其是机构负责人、专题负责人、主要研究者的职责要求；委托非临床安全性评价研究前，通过考察等方式对研究机构进行评估，以确认其能够遵守 GLP 的要求进行研究等。

4. GLP 认证管理　GLP 认证是指国家药品监督管理局对药物非临床安全性评价研究机构的组织管理体系、人员、实验设施、仪器设备、试验项目的运行与管理等进行检查，并对其是否符合 GLP 作出评定。

国家药品监督管理局主管全国 GLP 认证管理工作。药品核查中心承担药物非临床研究机构资格认定（认证）和研制现场检查。省级药品监督管理部门负责本行政区域内药物非临床安全性评价研究机构的日常监督管理工作。

GLP 认证程序包括申请与受理、资料检查与现场检查通知、现场检查、认证批准。对经申报、资料审查与现场检查符合 GLP 要求的，国家药品监督管理局发给申请机构 GLP 认证批件，并通过局政府网站予以公告。

四、药物临床试验及要求

根据《药品管理法》的规定，开展药物临床试验，应当按照国务院药品监督管理部门的规定如实报送研制方法、质量指标、药理及毒理试验结果等有关数据、资料和样品，经国务院药品监督管理部门批准。临床研究必须严格执行《药物临床试验质量管理规范》。

（一）临床试验的分期及最低病例数要求

药物临床研究包括临床试验和生物等效性试验。临床试验分为 I、II、III、IV 期。新药在批准上市前，应当进行 I、II、III 期临床试验。经批准后，特殊情况可仅进行 II 期和 III 期临床试验或者仅进行 III 期临床试验。各期临床试验的目的、主要内容及最低受试者（病例）数（试验组）要求如下。

I 期临床试验：初步的临床药理学及人体安全性评价试验。观察人体对于新药的耐受程度和药代动力学，为制定给药方案提供依据。除麻醉药品和第一类精神药品，该期临床试验一般选择健康人为受试对象。一般为 20～30 例。

II 期临床试验：治疗作用初步评价阶段。其目的是初步评价药物对目标适应证患者的治疗作用和安全性，也包括为 III 期临床试验研究设计和给药剂量方案的确定提供依据。此阶段的研究设计可以根据具体的研究目的，采用多种形式，包括随机盲法对照临床试验。一般不少于 100 例。

III 期临床试验：治疗作用确证阶段。其目的是进一步验证药物对目标适应证患者的治疗作用和安全性，评价利益与风险关系，最终为药物注册申请的审查提供充分的依据。试验一般应为具有足够样本量的随机盲法对照试验。一般不少于 300 例。

IV 期临床试验：新药上市后由申请人进行的应用研究阶段。其目的是考察在广泛使用条件下的药物的疗效和不良反应、评价在普通或者特殊人群中使用的利益与风险关系及改进给药剂量等。一般不少于 2000 例。

生物等效性试验，是指用生物利用度研究的方法，以药代动力学参数为指标，比较同一种药物的相同或者不同剂型的制剂，在相同的试验条件下，其活性成分吸收程度和速度有无统计学差异的人体试验。生物利用度试验病例数为 18～24 例。

预防用生物制品的临床试验的最低受试者（病例）数（试验组）要求是：I 期 20 例，II 期为 300 例，III 期 500 例。罕见病、特殊病种及其他情况，要求减少临床试验病例数或者免做临床试验的，必须经国家药品监督管理局审查批准。

（二）药品注册中需要进行临床研究的情形

根据《药品注册管理办法》的规定，新药注册申请必须进行临床试验。获准开展药物临床试验的药物拟增加适应证（或者功能主治）及增加与其他药物联合用药的，申请人应当提出新的药物临床试验申请，经批准后方可开展新的药物临床试验。获准上市的药品增加适应证（或者功能主治）需要开展药物临床试验的，应当提出新的药物临床试验申请。

仿制药、按照药品管理的体外诊断试剂及其他符合条件的情形，经申请人评估，认为无须或者不能开展药物临床试验，符合豁免药物临床试验条件的，申请人可以直接提出药品上市许可申请。豁免药物临床试验的技术指导原则和有关具体要求，由药品审评中心制定公布。

（三）药物临床试验场所

在我国境内开展经国家药品监督管理局批准的药物临床试验（包括备案后开展的生物等效性试验），应当在药物临床试验机构中进行。承担药物临床试验的医疗机构需具备相应的药物临床试验条件。2019 年正式施行的《药物临床试验机构管理规定》确定对药物临床试验机构实行备案管理。国家药品监督管理部门负责建立备案平台，用于药物临床试验机构登记备案和运行管理。药品监督管理部门、卫生健康主管部门根据各自职责负责药物临床试验机构的监督管理工作。

药物临床试验机构应当自行或者聘请第三方对其临床试验机构及专业的技术水平、设施条件及特点进行评估。新药 I 期临床试验或者临床风险较高、需要临床密切监测的药物临床试验，应当由三级医疗机构实施；疫苗临床试验应当由三级医疗机构或者省级以上疾病预防控制机构实施或者组织实施。

国家药品监督管理局会同国家卫生健康委员会建立药物临床试验机构国家检查员库，根据监管和审评需要，对药物临床试验机构进行监督检查。省级药品监督管理部门、省级卫生健康主管部门根据药物临床试验机构自我评估情况、开展药物临床试验情况、既往监督检查情况等，对本行政区域内药物临床试验机构开展日常监督检查。

（四）药物临床试验的申请与批准

申请人完成支持药物临床试验的药学、药理毒理学等研究后，提出药物临床试验申请的，应当按照申报资料要求向国务院药品监督管理部门提交相关研究资料。经形式审查，申报资料符合要求的，予以受理。

我国对临床试验申请实施默示许可制度，即对药物临床试验申请应当自受理之日起六十日内决定是否同意开展，并通过药品审评中心网站通知申请人审批结果；逾期未通知的，视为同意，申请人可以按照提交的方案开展药物临床试验。申请人获准开展药物临床试验的为药物临床试验申办者（以下简称申办者）。

申请人拟开展生物等效性试验的，应当按照要求在药品审评中心网站完成生物等效性试验备案后，按照备案的方案开展相关研究工作。

（五）药物临床试验的过程管理

开展药物临床试验，应当经伦理委员会审查同意。药物临床试验用药品的管理应当符合 GCP 的有关要求。获准开展药物临床试验的，申办者在开展后续分期药物临床试验前，应当制定相应的药物临床试验方案，经伦理委员会审查同意后开展，并在药品审评中心网站提交相应的药物临床试验方案和支持性资料。

（六）药物临床试验的风险控制机制

对于药物临床试验期间出现的可疑且非预期严重不良反应和其他潜在的严重安全性风险信息，申办者应当按照相关要求及时向药品审评中心报告。根据安全性风险严重程度，可以要求申办者采取调整药物临床试验方案、知情同意书、研究者手册等加强风险控制的措施，必要时可以要求申办者暂停或者终止药物临床试验。具体包括以下八种情形：①伦理委员会未履行职责的；②不能有效保证受试者安全的；③申办者未按照要求提交研发期间安全性更新报告的；④申办者未及时处置并报告可疑且非预期严重不良反应的；⑤有证据证明研究药物无效的；⑥临床试验用药品出现质量问题的；⑦药物临床试验过程中弄虚作假的；⑧其他违反药物临床试验质量管理规范的情形。

申办者应当定期在药品审评中心网站提交研发期间安全性更新报告。

（七）药物临床试验过程中的变更

药物临床试验期间，发生药物临床试验方案变更，申办者应根据对受试者安全的影响进行相应的申报或者报告。非临床或者药学的变化或者有新发现的，申办者应当按照规定，参照相关技术指导原则，充分评估对受试者安全的影响。申办者评估认为不影响受试者安全的，可以直接实施并在研发期间安全性更新报告中报告。可能增加受试者安全性风险的，应当提出补充申请。对补充申请应当自受理之日起六十日内决定是否同意，并通过药品审评中心网站通知申请人审批结果；逾期未通知的，视为同意。申办者发生变更的，由变更后的申办者承担药物临床试验的相关责任和义务。

（八）GCP 的主要内容

2020 年国家药品监督管理局会同国家卫生健康委员会发布修订后的《药物临床试验质量管理规范》共 9 章 83 条，自 2020 年 7 月 1 日起施行。

1. 相关术语

（1）临床试验：指以人体（患者或健康受试者）为对象的试验，意在发现或验证某种试验药物的临床医学、药理学以及其他药效学作用、不良反应，或者试验药物的吸收、分布、代谢和排泄，以确定药物的疗效与安全性的系统性试验。

（2）独立的数据监查委员会（数据和安全监查委员会，监查委员会，数据监查委员会）：指由申办者设立的独立的数据监查委员会，定期对临床试验的进展、安全性数据和重要的有效性终点进行评估，并向申办者建议是否继续、调整或者停止试验。

（3）伦理委员会：指由医学、药学及其他背景人员组成的委员会，其职责是通过独立的审查、同意、跟踪审查试验方案及相关文件、获得和记录受试者知情同意所用的方法和材料等，确保受试者的权益、安全受到保护。

（4）研究者：指实施临床试验并对临床试验质量及受试者权益和安全负责的试验现场的负责人。

（5）申办者：指负责临床试验的发起、管理和提供临床试验经费的个人、组织或者机构。

（6）合同研究组织：指通过签订合同授权，执行申办者或者研究者在临床试验中的某些职责和任务的单位。

（7）受试者：指参加一项临床试验，并作为试验用药品的接受者，包括患者、健康受试者。

（8）弱势受试者：指维护自身意愿和权利的能力不足或者丧失的受试者，其自愿参加临床试验的意愿，有可能被试验的预期获益或者拒绝参加可能被报复而受到不正当影响。包括：研究者的学生和下级、申办者的员工、军人、犯人、无药可救疾病的患者、处于危急状况的患者、入住福利院的人、流浪者、未成年人和无能力知情同意的人等。

（9）公正见证人：指与临床试验无关，不受临床试验相关人员不公正影响的个人，在受试者或者其监护人无阅读能力时，作为公正的见证人，阅读知情同意书和其他书面资料，并见证知情同意。

（10）监查：指监督临床试验的进展，并保证临床试验按照试验方案、标准操作规程和相关法律法规要求实施、记录和报告的行动。

（11）稽查：指对临床试验相关活动和文件进行系统的、独立的检查，以评估确定临床试验相关活动的实施、试验数据的记录、分析和报告是否符合试验方案、标准操作规程和相关法律法规的要求。

（12）检查：指药品监督管理部门对临床试验的有关文件、设施、记录和其他方面进行审核检查的行为，检查可以在试验现场、申办者或者合同研究组织所在地，以及药品监督管理部门认为必要的其他场所进行。

（13）试验方案：指说明临床试验目的、设计、方法学、统计学考虑和组织实施的文件。试验方案通常还应当包括临床试验的背景和理论基础，该内容也可以在其他参考文件中给出。试验方案包括方案及其修订版。

（14）研究者手册：指与开展临床试验相关的试验用药品的临床和非临床研究资料汇编。

（15）病例报告表：指按照试验方案要求设计，向申办者报告的记录受试者相关信息的纸质或者电子文件。

（16）稽查轨迹：指能够追溯还原事件发生过程的记录。

2. 主要内容

（1）伦理委员会的职责：药物临床试验中，伦理委员会的职责是保护受试者的权益和安全，应当特别关注弱势受试者。伦理委员会应当对试验相关的文件、临床试验的科学性和伦理性、研究者的资格等进行审查。伦理委员会有权暂停、终止未按照相关要求实施，或者受试者出现非预期严重损害的临床试验。伦理委员会应当对正在实施的临床试验定期跟踪审查，审查的频率应当根据受试者的风险程度而定，但至少一年审查一次。伦理委员会的委员组成、备案管理应当符合卫生健康主管部门的要求；其运行和相关书面文件的建立也应执行相关要求，伦理委员会应当保留伦理审查的全部记录，包括伦理审查的书面记录、委员信息、递交的文件、会议记录和相关往来记录等。所有记录应当至少保存至临床试验结束后 5 年。

（2）研究者的职责：研究者和临床试验机构应当具备 GCP 规定的资格和要求，并具有完成临床试验所需的必要条件。研究者和临床试验机构应当遵守试验方案，并对申办者提供的试验用药品有管理责任。

在临床试验前，研究者应当遵守《赫尔辛基宣言》的伦理原则，实施知情同意并形成知情同意书等书面文件来保护受试者的权益和安全。研究人员不得采用强迫、利诱等不正当的方式影响受试者参加或者继续临床试验。受试者为无民事行为能力的，应当取得其监护人的书面知情同意；受试者为限制民事行为能力的人的，应当取得本人及其监护人的书面知情同意。

在临床试验期间，研究者确保所有参加临床试验的人员充分了解试验方案及试验用药品，明确各自在试验中的分工和职责，确保临床试验数据的真实、完整和准确。在临床试验和随访期间，对于受试者出现与试验相关的不良事件，研究者和临床试验机构应当保证受试者得到妥善的医疗处理，并将相关情况如实告知受试者。盲法试验应当按照试验方案的要求实施揭盲。若意外破盲或者因严重不良事件等情况紧急揭盲时，研究者应当向申办者书面说明原因。受试者可以无理由退出临床试验，研究者在尊重受试者个人权利的同时，应当尽量了解其退出理由。

提前终止或者暂停临床试验时，研究者应当及时通知受试者，并给予受试者适当的治疗和随访。

（3）申办者的职责：申办者应当免费向受试者提供试验用药品，支付与临床试验相关的医学检测费用。负责向研究者和临床试验机构提供试验用药品，明确规定试验用药品的贮存温度、运输条件（是否需要避光）、贮存时限、药物溶液的配制方法和过程，以及药物输注的装置要求等。试验药物制备应当符合临床试验用药品生产质量管理相关要求。申办者可以将其临床试验的部分或者全部工作和任务委托给合同研究组织，但申办者仍然是临床试验数据质量和可靠性的最终责任人，应当监督合同研究组织承担的各项工作，合同研究组织应当实施质量保证和质量控制。

（4）试验方案：试验方案通常包括基本信息、研究背景资料、试验目的、试验设计、实施方式（方法、内容、步骤）等内容，同时包括临床和实验室检查的项目内容。试验方案应当清晰、详细、可操作。试验方案在获得伦理委员会同意后方可执行。试验方应当详细描述临床试验的目的，并对临床试验的有效性和安全性评价作详细规定，同时还应对试验方案中受试者标准及治疗、访视和随访计划、临床试验质量控制与保证、相关伦理学数据的采集与管理等内容作相应规定。

（5）研究者手册：研究者手册是关于试验药物的药学、非临床和临床资料的汇编，其内容包括试验药物的化学、毒理学、药理学和临床的资料和数据。研究者手册的目的是帮助研究者和参与试验的其他人员更好地理解和遵守试验方案，帮助研究者理解试验方案中诸多关键的基本要素，包括临床试验的给药剂量、给药次数、给药间隔时间、给药方式等，主要和次要疗效指标和安全性的观察和监测。申办者应当制定研究者手册修订的书面程序。在临床试验期间至少一年审阅研究者手册一次。

（6）必备文件管理：临床试验必备文件是用于证明研究者、申办者和监查员在临床试验过程中遵守了 GCP 和相关药物临床试验的法律法规要求。用于申请药品注册的临床试验，必备文件应当至少保存至试验药物被批准上市后 5 年；未用于申请药品注册的临床试验，必备文件应当至少保存至临床试验终止后 5 年。

2020 年 6 月，国家药品监督管理局组织制定了《药物临床试验必备文件保存指导原则》，进一步指导和规范了药物临床试验必备文件的保存。

五、非处方药注册管理要求

处方药和非处方药实行分类注册和转换管理。符合以下情形之一的，可以直接提出非处方药上市许可申请：①境内已有相同活性成分、适应证（或者功能主治）、剂型、规格的非处方药上市的药品；②经国家药品监督管理局确定的非处方药改变剂型或者规格，但不改变适应证（或者功能主治）、给药剂量及给药途径的药品；③使用国家药品监督管理局确定的非处方药的活性成分组成的新的复方制剂；④其他直接申报非处方药上市许可的情形。非处方药注册申报时，还应当转至药品评价中心进行非处方药适宜性审查。

第三节　药品上市许可

一、药品上市许可申请与审批

◤（一）药品上市许可路径

《药品注册管理办法》明确了三种申请药品上市许可的路径：一是完成支持药品上市注册的药学、药理毒理学和药物临床试验等研究，确定质量标准，完成商业规模生产工艺验证后完整的申报路径。二是经申请人评估无须或不能开展药物临床试验，符合豁免药物临床试验条件的，申请人可以直接提出药品上市许可申请的路径。三是非处方药可以直接提出上市许可申请的路径。

◤（二）药品注册申请和审批流程

申请人在完成相关研究，提出药品上市申请后，经药品监督管理局相关部门形式审查、受理、审评、注册检验、核查等过程后，药品批准上市。具体流程及规定如下所述。

1. 形式审查和受理　按照申报资料要求提交相关研究资料后，药品监督管理部门收到药品注册申请后进行形式审查，应当在五日内作出受理、补正或者不予受理决定。

（1）申请事项依法不需要取得行政许可的，应当即时作出不予受理的决定，并说明理由。

（2）申请事项依法不属于本部门职权范围的，应当即时作出不予受理的决定，并告知申请人向有关行政机关申请。

（3）申报资料存在可以当场更正的错误的，应当允许申请人当场更正；更正后申请材料齐全、符合法定形式的，应当予以受理。

（4）申报资料不齐全或者不符合法定形式的，应当当场或者在五日内一次告知申请人需要补正的全部内容。按照规定需要在告知时一并退回申请材料的，应当予以退回。申请人应当在三十日内完成补正资料。申请人无正当理由逾期不予补正的，视为放弃申请，无须作出不予受理的决定。逾期未告知申请人补正的，自收到申请材料之日起即为受理。

（5）申请事项属于本部门职权范围，申报资料齐全、符合法定形式，或者申请人按照要求提交全部补正资料的，应当受理药品注册申请。

2. 审评　药品注册申请受理并缴费后，药品审评中心组织药学、医学和其他技术人员，按要求对已受理的药品上市许可申请进行审评。受理后四十日内，药品审评中心完成初步审查，决定是否进行注册核查和注册检验并在规定时限内完成。药品审评中心根据药品注册申报资料、核查结果、检验结果等，对药品的安全性、有效性和质量可控性等进行综合审评。综合审评结论通过的，批准药品上市，发给药品注册证书。综合审评结论不通过的，作出不予批准决定。

二、关联审评审批

药品审评中心在审评药品制剂注册申请时，对药品制剂选用的化学原料药、辅料及直接接触药品的包装材料和容器进行关联审评。

化学原料药、辅料及直接接触药品的包装材料和容器生产企业应当按照关联审评审批制度要求，在化学原料药、辅料及直接接触药品的包装材料和容器登记平台登记产品信息和研究资料。药品审评中心向社会公示登记号、产品名称、企业名称、生产地址等基本信息，供药品制剂注册申请人选择。

药品制剂申请人提出药品注册申请，可以直接选用已登记的化学原料药、辅料及直接接触药品的包装材料和容器；选用未登记的化学原料药、辅料及直接接触药品的包装材料和容器的，相关研究资料应当随药品制剂注册申请一并申报。

药品审评中心在审评药品制剂注册申请时，对药品制剂选用的化学原料药、辅料及直接接触药品的包装材料和容器进行关联审评，需补充资料的，按照补充资料程序要求药品制剂申请人或者化学原料药、辅料及直接接触药品的包装材料和容器登记企业补充资料，可以基于风险提出对化学原料药、辅料及直接接触药品的包装材料和容器企业进行延伸检查。

仿制境内已上市药品所用的化学原料药的，可以申请单独审评审批。

化学原料药、辅料及直接接触药品的包装材料和容器关联审评通过的或者单独审评审批通过的，药品审评中心在化学原料药、辅料及直接接触药品的包装材料和容器登记平台更新登记状态标识，向社会公示相关信息。其中，化学原料药同时发给化学原料药批准通知书及核准后的生产工艺、质量标准和标签，化学原料药批准通知书中载明登记号；不予批准的，发给化学原料药不予批准通知书。未通过关联审评审批的，化学原料药、辅料及直接接触药品的包装材料和容器产品的登记状态维持不变，相关药品制剂申请不予批准。

三、药品注册核查与注册检验

（一）药品注册核查

1. 药品注册核查的定义　药品注册核查，是指为核实申报资料的真实性、一致性以及药品上市商业化生产条件，检查药品研制的合规性、数据可靠性等，对研制现场和生产现场开展的核查活动，以及必要时对药品注册申请所涉及的化学原料药、辅料及直接接触药品的包装材料和容器生产企业、供应商或者其他受托机构开展的延伸检查活动。

2. 药品注册研制现场核查　国家药品监督管理局药品审评中心根据药物创新程度、药物研究机构既往接受核查情况等，基于风险决定是否开展药品注册研制现场核查。药品审评中心决定启动药品注册研制现场核查的，通知药品核查中心在审评期间组织实施核查，同时告知申请人。药品核查中心应当在规定时限内完成现场核查，并将核查情况、核查结论等相关材料反馈给药品审评中心进行综合审评。

3. 药品注册生产现场核查 国家药品监督管理局药品审评中心根据申报注册的品种、工艺、设施、既往接受核查情况等因素，基于风险决定是否启动药品注册生产现场核查。对于创新药、改良型新药以及生物制品等，应当进行药品注册生产现场核查和上市前药品生产质量管理规范检查。对于仿制药等，根据是否已获得相应生产范围药品生产许可证且已有同剂型品种上市等情况，基于风险进行药品注册生产现场核查、上市前药品生产质量管理规范检查。

需要上市前药品生产质量管理规范检查的，由药品核查中心协调相关省（自治区、直辖市）药品监督管理部门与药品注册生产现场核查同步实施。上市前药品生产质量管理规范检查的管理要求，按照药品生产监督管理办法的有关规定执行。

（二）药品注册检验

1. 药品注册检验的定义 药品注册检验，包括标准复核和样品检验。标准复核，是指对申请人申报药品标准中设定项目的科学性、检验方法的可行性、质控指标的合理性等进行的实验室评估。样品检验，是指按照申请人申报或者药品审评中心核定的药品质量标准对样品进行的实验室检验。

药品注册检验与国家药品标准收载的同品种药品使用的检验项目和检验方法一致的，可以不进行标准复核，只进行样品检验。其他情形应当进行标准复核和样品检验。

2. 药品注册检验机构 中国食品药品检定研究院或者经国家药品监督管理局指定的药品检验机构承担以下药品注册检验：①创新药；②改良型新药（中药除外）；③生物制品、放射性药品和按照药品管理的体外诊断试剂；④国家药品监督管理局规定的其他药品。

境外生产药品的药品注册检验由中国食品药品检定研究院组织口岸药品检验机构实施。其他药品的注册检验，由申请人或者生产企业所在地省级药品检验机构承担。

3. 药品注册检验的时限要求 申请人完成支持药品上市的药学相关研究，确定质量标准，并完成商业规模生产工艺验证后，可以在药品注册申请受理前向中国食品药品检定研究员或者省级药品监督管理部门提出药品注册检验；申请人未在药品注册申请受理前提出药品注册检验的，在药品注册申请受理后四十日内由药品审评中心启动药品注册检验。申请人提交的药品注册检验资料应当与药品注册申报资料的相应内容一致，不得在药品注册检验过程中变更药品检验机构、样品和资料等。

4. 境内生产药品的注册检验 境内生产药品的注册申请，申请人在药品注册申请受理前提出药品注册检验的，向相关省级药品监督管理部门申请抽样，省级药品监督管理部门组织进行抽样并封签，由申请人将抽样单、样品、检验所需资料及标准物质等送至相应药品检验机构。境内生产药品注册申请受理后需要药品注册检验的，药品审评中心应当在受理后四十日内向药品检验机构和申请人发出药品注册检验通知。申请人向相关省级药品监督管理部门申请抽样，省级药品监督管理部门组织进行抽样并封签，申请人应当在规定时限内将抽样单、样品、检验所需资料及标准物质等送至相应药品检验机构。

5. 境外生产药品的注册检验 境外生产药品的注册申请，申请人在药品注册申请受理前提出药品注册检验的，申请人应当按规定要求抽取样品，并将样品、检验所需资料及标准物质等送至中国食品药品检定研究院。境外生产药品注册申请受理后需要药品注册检验的，申请人应当按规定要求抽取样品，并将样品、检验所需资料及标准物质等送至中国食品药品检定研究院。

四、药品注册审批时限

药品注册的受理、审评、核查、检验、审批工作都有明确的时限规定。药品注册相关时限，见表 6-1。

表 6-1 药品注册审批相关时限

分类	时限要求
形式审查及受理时限	药品监督管理部门收到药品注册申请后进行形式审查，应当在五日内作出受理、补正或者不予受理决定
	申报资料不齐全或者不符合法定形式的，应当当场或者在五日内一次告知申请人需要补正的全部内容
	申请人应当在三十日内完成补正资料。申请人无正当理由逾期不予补正的，视为放弃申请，无须作出不予受理的决定。逾期未告知申请人补正的，自收到申请材料之日起即为受理
临床试验相关时限	药物临床试验申请、药物临床试验期间补充申请的审评审批时限为六十日
	药物临床试验应当在批准后三年内实施。药物临床试验申请自获准之日起，三年内未有受试者签署知情同意书的，该药物临床试验许可自行失效
	研发期间安全性更新报告应当每年提交一次，于药物临床试验获准后每满一年后的两个月内提交。药品审评中心可以根据审查情况，要求申办者调整报告周期
	药物临床试验暂停时间满三年且未申请并获准恢复药物临床试验的，该药物临床试验许可自行失效
药品注册相关时限	药品注册申请受理后，药品审评中心应当在受理后四十日内进行初步审查
	药品注册申请受理后，需要申请人在原申报资料基础上补充新的技术资料的，药品审评中心原则上提出一次补充资料要求，列明全部问题后，以书面方式通知申请人在八十日内补充提交资料。申请人应当一次性按要求提交全部补充资料，补充资料时间不计入药品审评时限。药品审评中心收到申请人全部补充资料后启动审评，审评时限延长三分之一；适用优先审评审批程序的，审评时限延长四分之一
	不需要申请人补充新的技术资料，仅需要申请人对原申报资料进行解释说明的，药品审评中心通知申请人在五日内按照要求提交相关解释说明
	药品上市许可申请审评时限为二百日，其中优先审评审批程序的审评时限为一百三十日，临床急需境外已上市罕见病用药优先审评审批程序的审评时限为七十日
	单独申报仿制境内已上市化学原料药的审评时限为二百日
	审批类变更的补充申请审评时限为六十日，补充申请合并申报事项的，审评时限为八十日，其中涉及临床试验研究数据审查、药品注册核查检验的审评时限为二百日
	药品通用名称核准时限为三十日
	非处方药适宜性审核时限为三十日
	关联审评时限与其关联药品制剂的审评时限一致
药品注册核查时限	药品审评中心应当在药品注册申请受理后四十日内通知药品核查中心启动核查，并同时通知申请人
	药品核查中心原则上在审评时限届满四十日前完成药品注册生产现场核查，并将核查情况、核查结果等相关材料反馈至药品审评中心
药品注册检验时限	样品检验时限为六十日，样品检验和标准复核同时进行的时限为九十日
	药品注册检验过程中补充资料时限为三十日
	药品检验机构原则上在审评时限届满四十日前完成药品注册检验相关工作
药品再注册的时限	药品再注册应在有效期届满前六个月申请
	药品再注册审查审批时限为一百二十日
异议的处理	药品注册期间，对于审评结论为不通过的，药品审评中心应当告知申请人不通过的理由，申请人可以在十五日内向药品审评中心提出异议。药品审评中心结合申请人的异议意见进行综合评估并反馈给申请人
	申请人对综合评估结果仍有异议的，药品审评中心应当按照规定，在五十日内组织专家咨询委员会论证，并综合专家论证结果形成最终的审评结论。申请人异议和专家论证时间不计入审评时限
其他相关时限	药品注册证书有效期为五年
	行政审批决定应当在二十日内作出
	药品监督管理部门应当自作出药品注册审批决定之日起十日内颁发、送达有关行政许可证件
	因品种特性及审评、核查、检验等工作遇到特殊情况确需延长时限的，延长的时限不得超过原时限的二分之一

五、药品批准文号

国务院药品监督管理部门批准药品上市后，发给申请人药品注册证书。药品注册证书载明药品批准文号、持有人、生产企业等信息。

药品批准文号的格式包括以下几种：①境内生产药品批准文号格式为：国药准字 H（Z、S）+ 四位年号 + 四位顺序号；②中国香港、澳门和台湾地区生产药品批准文号格式为：国药准字 H（Z、S）C + 四位年号 + 四位顺序号；③境外生产药品批准文号格式为：国药准字 H（Z、S）J + 四位年号 + 四位顺序号；④古代经典名方和中药复方制剂的药品批准文号格式为：国药准字 C + 四位年号 + 四位顺序号。其中，H 代表化学药，Z 代表中药，S 代表生物制品。药品批准文号不因上市后的注册事项的变更而改变。

第四节　药品加快上市注册程序

为了鼓励以临床价值为导向的药物创新，《药品注册管理办法》规定了四种药品加快上市注册程序：突破性治疗药物、附条件批准、优先审评审批和特别审批程序。对于符合加快上市注册的药品，在药品研制和注册过程中，药品监督管理部门及其专业技术机构给予必要的技术指导、沟通交流、优先配置资源、缩短审评时限等政策和技术支持。

一、突破性治疗药物程序

药物临床试验期间，用于防治严重危及生命或者严重影响生存质量的疾病，且尚无有效防治手段或者与现有治疗手段相比有足够证据表明具有明显临床优势的创新药或者改良型新药等，申请人可以申请适用突破性治疗药物程序。

申请适用突破性治疗药物程序的，申请人应当向药品审评中心提出申请。符合条件的，药品审评中心按照程序公示后纳入突破性治疗药物程序。对纳入突破性治疗药物程序的药物临床试验，给予以下政策支持：①申请人可以在药物临床试验的关键阶段向药品审评中心提出沟通交流申请，药品审评中心安排审评人员进行沟通交流；②申请人可以将阶段性研究资料提交药品审评中心，药品审评中心基于已有研究资料，对下一步研究方案提出意见或者建议，并反馈给申请人。

对纳入突破性治疗药物程序的药物临床试验，申请人发现不再符合纳入条件时，应当及时向药品审评中心提出终止突破性治疗药物程序。药品审评中心发现不再符合纳入条件的，应当及时终止该品种的突破性治疗药物程序，并告知申请人。

二、附条件批准程序

药物临床试验期间，符合以下情形的药品，可以申请附条件批准：①治疗严重危及生命且尚无有效治疗手段的疾病的药品，药物临床试验已有数据证实疗效并能预测其临床价值的；②公共卫生方面急需的药品，药物临床试验已有数据显示疗效并能预测其临床价值的；③应对重大突发公共卫生事件急需的疫苗或者国家卫生健康委员会认定急需的其他疫苗，经评估获益大于风险的。

申请附条件批准的，申请人应当就附条件批准上市的条件和上市后继续完成的研究工作等与药品审评中心沟通交流，经沟通交流确认后提出药品上市许可申请。经审评，符合附条件批准要求的，在药品注册证书中载明附条件批准药品注册证书的有效期、上市后需要继续完成的研究工作及完成时限等相关事项。审评过程中，发现纳入附条件批准程序的药品注册申请不能满足附条件批准条件的，药品审评中心应当终止该品种附条件批准程序，并告知申请人按照正常程序研究申报。

对附条件批准的药品，持有人应当在药品上市后采取相应的风险管理措施，并在规定期限内按照要求完成药物临床试验等相关研究，以补充申请方式申报。对批准疫苗注册申请时提出进一步研究要求的，疫苗持有人应当在规定期限内完成研究。对附条件批准的药品，持有人逾期未按照要求完成研究或者不能证明其获益大于风险的，国家药品监督管理局应当依法处理，直至注销药品注册证书。

三、优先审评审批程序

药品上市许可申请时，以下具有明显临床价值的药品，可以申请适用优先审评审批程序：①临床急需的短缺药品、防治重大传染病和罕见病等疾病的创新药和改良型新药；②符合儿童生理特征的儿童用药品新品种、剂型和规格；③疾病预防、控制急需的疫苗和创新疫苗；④纳入突破性治疗药物程序的药品；⑤符合附条件批准的药品；⑥国家药品监督管理局规定其他优先审评审批的情形。

申请人在提出药品上市许可申请前，应当与药品审评中心沟通交流，经沟通交流确认后，在提出药品上市许可申请的同时，向药品审评中心提出优先审评审批申请。符合条件的，药品审评中心按照程序公示后纳入优先审评审批程序。

对纳入优先审评审批程序的药品上市许可申请，给予以下政策支持：①药品上市许可申请的审评时限为一百三十日；②临床急需的境外已上市境内未上市的罕见病药品，审评时限为七十日；③需要核查、检验和核准药品通用名称的，予以优先安排；④经沟通交流确认后，可以补充提交技术资料。

审评过程中，发现纳入优先审评审批程序的药品注册申请不能满足优先审评审批条件的，药品审评中心应当终止该品种优先审评审批程序，按照正常审评程序审评，并告知申请人。

四、特别审批程序

在发生突发公共卫生事件的威胁时以及突发公共卫生事件发生后，国家药品监督管理局可以依法决定对突发公共卫生事件应急所需防治药品实行特别审批。

对实施特别审批的药品注册申请，国家药品监督管理局按照统一指挥、早期介入、快速高效、科学审批的原则，组织加快并同步开展药品注册受理、审评、核查、检验工作。特别审批的情形、程序、时限、要求等按照药品特别审批程序规定执行。

对纳入特别审批程序的药品，可以根据疾病防控的特定需要，限定其在一定期限和范围内使用。对纳入特别审批程序的药品，发现其不再符合纳入条件的，应当终止该药品的特别审批程序，并告知申请人。

第五节 药品上市后变更、再注册与监督管理

一、药品上市后研究和变更

药品上市后的变更，按照其对药品安全性、有效性和质量可控性的风险和产生影响的程度，实行分类管理，分为审批类变更、备案类变更和报告类变更。

（一）审批类变更

以下变更，持有人应当以补充申请方式申报，经批准后实施：①药品生产过程中的重大变更；②药品说明书中涉及有效性内容及增加安全性风险的其他内容的变更；③持有人转让药品上市许可；④国家药品监督管理局规定需要审批的其他变更。

（二）备案类变更

以下变更，持有人应当在变更实施前，报所在地省级药品监督管理部门备案：①药品生产过程中的中等变更；②药品包装标签内容的变更；③药品分包装；④国家药品监督管理局规定需要

备案的其他变更。境外生产药品发生上述变更的，应当在变更实施前报药品审评中心备案。

（三）报告类变更

以下变更，持有人应当在年度报告中报告：①药品生产过程中的微小变更；②国家药品监督管理局规定需要报告的其他变更。

药品上市后提出的补充申请，需要核查、检验的，参照《药品注册管理办法》有关药品注册核查、检验程序进行。

二、药品再注册

药品注册证书有效期为五年，药品注册证书有效期内持有人应当持续保证上市药品的安全性、有效性和质量可控性，并在有效期届满前六个月申请药品再注册。

（一）药品再注册的申请和审批程序

境内生产药品再注册申请由持有人向其所在地省级药品监督管理部门提出，省级药品监督管理部门对申报资料进行审查，符合要求的，予以受理。境外生产药品再注册申请由持有人向药品审评中心提出。

药品再注册申请受理后，省级药品监督管理部门或者药品审评中心对持有人开展药品上市后评价和不良反应监测情况，按照药品批准证明文件和药品监督管理部门要求开展相关工作情况，以及药品批准证明文件载明信息变化情况等进行审查，符合规定的，予以再注册，发给药品再注册批准通知书。不符合规定的，不予再注册，并报请国家药品监督管理局注销药品注册证书。

（二）不予再注册的情形和规定

有下列情形之一的，不予再注册：①有效期届满未提出再注册申请的；②药品注册证书有效期内持有人不能履行持续考察药品质量、疗效和不良反应责任的；③未在规定时限内完成药品批准证明文件和药品监督管理部门要求的研究工作且无合理理由的；④经上市后评价，属于疗效不确切、不良反应大或者因其他原因危害人体健康的；⑤法律、行政法规规定的其他不予再注册情形。

对不予再注册的药品，药品注册证书有效期届满时予以注销。

三、监督管理

《药品注册管理办法》对药品监督管理部门及相关工作人员，从事药品研制活动和为药品研制提供产品和服务相关方进行全方位的监督管理。

（一）对药品监督管理部门及相关工作人员的监督管理

国家药品监督管理局负责对药品审评专业技术机构及省级药品监督管理部门的监督考核。国家药品监督管理局依法向社会公布药品注册审批事项清单及法律依据、审批要求和办理时限，向申请人公开药品注册进度，向社会公开批准上市药品的审评结论和依据，以及监督检查发现的违法违规行为，接受社会监督。未经申请人同意，药品监督管理部门、专业技术机构及其工作人员、参与专家评审等的人员不得披露申请人提交的商业秘密、未披露信息或者保密商务信息，法律另有规定或者涉及国家安全、重大社会公共利益的除外。

（二）对药品研制相关方的监督管理

药品监督管理部门对药品研制活动及为药品研制提供产品或者服务的单位和个人实施监督检查。国家药品监督管理部门和省级药品监督管理部门负责对药物非临床安全性评价研究机构、药物临床试验机构的监督检查。国家药品监督管理局针对药物非临床安全性评价研究机构、药物临床试验机构实施药品安全信用管理制度，建立药品安全信用档案并持续更新。

（三）对上市药品的监督管理

国家药品监督管理部门建立药品品种档案，对药品实施编码管理，涉及药品注册申请、临床试验期间安全性相关报告、审评、核查、检验、审批，以及药品上市后变更的审批、备案、报告等信息，并持续更新。

国家药品监督管理局注销药品注册证书情形包括：①持有人自行提出注销药品注册证书的；②按照《药品注册管理办法》规定不予再注册的；③持有人药品注册证书、药品生产许可证等行政许可被依法吊销或者撤销的；④经评价，疗效不确切、不良反应大或者因其他原因危害人体健康的；⑤经上市后评价发现该疫苗品种预防接种异常反应严重或者其他原因危害人体健康的；⑥经上市后评价发现该疫苗品种的产品设计、生产工艺、安全性、有效性或者质量可控性明显劣于预防、控制同种疾病的其他疫苗品种的；⑦违反法律、行政法规规定，未按照药品批准证明文件要求或者药品监督管理部门要求在规定时限内完成相应研究工作且无合理理由的；⑧其他依法应当注销药品注册证书的情形。

四、法 律 责 任

根据《药品管理法》《行政许可法》《药品注册管理办法》等规定，对药品注册中违法行为，由药品监督管理部门及相关部门依法给予行政处罚。

（一）药品监督管理部门及其工作人员违法违规的处罚

药品监督管理部门及其工作人员有下列情形之一的，由其上级行政机关或者监察机关责令改正；情节严重的，对直接负责的主管人员和其他直接责任人员依法给予行政处分：①对符合法定条件的行政许可申请不予受理的；②不在办公场所公示依法应当公示的材料的；③在受理、审查、决定行政许可过程中，未向申请人、利害关系人履行法定告知义务的；④申请人提交的申请材料不齐全、不符合法定形式，不一次告知申请人必须补正的全部内容的；⑤违法披露申请人提交的商业秘密、未披露信息或者保密商务信息的；⑥未依法说明不受理行政许可申请或者不予行政许可的理由的。

药品监督管理部门在药品注册过程中有下列情形之一的，由其上级行政机关或者监察机关责令改正，对直接负责的主管人员和其他直接责任人员依法给予行政处分；构成犯罪的，依法追究刑事责任：①对不符合法定条件的申请作出准予注册决定或者超越法定职权作出准予注册决定的；②对符合法定条件的申请作出不予注册决定或者不在法定期限内作出准予注册决定的。

药品监督管理部门及其工作人员在药品注册过程中索取或者收受他人财物或者谋取其他利益，构成犯罪的，依法追究刑事责任；尚不构成犯罪的，依法给予行政处分。

药品监督管理部门擅自收费或者不按照法定项目和标准收费的，由其上级行政机关或者监察机关责令退还非法收取的费用；对直接负责的主管人员和其他直接责任人员依法给予行政处分。

药品检验机构在承担药品注册所需要的检验工作时，出具虚假检验报告的，责令改正，给予警告，对单位并处二十万元以上一百万元以下的罚款；对直接负责的主管人员和其他直接责任人员依法给予降级、撤职、开除处分，没收违法所得；并处五万元以下的罚款；情节严重的，撤销其检验资格。药品检验机构出具的检验结果不实，造成损失的，应当承担相应的赔偿责任。

对不符合条件而批准进行药物临床试验、不符合条件的药品颁发药品注册证书的，药品监督管理部门应当撤销药品注册相关许可，对直接负责的主管人员和其他直接责任人员依法给予处分。

（二）药品注册申请人违法违规的处罚

在药品注册过程中，提供虚假的证明、数据、资料、样品或者采取其他手段骗取临床试验许可或者药品注册等许可的，撤销相关许可，十年内不受理其相应申请，并处五十万元以上五百万元以下的罚款；情节严重的，对法定代表人、主要负责人、直接负责的主管人员和其他责任人员，处二万元以上二十万元以下的罚款，十年内禁止从事药品生产经营活动，并可以由公安机关处五日以上十五日以下的拘留。

在疫苗临床试验、注册过程中，提供虚假数据、资料、样品或者有其他欺骗行为的，由省级以上药品监督管理部门没收违法所得和违法生产、销售的疫苗以及专门用于违法生产疫苗的原料、辅料、包装材料、设备等物品，责令停产停业整顿，并处违法生产、销售疫苗货值金额十五倍以上五十倍以下的罚款，货值金额不足五十万元的，按五十万元计算；情节严重的，吊销药品相关批准证明文件，直至吊销药品生产许可证等，对法定代表人、主要负责人、直接负责的主管人员和关键岗位人员以及其他责任人员，没收违法行为发生期间自本单位所获收入，并处所获收入百分之五十以上十倍以下的罚款，十年内直至终身禁止从事药品生产经营活动，由公安机关处五日以上十五日以下拘留。

在药品注册过程中，药物非临床安全性评价研究机构、药物临床试验机构等，未按照规定遵守《药物非临床研究质量管理规范》《药物临床试验质量管理规范》等的，责令限期改正，给予警告；逾期不改正的，处十万元以上五十万元以下的罚款；情节严重的，处五十万元以上二百万元以下的罚款，药物非临床安全性评价研究机构、药物临床试验机构等五年内不得开展药物非临床安全性评价研究、药物临床试验，对法定代表人、主要负责人、直接负责的主管人员和其他责任人员，没收违法行为发生期间自本单位所获收入，并处所获收入百分之十以上百分之五十以下的罚款，十年直至终身禁止从事药品生产经营等活动。

未经批准开展药物临床试验的，没收违法生产的药品和违法所得以及包装材料、容器，责令停业整顿，并处五十万元以上五百万元以下的罚款；情节严重的，吊销药品批准证明文件，对法定代表人、主要负责人、直接负责的主管人员和其他责任人员处二万元以上二十万元以下的罚款，十年直至终身禁止从事药品生产经营活动。

开展生物等效性试验未备案的以及在药物临床试验期间，发现存在安全性问题或者其他风险，临床试验申办者未及时调整临床试验方案、暂停或者终止临床试验，或者未向国家药品监督管理局报告的，责令限期改正，给予警告；逾期不改正的，处十万元以上五十万元以下的罚款。

违反《药品注册管理办法》第二十八条、第三十三条规定，申办者有下列情形之一的，责令限期改正；逾期不改正的，处一万元以上三万元以下罚款：①开展药物临床试验前未按规定在药物临床试验登记与信息公示平台进行登记；②未按规定提交研发期间安全性更新报告；③药物临床试验结束后未登记临床试验结果等信息。

本章小结

本章主要介绍了药品注册概念，药品注册申请分类，药品注册管理机构，药品注册管理主要内容，药品上市申报程序，药品批准文号；重点介绍了我国《药品注册管理办法》、GLP 及 GCP 的适用范围，药物临床试验分期及各期基本要求，药品注册标准、注册检验、注册核查的概念和要求，药品变更管理及药品注册相关法律责任等。主要内容包括：

1. 药品注册（drug registration）是指药品注册申请人（以下简称申请人）依照法定程序和相关要求提出药物临床试验、药品上市许可、再注册等申请以及补充申请，药品监督管理部门基于法律法规和现有科学认知进行安全性、有效性和质量可控性等审查，决定是否同意其申请的活动。

2. 药品注册按照中药、化学药和生物制品等进行分类注册管理。中药注册按照中药创新药、中药改良型新药、古代经典名方中药复方制剂、同名同方药等进行分类。化学药注册按照化学药创新药、化学药改良型新药、仿制药等进行分类。生物制品注册按照生物制品创新药、生物制品改良型新药、已上市生物制品（含生物类似药）等进行分类。

3. 药物临床研究包括临床试验和生物等效性试验。临床试验分为 I、II、III、IV 期。新药在批准上市前，应当进行 I、II、III 期临床试验。经批准后，特殊情况可仅进行 II 期和 III 期临床试验或者仅进行 III 期临床试验。

4. 药品注册检验包括标准复核和样品检验。标准复核，是指对申请人申报药品标准中设定项目的科学性、检验方法的可行性、质控指标的合理性等进行的实验室评估。样品检验，是指按照申请人申报或者药品审评中心核定的药品质量标准对样品进行的实验室检验。

5. 为了鼓励以临床价值为导向的药物创新，《药品注册管理办法》规定了四种药品加快上市注册程序：突破性治疗药物、附条件批准、优先审评审批和特别审批程序。

思　考　题

1. 药品注册的定义是什么？我国药品注册是如何分类的？
2. 药物临床试验分期的目的、主要内容及要求是什么？
3. 简述国家实施 GLP 和 GCP 的重要意义及其主要内容。
4. 简述我国药品加快上市注册程序及其之间的区别。

（杨　男）

第七章 药品生产管理

【学习目标】

1. 掌握：药品生产质量管理的内涵，药品生产监督管理的内容和要求。

2. 熟悉：药品委托生产的监督管理，2010 年版 GMP 的内容和特点，药用辅料和药包材生产的监督管理。

3. 了解：我国药品检查管理，我国制药工业的发展概况。

第一节 药品生产管理概述

药品生产管理是药事管理的重要内容之一。药品生产管理是对药品生产全过程进行的管理活动，包括生产政策和计划的制定、生产过程的组织等多方面的内容，涉及人员、设备、物料、工艺、生产环境等诸多因素。药品生产管理的目的是及时、足量、经济地生产出安全、有效、质量可控的药品。由于药品质量形成于生产过程，因此药品生产管理是保证药品质量的关键环节。

一、药品生产与质量管理

（一）药品生产

1. 药品生产的概念 药品生产（pharmaceuticals production）是指将药用原材料加工制备成能供医疗使用的药品的过程，包括原料药生产和制剂生产。原料药（active pharmaceutical ingredients，API）是通过化学合成或生物技术、或从天然药物中提取等途径获得的，作为药品的活性成分供制剂生产单位生产药物制剂使用。任何药品在供临床使用前都必须加工成适宜的剂型（如片剂、胶囊剂、注射剂等）。根据属性，药品可分为现代药和传统药两大类。现代药生产可分为原料药生产和药物制剂生产两大类。传统药生产可分为中药材生产、中药饮片生产与中成药生产。

（1）原料药的生产：原料药是药物制剂生产的原料，一般包括植物、动物、无机化合物和有机化合物等。根据原料药性质和制造方法的差异大致可分为生药的加工、药用无机化合物的加工制造与药用有机化合物的加工制造，以及用生物技术从生物材料中获得生物制品。

（2）药物制剂的生产：原料药进一步加工制备成适合医疗应用的形式（即药物剂型）的过程即制剂生产（preparation production）。药物剂型包括注射剂、片剂、胶囊剂、丸剂、栓剂、软膏剂、气雾剂等。不同的剂型有不同的加工制备方法。

（3）中药材的生产：包括药用植物的种植、栽培，药用动物的养殖，药用矿物的采集及采收加工的过程。

（4）中药饮片的生产：指将中药材按照国家标准和地方标准，经过净洗、切选、炮炙等加工过程使其直接用于中医处方调配。

（5）中成药的生产：以中药饮片为原料，将其加工制备为一定的药物剂型，如片剂、丸剂、胶囊剂等的过程。

2. 药品生产的特点

（1）法制化管理。由于药品与人们的生命安全和身体健康的密切关系，各国政府普遍颁布相应的法律法规和技术规范，对药品生产实行严格的监督管理。

（2）品种规格多、原辅料消耗大。药品的种类主要由疾病种类、用法用量等决定，因此品种规格众多。生产药品所需的原辅料种类多，来源广泛，包括无机化合物、有机化合物、动物、植物和矿物等；一些药品所需原材料的量特别大，如某些天然药物中提取的有效成分，1t 原料只能产出数千克甚至数克原料药。

（3）技术知识密集、自动化程度高。药品的原辅料成分众多，处方工艺复杂，生产工艺、规范化操作要求高。专业技术知识和管理水平在药品生产中发挥着非常重要的作用，先进的生产设备和生产工艺是提高药品生产技术水平的重要途径，也是药品规范化生产的现实要求。现代药品生产企业一般拥有成套的自动化生产设备，且由于药品的特殊性，其生产设备的材料较一般商品要求更高。

（4）严格的质量、卫生要求。药品质量关系着人们的生命安全和健康，世界各国政府始终都把药品生产质量放在第一位，每一种药品均必须符合各国制定的质量标准。生产企业内的卫生洁净程度和厂区的卫生状况都会对药品质量产生较大的影响，因此，为确保药品质量，药品生产的环境要求非常严格，人员、设备、包装物、车间、厂区、运输途中等均应保证不对药品造成污染。

（二）药品生产的质量管理

1. 质量和质量管理相关概念　质量（quality）指一组固有特性满足需求的程度，不仅仅指产品质量，也可以是某项活动或过程的，还可以是管理体系运行的质量。

质量管理（quality management，QM）是指确定质量方针目标，并为实现此目标进行质量策划、质量控制（quality control，QC）、质量保证（quality assurance，QA）和质量改进（quality improvement，QI）等的指挥和控制组织的协调活动。质量管理是管理的一部分，与产品、过程或体系质量有关的活动都是质量管理的内容。

现代质量管理以"全面质量管理"为指导思想，强调全员参与、全过程控制、预防为主等。ISO9000族国际标准提出了八项质量管理原则：以顾客为关注焦点，领导作用，全员参与，过程方法，管理的系统方法，持续改进，基于事实的决策方法，与供方互利的关系。

2. 药品生产的质量管理　广义上包括宏观和微观两个层面：宏观层面主要指政府相关部门对药品生产的监督管理，包括对国家药品标准的管理、药品生产企业的准入和监督管理等；微观层面主要指生产企业内部的质量管理，是药品质量形成的关键影响因素。药品生产企业内部的质量管理遵循一般产品的质量管理原则和规律，对生产的各个环节（包括工艺设计和改进、原材料供应和使用、生产加工、包装和储存、运输等）进行全过程管理，强调员工的质量意识和预防为主的管理理念；同时，由于药品关系着生命安全和健康，各国政府普遍制定强制执行的药品生产质量管理规范，作为药品中生产企业质量管理的基本要求和药品生产监督管理的基本依据。

知识拓展　　　　　　　　　　　**质量管理的发展历程**

质量管理始于20世纪初，科学管理奠基人泰勒提出在生产中将计划与执行、生产与检验分开的主张，把产品检验职能独立出来，建立检验机构，由专职人员按照技术标准的规定，对所有成品的质量进行检验，把合格品和不合格品区分开。然而，单纯通过检验的方法对产品质量进行的事后把关，效率低下，且无法在生产中起到预防作用。

第二次世界大战中，为了解决军工用品质量差、废品多、屡屡出现质量事故问题，美国数理统计专家 W. A. Shewhart 等人，采用数理统计方法对生产过程进行统计、分析和控制，对不合格品进行事先发现和预防，制定了《战时质量管理制度》，强行推行质量统计方法。随后，将统计学应用于生产的质量管理这一制度逐渐被其他各类企业采用。

20世纪60年代，美国的 A. V. Feigenbaum 和 J. M. Juran 等提出全面质量管理（total quality management，TQM）的概念，主张质量管理应在质量统计的基础上强调组织管理工作，并应使全体员工都承担质量责任和具有质量意识。全面质量管理强调从根源处控制质量，有三个核心特征，即全员参与的质量管理、全过程的质量管理、全面的质量管理（用全面的方法管理全面的质量）；产品的质量控制方式也从以检查为主、预防为辅，转变为以预防为主、检查为辅。

二、药品生产企业与制药工业

（一）药品生产企业

药品生产企业（drug manufacturer）是依法取得药品生产许可，按照药品生产质量管理规范的要求，从事药品生产和经营的法人组织，包括生产药品的专营和兼营企业。同其他产品的生产企业一样，药品生产企业具有经济性、营利性和独立性。

药品生产企业按照经济性质可以分为国有企业、股份制企业、中外合资企业、外资企业等；按照生产范围的管理分类，可以分为制剂生产企业、原料药生产企业、生物制品生产企业、体外诊断试剂生产企业、特殊管理的药品生产企业、药用辅料生产企业等；按照药品种类，可以分为化学药生产企业（包括原料药和制剂）、中药饮片生产企业、中药制剂生产企业、生物制品生产企业等。

（二）现代制药工业的发展

药品生产始于传统医药，后演变至从天然物质中分离提取天然药物，进而逐步开发和建立了化学药物的工业生产体系，即现代制药工业的开端，始于19世纪的西欧。

1. 世界制药工业的发展概况 全球药品市场销售额持续增长，2021年全球药品支出接近1.5万亿美元，相比2016年高出3700亿美元。据全球医药信息公司艾昆纬的统计，预计2022~2026年期间，全球药品市场将以3%~6%的复合年增长率增长，到2026年全球药品支出预计将达到近1.8万亿美元。其中，肿瘤药依然是市场重点，占比接近20%。美国、日本及欧洲发达国家仍然主导全球药品市场。新兴发展中国家（如中国、印度等）的药品市场规模及其在全球药品市场占比正不断上升，将成为未来全球药品市场增长的主力军。

全球药品市场主要由化学药和生物药两部分组成。专利药和创新药将成为药品市场继续增长的重要推动力。2018年，专利药对全球药品市场增长的贡献达到47%。抗肿瘤药是新药开发的宠儿，目前进入临床试验的有近1/4是抗肿瘤药。美国FDA 2021年批准的49款生物药中，24款为"全球首创新药"，占全年获批新药总数的49%，数量和占比都是2015年以来的最高值。

2. 我国制药工业的发展和现状 我国现代药品生产始于20世纪初，至1949年，我国有制药企业150家左右。改革开放以来，随着国民生活水平的提高和对医疗保健需求的不断增长，我国医药行业进入高速发展期。目前，我国已成为仅次于美国的全球第二大医药市场，是全球药品消费增速最快的地区之一。

国家统计局统计数据显示，"十一五"和"十二五"期间，中国医药工业总产值仍然保持快速增长趋势，但增速趋缓：化学原料药工业受外贸出口整体滑坡、医药原料药外需大幅萎缩的影响，增速下滑较明显。中成药工业取得了长足的进展，"十一五"期间的复合年增长率为20.79%；2011年、2012年及2013年分别增长34.73%、20.80%和23.26%，2014年达到6141亿元，同比增长17.10%。生物制剂行业，明显取代传统制药成为中国医药工业快速发展的生力军；"十一五"期间的复合年增长率高达33.61%，进入"十二五"，2011年、2012年及2013年分别增长32.38%、19.70%和29.38%，2014年达到2908亿元，同比增长18.00%。工业和信息化部发布的医药工业运行分析表明，2012~2014年我国医药工业占全国工业比重稳步增长。"十三五"期间随着密集的政策改革与利好，我国医药工业迎来快速增长期。

仿制药一直是我国药品生产供应的主体，在促进我国制药工业发展、满足医疗需求、保障药品可及性等方面发挥了重要作用。数据统计显示，2020年，国内医药市场中，仿制药占比高达63%。受政策驱动、原研药专利相继期等因素的影响，我国仿制药行业市场规模不断增长，2020年市场规模已达1077亿美元。有近5000家药企，已有药品批准文号总数达18.9万个，仿制药在处方量中占比达95%。2016年发布的《国务院办公厅关于开展仿制药质量和疗效一致性评价的意见》（国办发〔2016〕8号）旨在从整体上提高我国仿制药质量要求，达到与原研药质量和疗效一致的标准，促使我国从"仿制药大国"向"仿制药强国"迈进。

三、我国药品生产管理相关法规

《药品管理法》第四章"药品生产"中提出了对药品生产管理的法律要求，以此为基础，国家药品监督管理局制定、修订和完善了一系列药品管理的法律法规。国家市场监督管理总局于 2020 年 1 月 22 日以第 28 号局令发布了《药品生产监督管理办法》，就药品生产企业的筹建、验收程序，药品生产许可证的申领、变更和换发，药品生产活动的全面质量管理，以及药品生产监督检查等从生产许可、生产管理、监督检查和法律责任四个方面进行了规范化的规定。此外，《药品委托生产监督管理规定》对药品的委托生产进行了更为规范化的要求。

第二节 药品生产监督管理

2019 年，《药品管理法》和《疫苗管理法》修订颁布并实施，为加强药品生产质量管理，落实药品上市许可持有人的主体责任提供了法律基础。为了保证药品生产过程持续合规，符合药品生产质量管理规范的要求，加强药品生产环节监管，规范药品监督检查和风险处置，国家药品监督管理局组织修订了《药品生产监督管理办法》，2020 年 1 月 15 日国家市场监督管理总局审议并通过该办法，自 2020 年 7 月 1 日起施行。《药品生产监督管理办法》落实"四个最严"原则，对加强药品生产准入管理、药品生产的合规管理、药品生产监督检查等方面进行了详细规定。

一、药品生产准入管理

（一）从事药品生产应具备的条件

《药品管理法》第四十一条规定：从事药品生产活动，应当经所在地省（自治区、直辖市）药品监督管理部门批准，取得药品生产许可证。无药品生产许可证的，不得生产药品。

1. 从事药品生产应具备的条件 ①具有依法经过资格认定的药学技术人员、工程技术人员及相应的技术工人；②具有与其药品生产相适应的厂房、设施和卫生环境；③具有能对所生产药品进行质量管理和质量检验的机构、人员及必要的仪器设备；④具有保证药品质量的规章制度并符合 GMP 要求。

2. 从事疫苗生产应具备的条件 从事疫苗生产活动的，除具备以上从事药品生产应具备的条件外，还应当具备以下三个条件：①具备适度规模和足够的产能储备；②具有保证生物安全的制度和设施、设备；③符合疾病预防、控制需要。

（二）药品生产的申请与审批

1. 药品生产许可的审批程序 从事制剂、原料药、中药饮片生产活动，申请人应当按照《药品生产监督管理办法》和国家药品监督管理局规定的申报资料要求，向所在地省级药品监督管理部门提出申请。省级药品监督管理部门应当自收到申请之日起 30 个工作日内，做出是否批准的决定。审查符合规定的，予以批准，自书面批准决定作出之日起 10 日内颁发药品生产许可证；不符合规定的，作出不予批准的书面决定，并说明理由。

省级药品监督管理部门按照 GMP 等有关规定开展申报资料技术审查和评定以及现场检查。

2. 药品生产许可申请过程信息公开 《药品生产监督管理办法》增加了对药品生产许可申请过程中信息公开的条款，明确了药品生产许可申请人及公众的查阅权利，药品生产监督管理透明度不断提高。主要内容如下：

省级药品监督管理部门应当在行政机关的网站和办公场所公示申请药品生产许可证所需要的条件、程序、期限、需要提交的全部材料的目录和申请书示范文本等。省级药品监督管理部门颁发药品生产许可证的有关信息，应当予以公开，公众有权查阅，对申请办理药品生产许可证进行审查时，应当公开审批结果，并提供条件便于申请人查询审批进程。

另外,未经申请人同意,药品监督管理部门、专业技术机构及其工作人员不得披露申请人提交的商业秘密、未披露信息或者保密商务信息,法律另有规定或者涉及国家安全、重大社会公共利益的除外。

（三）药品生产许可证的管理

药品生产许可证由国家药品监督管理局统一印制,分正本和副本,具有同等法律效力,有效期为 5 年。2019 年 8 月 7 日,国家药品监督管理局发布《国家药监局综合司关于启用新版〈药品生产许可证〉等许可证书的通知》(药监综药管〔2019〕72 号),新版证书自 2019 年 9 月 1 日起启用。

随着移动互联的飞速发展,为了提高申请人的便利性,无纸化、网络化电子证书被普遍应用。与纸质证书相比,以数据形式存储和使用的电子证书亦拥有许多优势,电子许可证由签发机关直接通过网络传递给企业,一经签发企业即可使用,不存在丢失的风险。申请、审批、发放全程电子化,减少中间环节,缩短办照时间,企业成本降低,行政效率提高,又非常环保。对药监部门和消费者而言,电子证书在全国范围内可随时查询信息。人们可以直接扫描企业电子经营许可证上的二维码,进行企业信息查询和辨别真伪,企业、药品监管部门、消费者三方受益。

药品生产许可证电子证书与纸质证书具有同等法律效力。证书样式由国家药品监督管理局统一制定。

1. 药品生产许可证的内容 药品生产许可证载明内容包括许可证编号、分类码、企业名称、统一社会信用代码、住所(经营场所)、法定代表人、企业负责人、生产负责人、质量负责人、质量授权人、生产地址和生产范围、发证机关、发证日期、有效期限等项目。

许可证编号格式为"省份简称 + 四位年号 + 四位顺序号",如"编号:鲁 20200411"或"编号:渝 20220216"。分类码是对许可证内生产范围进行统计归类的英文字母串,大写字母用于归类药品上市许可持有人和产品类型,小写字母用于区分制剂属性。具体见表 7-1。

表 7-1 药品生产许可证分类码字母代表释义

项目	代码字母	代码含义
药品上市许可持有人和产品类型	A	自行生产的药品上市许可持有人
	B	委托生产的药品上市许可持有人
	C	接受委托的药品生产企业
	D	原料药生产企业
制剂类型代码	h	化学药
	z	中成药
	s	生物制品
	d	按药品管理的体外诊断试剂
	y	中药饮片
	q	医用气体
	t	特殊药品
	x	其他

2. 药品生产许可证的变更 药品生产许可证的变更分为许可事项变更和登记事项变更。许可事项是指生产地址和生产范围等。登记事项是指企业名称、住所(经营场所)、法定代表人、企业负责人、生产负责人、质量负责人、质量授权人等。

药品生产许可证变更后，原发证机关应当在药品生产许可证副本上记录变更内容和时间，并按照变更后的内容重新核发药品生产许可证正本，收回原药品生产许可证正本，变更后的药品生产许可证终止期限不变。

（1）许可事项变更：药品生产企业变更药品生产许可证许可事项的，向原发证机关提出药品生产许可证变更申请。未经批准，不得擅自变更许可事项。

原发证机关应当自收到企业变更申请之日起 15 日内作出是否准予变更的决定。不予变更的，应当书面说明理由，并告知申请人享有依法申请行政复议或者提起行政诉讼的权利。

变更生产地址或者生产范围，药品生产企业应当按照《药品生产监督管理办法》第六条的规定即药品生产应具备的条件和相关变更技术要求，提交涉及变更内容的有关材料，并报经所在地省级药品监督管理部门审查决定。

原址或者异地新建、改建、扩建车间或者生产线的，应当符合相关规定和技术要求，提交涉及变更内容的有关材料，并报经所在地省级药品监督管理部门进行 GMP 符合性检查。检查结果符合规定，产品符合放行要求的可以上市销售。

以上变更事项涉及药品注册证书及其附件载明内容的，由省级药品监督管理部门批准后，报 NMPA 药品审评中心更新药品注册证书及其附件的相关内容。

（2）登记事项变更：变更药品生产许可证登记事项的，应当在工商行政管理部门核准变更或者企业完成变更后 30 日内，向原发证机关申请变更登记。原发证机关应当自收到企业变更申请之日起 10 日内办理变更手续。

药品生产许可证变更后，原发证机关应当在药品生产许可证副本上记录变更的内容和时间，并按照变更后的内容重新核发药品生产许可证正本，收回原药品生产许可证正本，变更后的药品生产许可证终止期限不变。

3. 药品生产许可证换发、注销和遗失

（1）药品生产许可证的换发：药品生产许可证有效期届满，需要继续生产药品的，持证企业应当在许可证有效期届满前 6 个月，向原发证机关申请换发药品生产许可证。原发证机关结合企业遵守法律法规、GMP 和质量体系运行情况，根据风险管理原则进行审查，在药品生产许可证有效期届满前作出是否准予其换证的决定。符合规定准予重新发证的，收回原证，重新发证；不符合规定的，作出不予重新发证的书面决定，并说明理由，同时告知申请人享有依法申请行政复议或者行政诉讼的权利；逾期未作出决定的，视为同意重新发证，并予补办相应手续。

（2）药品生产许可证的注销：有下述情形之一的，注销药品生产许可证并予以公告。

①主动申请注销药品生产许可证的；②药品生产许可证有效期届满未重新发证的；③营业执照依法被吊销或者注销的；④药品生产许可证依法被吊销或者撤销的；⑤法律、法规规定应当注销行政许可的其他情形。

（3）药品生产许可证的遗失：药品生产许可证遗失的，药品上市许可持有人、药品生产企业应当向原发证机关申请补发，原发证机关按照原核准事项在 10 个工作日内补发。许可证编号、有效期等与原许可证一致。

二、药品生产管理

（一）从事药品生产活动应符合的法定要求

从事药品生产活动，应当遵守 GMP，按照国家药品标准、药品注册标准和生产工艺进行生产，按照规定提交并持续更新场地管理文件，对质量体系运行过程进行风险评估和持续改进，保证药品生产全过程持续符合法定要求。

（二）药品生产企业主要负责人的职责

药品上市许可持有人的法定代表人、主要负责人对药品生产活动和药品质量全面负责。

在药品质量方面担任的职责有：①配备专门质量负责人独立负责药品质量管理；②配备专门质量授权人独立履行药品上市放行责任；③监督质量管理体系正常运行；④对药品生产企业、供应商等相关方与药品生产相关的活动定期开展质量体系审核，保证持续合规；⑤按照变更技术要求，履行变更管理责任；⑥对委托经营企业进行质量评估，与使用单位等进行信息沟通；⑦配合药品监督管理部门对药品上市许可持有人及相关方的延伸检查；⑧发生与药品质量有关的重大安全事件，应当及时报告并按持有人制定的风险管理计划开展风险处置，确保风险得到及时控制；⑨其他法律法规定的责任。

在药品生产活动方面承担的职责为：①配备专门质量负责人独立负责药品质量管理，监督质量管理规范执行，确保适当的生产过程控制和质量控制，保证药品符合国家药品标准和药品注册标准；②配备专门质量授权人履行药品出厂放行责任；③监督质量管理体系正常运行，保证药品生产过程控制、质量控制以及记录和数据真实性；④发生与药品质量有关的重大安全事件，应当及时报告并按企业制定的风险管理计划开展风险处置，确保风险得到及时控制；⑤其他法律法规规定的责任。

（三）药品生产活动的管理

1. 药包材的相关要求　从事药品生产活动，应当对使用的原料药、辅料、直接接触药品的包装材料和容器等相关物料供应商或者生产企业进行审核，其购进、使用符合法规要求。

生产药品所需的原料、辅料，应当符合药用要求及相应的 GMP。直接接触药品的包装材料和容器，应当符合药用要求，符合保障人体健康、安全的标准。

2. 防止污染、混淆和差错　药品生产企业应当采取防止污染、交叉污染、混淆和差错的控制措施，定期检查评估控制措施的适用性和有效性，以确保药品达到规定的国家药品标准和药品注册标准，并符合药品生产质量管理规范要求。

药品包装操作应当采取降低混淆和差错风险的措施，药品包装应当确保有效期内的药品储存运输过程中不受污染。

3. 药品放行的规定　药品上市许可持有人、药品生产企业应当建立药品出厂放行规程，明确出厂放行的标准、条件，并对药品质量检验结果、关键生产记录和偏差控制情况进行审核，对药品进行质量检验。符合标准、条件的，经质量授权人签字后方可出厂放行。中药饮片符合国家药品标准或者省级药品监督管理部门制定的炮制规范的，方可出厂、销售。

（四）药品上市后安全性监测

药品上市许可持有人应当持续开展药品风险获益评估和控制，制定上市后药品风险管理计划，对药品的安全性、有效性和质量可控性进行进一步确证，加强对已上市药品的安全性监测。

药品上市许可持有人应当建立药物警戒体系，按照国家药品监督管理部门制定的药物警戒质量管理规范开展药物警戒工作。药品上市许可持有人、药品生产企业应当经常考察本单位的药品质量、疗效和不良反应。发现疑似不良反应的，应当及时按照要求报告。

（五）变更要求

药品上市许可持有人应当按照 GMP 的要求对生产工艺变更进行管理和控制，对生产工艺变更应当开展研究，并依法取得批准、备案或者进行报告，接受药品监督管理部门的监督检查。

药品上市许可持有人、药品生产企业的质量管理体系相关的组织机构、企业负责人、生产负责人、质量负责人、质量授权人发生变更的，应当自发生变更之日起 30 日内，完成登记手续。

疫苗上市许可持有人应当自发生变更之日起 15 日内，向所在地省级药品监督管理部门报告生产负责人、质量负责人、质量授权人等关键岗位人员的变更情况。

（六）产品质量回顾性分析

药品上市许可持有人、药品生产企业应当每年对所生产的药品按照品种进行产品质量回顾分析、记录，以确认工艺稳定可靠，以及原料、辅料、成品现行质量标准的适用性。

（七）短缺药品停产报告制度

属于国家实施停产报告的短缺药品清单的药品，药品上市许可持有人停止生产的，应当在计划停产实施 6 个月前向所在地省级药品监督管理部门报告；发生非预期停产的，在 3 日内报告所在地省级药品监督管理部门，必要时，向国家药品监督管理部门报告。药品监督管理部门接到报告后，应当及时通报同级短缺药品供应保障工作会商联动机制牵头单位。

三、药品生产监督检查

药品生产监督检查包括药品生产许可证换发的现场检查、企业生产活动合规检查、日常监督检查等，检查的主要内容是药品生产企业执行有关法律法规及实施 GMP 的情况。监督检查时，药品生产企业应当提供相关材料，监督检查完成后，药品监督管理部门应当在药品生产许可证副本上载明检查情况。

《药品生产监督管理办法》明确了对企业执行 GMP 情况进行检查，监督企业生产活动的合规性，对企业持续符合 GMP 要求提出了更高的要求。通过上市前的检查、许可检查、上市后的检查、行政处罚等措施，将执行药品生产质量管理规范的监管网络进行了细化，监管检查形式更加多样、灵活。

为了适应社会发展和药品监管新形势的要求，药品监督管理部门对日常监督检查的力度不断加强，监督责任落实到人，推行分类重点监管、网格化监管和利用互联网技术实施智能化监管。

（一）药品生产监督检查概述

1. 药品生产监督检查的机构及职责　国家药品监督管理局主管全国药品生产监督管理工作，并对省级药品监督管理部门生产监督检查工作进行监督和指导。省级药品监督管理部门负责本行政区域内的药品生产监督管理工作，承担药品生产许可、生产监督检查和处罚等事项。

国家药品监督管理部门食品药品审核查验中心（以下简称核查中心）负责组织制定药品检查技术规范和文件，承担境外相关的药品生产监督检查，组织疫苗巡查，分析评估检查，发现风险隐患，作出检查结论并提出处置建议，并对各省级药品检查机构质量管理体系的建立和运行进行指导和评估。国家药品监督管理部门信息中心负责药品追溯协同服务平台、药品安全信用档案建设和管理，对药品生产场地进行统一编码。

药品监督管理部门依法设置或者指定的药品审评、检验、核查、监测与评价等专业技术机构，为药品生产监督管理提供技术支撑，出具相关的技术结论。

2. 职业化、专业化检查员制度　《药品管理法》一百零四条明确规定，国家建立职业化、专业化药品检查员队伍。《药品生产监督管理办法》第五十一条规定，药品监督管理部门应当建立健全职业化、专业化检查员制度，明确检查员的资格标准、检查职责、分级管理、能力培训、行为规范、绩效评价和退出程序等规定，提升检查员的专业素质和工作水平。检查员应当熟悉药品法律法规，具备药品专业知识。

药品监督管理部门应当根据监管事权、药品产业规模及检查任务等，配备充足的检查员队伍，保障检查工作需要。有疫苗等高风险药品生产企业的地区，还应当配备相应数量的具有疫苗等高风险药品检查技能和经验的药品检查员。

3. 药品飞行检查　药品飞行检查，是指药品监督管理部门针对药品研制、生产、经营、使用等环节开展的不预先告知的监督检查。为适应药品安全监管新形势，保证药品生产质量，提高监管效果，2006 年，国家食品药品监管局发布《药品 GMP 飞行检查暂行规定》，建立飞行检查制度。2015 年，国家食品药品监督管理总局颁布《药品医疗器械飞行检查办法》（国家食品药品监督管理总局令第 14 号），进一步明确了药品飞行检查组织实施的程序和职责。国务院药品监督管理部门负责组织实施全国范围内的药品医疗器械飞行检查，地方各级药品监督管理部门负责组织实施本辖区的药品医疗器械飞行检查。

药品飞行检查具有行动的保密性、检查的突然性、接待的绝缘性、现场的灵活性、记录的即时性等特点。飞行检查有助于监管部门第一时间掌握药品生产企业真实生产情况，对发现药品生产的问题及时取证、调查和处理。2015年，国家食品药品监督管理总局开展了银杏叶药品专项治理工作，通过飞行检查，发现个别银杏叶药品生产企业存在严重违法行为。通过对研制、生产、经营和使用环节全生命周期的监管，进一步强化了企业的自律意识和守法自觉性。必要时，药品监督管理部门可以联合公安机关等有关部门共同开展飞行检查。

（1）飞行检查的适用情形

1）投诉举报或者其他来源的线索表明可能存在质量安全风险的；

2）检验发现存在质量安全风险的；

3）药品不良反应或者医疗器械不良事件监测提示可能存在质量安全风险的；

4）对申报资料真实性有疑问的；

5）涉嫌严重违反药品生产质量管理规范要求的；

6）企业有严重不守信记录的；

7）其他需要开展飞行检查的情形。

（2）飞行检查的程序及要求：检查组到达检查现场后，检查人员出示相关证件和执法证明文件，通报检查要求及被检查单位的权利和义务。被检查单位及相关人员应按照检查组要求，配合检查工作，提供保持正常生产状态，提供真实、有效、完整的文件、记录、票据、凭证、电子数据等相关材料，如实回答检查组的询问。

检查组应当详细记录检查时间、地点、现场状况等，对发现的问题进行记录，并根据实际情况收集或者复印相关文件资料、拍摄相关设施设备及物料等实物和现场情况、采集实物以及询问有关人员等。询问记录应当包括询问对象姓名、工作岗位和谈话内容等，并经询问对象逐页签字或者按指纹。

记录应当及时、准确、完整，客观真实反映现场检查情况。检查组认为证据可能灭失或者以后难以取得的，以及需要采取行政强制措施的，可以通知被检查单位所在地药品监督管理部门，药品监督管理部门依法采取证据保全或者行政强制措施。

检查结束时，检查组应当向被检查单位通报检查相关情况。被检查单位有异议的，可以陈述和申辩，检查组应当如实记录。检查组应当撰写检查报告。检查报告的内容包括检查过程、发现问题、相关证据、检查结论和处理建议等。

（3）法律责任：根据飞行检查结果，药品监督管理部门可以依法采取限期整改、发告诚信、约谈被检查单位、监督召回产品、收回或者撤销相关资格证明文件，以及暂停研制、生产、销售、使用等风险控制措施。风险因素消除后，及时解除相关风险控制措施。

被检查单位拒绝、逃避检查的，检查组对其行为进行书面记录，责令改正并及时报告组织实施飞行检查的药品监督管理部门，经责令改正后仍不改正、造成无法完成检查工作的，检查结论判定为不符合相关质量管理规范或者其他相关要求。

被检查单位因违法行为应当受到行政处罚，且具有拒绝、逃避监督检查或者伪造、销毁、隐匿有关证据材料等情形的，由药品监督管理部门按照《药品管理法》《中华人民共和国药品管理法实施条例》《医疗器械监督管理条例》等有关规定从重处罚。

飞行检查发现的违法行为涉嫌犯罪的，由负责立案查处的药品监督管理部门移送公安机关，并抄送同级检察机关。

（二）药品生产监督检查的主要内容

药品生产监督检查包括许可检查、常规检查、有因检查和其他检查。具体内容主要涵盖以下几个方面。

1. 药品上市许可持有人、药品生产企业执行有关法律、法规及实施药品生产质量管理规范、药物警戒质量管理规范以及有关技术规范等情况。

2. 药品生产活动是否与药品品种档案载明的相关内容一致。

3. 疫苗储存、运输管理规范执行情况。

4. 药品委托生产质量协议及委托协议。

5. 风险管理计划实施情况。

6. 变更管理情况。

（三）药品生产监督检查计划及频次

1. 药品生产监督检查的原则及年度计划 省级药品监督管理部门应当坚持风险管理、全程管控原则，根据风险研判情况，制订年度检查计划并开展监督检查。年度检查计划至少包括检查范围、内容、方式、重点、要求、时限、承担检查的机构等。

2. 药品生产监督检查年度频次要求 省级药品监督管理部门应当根据药品品种、剂型、管制类别的不同，结合国家药品安全总体情况、药品安全风险警示信息、重大药品安全事件及调查处理信息等，以及既往检查、检验、不良反应监测、投诉举报等情况确定检查频次，具体见表 7-2。省级药品监督管理部门可以结合本行政区域内药品生产监管工作实际情况，调整检查频次。

表 7-2　药品生产监督检查频次

药品类别	检查频次要求
麻醉药品、第一类精神药品、药品类易制毒化学品	≥1 次/季度
疫苗、血液制品、放射性药品、医疗用毒性药品、无菌药品等高风险药品	≥1 次/年 GMP 符合性检查
其他药品	每年抽取一定比例开展监督检查，3 年内对本行政区域内企业全部进行检查
原料、辅料、直接接触药品的包装材料和容器等	每年抽取一定比例开展监督检查，5 年内对本行政区域内企业全部进行检查

（四）药品生产监督检查过程要求

1. 药品生产监督检查合规 国家药品监督管理部门和省级药品监督管理部门组织监督检查时，应制订检查方案，明确检查标准，如实记录现场检查情况，需要抽样检验或者研究的，按照有关规定执行。检查结论应当清晰明确，检查发现的问题应当以书面形式告知被检查单位。需要整改的，应当提出整改要求和整改期限，必要时对整改后情况实施检查。

在进行监督检查时，药品监督管理部门应当指派 2 名以上检查人员实施监督检查，检查人员应当向被检查单位出示执法证件。药品监督管理部门工作人员对知悉的商业秘密应当保密。

2. 被检查企业的义务 监督检查时，药品上市许可持有人和药品生产企业应根据检查需要说明情况、提供的有关材料有：药品生产场地管理文件以及变更材料；药品生产企业接受监督检查及整改落实情况；药品质量不合格的处理情况；药物警戒机构、人员、制度制定情况以及疑似药品不良反应监测、识别、评估、控制情况；实施附条件批准的品种，开展上市后研究的材料；需要审查的其他必要材料。

3. 发现安全隐患处理措施 国家药品监督管理部门和省级药品监督管理部门检查时发现药品生产管理或者疫苗储存、运输管理存在缺陷，有证据证明可能存在安全隐患的，应当依法采取相应措施。

基本符合 GMP 要求，需要整改的，应当发出告诫信并依据风险大小采取告诫、约谈、限期整改等措施；药品存在质量问题或者其他安全隐患的，药品监督管理部门根据监督检查情况，发出告诫信，并依据风险大小采取暂停生产、销售、使用、进口等控制措施。

药品生产监督检查时，发现存在药品质量安全风险的，应当及时向派出单位报告。经研判属于重大药品质量安全风险的，应及时向上一级药品监督管理部门和同级地方人民政府报告。发现存在涉嫌违反药品相关法律规范的行为，应当及时采取现场控制措施，收集证据。药品监督管理部门按照职责和权限依法查处，涉嫌犯罪的移送公安机关处理。

4. 其他规定

（1）药品监管信息的规定：省级药品监督管理部门应当依法将本行政区域内药品上市许可持有人和药品生产企业的监管信息归入到药品安全信用档案管理，并保持相关数据的动态更新。监管信息包括药品生产许可、日常监督检查结果、违法行为查处、药品质量抽查检验、不良行为记录和投诉举报等内容。

（2）建立药品追溯制度：药品上市许可持有人、药品生产企业应当建立并实施药品追溯制度。按照规定赋予药品各级销售包装单元追溯标识，通过信息化手段实施药品追溯，及时准确记录、保存药品追溯数据，并向药品追溯协同服务平台提供追溯信息。

（3）禁止商业贿赂行为的规定：国家药品监督管理部门和省级药品监督管理部门在生产监督管理工作中，不得妨碍药品上市许可持有人、药品生产企业的正常生产活动，不得索取或者收受财物，不得谋取其他利益。个人和组织发现药品上市许可持有人或者药品生产企业进行违法生产活动的，有权向药品监督管理部门举报，药品监督管理部门应当按照有关规定及时核实、处理。

（五）法律责任

1. 未经许可变更的法律责任 未经许可变更生产地址、市场范围的，药品生产许可证超过有效期限仍进行生产的，按照《药品管理法》第一百一十五条给予处罚。

2. 药品上市许可持有人和药品生产企业未按照 GMP 的要求生产的法律责任 有下列情形之一，属于《药品管理法》第一百二十六条规定的情节严重情形的，依法予以处罚：①未配备专门质量负责人独立负责药品质量管理、监督质量管理规范执行；②未配备专门质量授权人履行药品上市放行责任的；③未配备专门质量授权人履行药品出厂放行责任的；④质量管理体系不能正常运行，药品生产过程控制、质量控制的记录和数据不真实；⑤对已识别的风险未及时采取有效的风险控制措施，无法保证产品质量；⑥其他严重违反 GMP 的情形；⑦辅料、直接接触药品的包装材料和容器的生产企业及供应商未遵守质量管理规范等相关要求的，不能确保质量保证体系持续合规的。

3. 药品监督管理部门人员违法规定的法律责任 药品监督管理部门有下列行为之一的，对直接负责的主管人员和其他直接责任人员按照《药品管理法》第一百四十九条的规定给予处罚：瞒报、谎报、缓报、漏报药品安全事件；对发现的药品安全违法行为未及时查处；未及时发现药品安全系统性风险，或者未及时消除监督管理区域内药品安全隐患，造成严重影响；其他不履行药品监督管理职责，造成严重不良影响或者重大损失。

4. 其他规定 企业名称、住所（经营场所）、法定代表人未按规定办理登记事项变更的，未按照规定每年对直接接触药品的工作人员进行健康检查并建立健康档案，未按照规定对列入国家实施停产报告的短缺药品清单的药品进行停产报告的，由所在地省级药品监督管理部门处 1 万元以上 3 万元以下的罚款。

第三节 药品委托生产

一、药品委托生产管理概述

《药品管理法》第三十二条规定，药品上市许可持有人可以自行生产药品，也可以委托药品生产企业生产。

药品委托生产是指药品上市许可持有人或药品生产企业（以下称委托方）在暂不具备生产条件和能力或产能不足暂不能保障市场供应的情况下，将其持有药品批准文号的药品委托其他药品生产企业（以下称受托方）全部生产的行为，不包括部分工序的委托加工行为。

国家药品监督管理部门负责对全国药品委托生产的审批和监督管理进行指导和监督检查。各省级药品监督管理部门负责药品委托生产的审批和监督管理。疫苗的委托生产需要经过国家药品监督管理部门批准。

《药品生产监督管理办法》和《药品委托生产监督管理规定》明确了药品委托生产的相关要求和管理规定。

二、药品委托生产监督管理

（一）药品委托生产的条件和要求

1. 委托方的要求和责任　委托生产药品的，委托方应当是取得药品批准文号的药品上市许可持有人或者药品生产企业。

委托他人生产制剂的药品上市许可持有人，应当具备的条件为：①有依法经过资格认定的药学技术人员、工程技术人员及相应的技术工人，法定代表人、企业负责人、生产管理负责人、质量管理负责人、质量授权人及其他相关人员符合《药品管理法》《疫苗管理法》规定的条件；②有能对所生产药品进行质量管理和质量检验的机构、人员；③有保证药品质量的规章制度，并符合GMP的要求。

委托方应与符合条件的药品生产企业签订委托协议和质量协议，将相关协议和实际生产场地申请资料提交至其所在地省级药品监督管理部门，申请办理药品生产许可证。

委托方应当对受托方的生产条件、生产技术和质量管理状况进行详细的考察，应当向受托方提供委托生产药品的技术和质量文件，对生产全过程进行指导和监督，并负责委托生产药品的批准放行。委托方应当对受托方的质量保证能力和风险管理能力进行评估，监督受托方履行有关协议约定的义务。委托方负责委托生产药品的质量和销售。

2. 受托方的要求　受托方必须是持有与其受托生产的药品相适应的GMP认证证书的药品生产企业。受托方应当按照委托方提供的技术和质量文件及GMP的要求进行生产。委托生产药品的质量标准应当执行国家药品标准，其药品名称、剂型、规格、处方、生产工艺、原料药来源、直接接触药品的包装材料和容器、包装规格、标签、说明书、批准文号等应当与委托方持有的药品批准证明文件的内容相同。

3. 委托方和受托方的责任　委托生产药品的双方应当签订书面合同，内容应当包括质量协议，明确双方的权利与义务，并具体规定双方在药品委托生产管理、质量控制等方面的质量责任及相关的技术事项，且应当符合国家有关药品管理的法律法规。

在委托生产的药品包装、标签和说明书上，应当标明委托方企业名称和注册地址、受托方企业名称和生产地址。

受托方不得将接受委托生产的药品再次委托第三方生产。经批准或者通过关联审评审批的原料药应当自行生产，不得再行委托他人生产。

（二）药品委托生产的申请和审批

进行药品委托生产，委托方应向首先将《药品委托生产申请表》连同申请材料报受托方所在地省级药品监督管理部门审查；经审查同意后，按规定向委托方所在地省级药品监督管理部门提出申请。

受托方所在地省级药品监督管理部门对药品委托生产的申报资料进行审查，并结合日常监管情况出具审查意见。审查工作时限为20个工作日。

委托方所在地省级药品监督管理局接到药品委托生产申请后，应当在5个工作日内作出受理或者不予受理的决定，出具书面的《受理通知书》或者《不予受理通知书》。

委托方所在地省级药品监督管理部门自受理之日起 20 个工作日内，对药品委托生产的申请进行审查，并作出决定；20 个工作日内不能作出决定的，经本部门负责人批准，可以延长 10 个工作日，并应当将延长期限的理由告知委托方。经审查符合规定的，应当予以批准，并自书面批准决定作出之日起 10 个工作日内向委托方发放《药品委托生产批件》；不符合规定的，应当书面通知委托方并说明理由。

对于首次申请，应当组织对受托生产现场进行检查。对于委托方和受托方不在同一省（自治区、直辖市）的，生产现场检查由委托方所在地省级药品监督管理局联合受托方所在地省级药品监督管理局组织开展。

（三）《药品委托生产批件》的管理

《药品委托生产批件》有效期不超过 3 年，且不得超过委托生产双方的药品生产许可证、委托生产药品批准证明文件的有效期。有效期届满需要继续委托生产的，委托方应在有效期届满 3 个月前，提交相应的申请材料办理延续手续。

委托方、受托方和委托生产药品中任一项发生实质性变化的，应该按规定办理审批或者变更手续。委托生产合同提前终止的，委托方应当及时提交终止委托生产的申请，办理注销手续。

（四）药品委托生产的监督管理

省级药品监督管理部门应当组织对本行政区域内委托生产药品的企业（包括委托方和受托方）进行监督检查。对于委托方和受托方不在同一省（自治区、直辖市）的，委托方所在地省级药品监督管理部门可以联合受托方所在地省级药品监督管理部门组织对受托方受托生产情况进行延伸检查。监督检查和延伸检查发现企业存在违法违规行为的，依法予以处理。委托生产双方所在地省级药品监督管理部门应当及时通报监督检查情况和处理结果。重大问题，应当及时上报国家药品监督管理部门。

省级药品监督管理部门应当定期对委托生产审批和监管情况进行汇总、分析和总结，并在每年 3 月 31 日前将上一年度情况报国家药品监督管理部门。按照《药品管理法》以及《药品委托生产监督管理规定》要求，不同类别药品委托生产的审批要求见表 7-3。此外，《食品药品监管总局关于加强中药生产中提取和提取物监督管理的通知》（食药监药化监〔2014〕135 号，2014 年 7 月 29 日颁布并施行）和《国家食品药品监督管理总局关于落实中药提取和提取物监督管理有关规定的公告》（2015 年第 286 号，2015 年 12 月 31 日发布）中规定，自 2016 年 1 月 1 日起，一律停止中药提取的委托加工。

表 7-3　不同类别药品委托生产的审批要求

药品类别	委托生产审批要求
血液制品、麻醉药品、精神药品、医疗用毒性药品、药品类易制毒化学品及其复方制剂、生物制品、多组分生化药品、中药注射剂和原料药及 NMPA 规定的其他药品	不得委托生产
放射性药品	按照有关法律法规规定办理
其他药品	由委托生产双方所在地省级药品监督管理部门负责受理和审批

第四节　药品生产质量管理规范

一、药品生产质量管理规范概述

《药品生产质量管理规范》，简称 GMP，是国际上通行的药品生产和质量管理准则，用于防止药品生产过程中出现污染、差错，保证药品质量。

（一）GMP 的产生和发展

GMP 是药品生产实践中经验和教训的总结，20 世纪中期的磺胺中毒事件、"沙利度胺"事件等重大药物灾难促发其诞生。美国率先制定 GMP，并于 1963 年作为法令正式颁布《动态药品生产质量管理规范》（current GMP，cGMP），要求本国药品生产企业按规定对药品的生产过程进行控制。1969 年，WHO 建议各成员国的药品生产采用 GMP 制度，并在"关于实施国际贸易中药品质量保证制度的指导原则"中规定：出口药品必须按照药品 GMP 的要求进行。1975 年 11 月，WHO 正式颁布 GMP；1977 年第 28 届世界卫生大会时，WHO 再次向成员国推荐 GMP，并确定为 WHO 的法规。到 1980 年，颁布本国 GMP 的国家已达到 63 个。目前，全世界已经有 100 多个国家和地区推行 GMP。

我国最早提出在制药企业中推行 GMP 是在 20 世纪 80 年代初。1982 年，中国医药工业公司参照一些发达国家的 GMP 制定了《药品生产质量管理规范》（试行稿），并开始在一些制药企业试行；1984 年中国医药工业公司对《药品生产质量管理规范》（试行稿）进行修改并经国家中医药管理局审查后，正式颁布并在全国推行。1985 年我国《药品管理法》中明确"药品生产企业必须按照国务院卫生行政部门制定的《药品生产质量管理规范》的要求，制定和执行保证药品质量的规章制度和卫生要求"，第一次从法律的高度提出 GMP 的要求。1988 年，卫生部颁布《药品生产管理质量管理规范》（1988 年版）；1992 年、1998 年、2010 年国家相关部门对 GMP 又分别进行了修订。我国现行 2010 年版 GMP 根据"软硬件并重"的原则，贯彻质量风险管理和全面质量管理的理念，强调指导性和可操作性，更加注重科学性，质量管理要求更高、更严格，达到了与 WHO GMP 基本一致的水平。

我国一直以来对药品生产企业实行药品生产许可和药品品种 GMP 认证进行双重认证管理。为强化药品上市许可持有人的质量责任意识，2019 年 12 月 1 日起，国家药品监督管理局取消了 GMP 认证，不再发放药品 GMP 证书，而是强调将企业执行 GMP 情况等作为日常监督检查的一部分。2020 年新修订的《药品生产监督管理办法》要求，省级药品监督管理部门承担对辖区内药品生产企业的监管职能，对药品生产企业开展上市前的药品 GMP 符合性检查和监督检查，上市前的药品 GMP 合规性检查是与品种结合并针对药品 GMP 进行的全面检查，通常和注册核查同时开展，监督检查则是对生产企业实施药品 GMP 情况的定期检查。

（二）GMP 的分类和特点

1. GMP 的分类　从颁布机构和效力来看可分为三类：①国际组织制定和推荐：如 WHO 的 GMP、欧盟的 GMP 等。②各国政府颁布并强制推行：如中国、美国、日本等都制定了本国的 GMP。③制药工业组织制定：如美国制药工业联合会、瑞典工业协会等制定的 GMP。各国政府颁布的 GMP，适用于某个国家，具有法律效力；国际组织或制药组织制定的 GMP 不具有法律效力，仅作为建议和参考，适用于多个成员国或行业、组织内部。

2. GMP 的特点

（1）原则性：GMP 的条款仅指明了要求的目标，而没有列出如何达到这些目标的方法。执行 GMP 要求的方法和手段是灵活的、多样的，药品生产企业应结合自身实际情况，选择适宜的方式。

（2）时效性：GMP 条款是根据该国、该地区制药工业发展的一般水平来制定的，对目前可行的、有实际意义的方面作出的规定，随着医药科技和经济贸易的发展，需要定期或不定期进行修订、补充。

（3）基础性：GMP 是保证药品生产质量的最低标准，在制定时即考虑到了本国或本地区大多数药品生产企业的执行能力。

（4）多样性：各个国家 GMP 在内容条款上基本相同，但所要求的精度和严格程度却存在很大差异，体现了各国制药企业发展水平的差异和各自的特色，反映了各国政府对本国制药工业在药品生产中质量管理方面的要求趋向。

（5）全面性：GMP 的中心思想是任何药品的质量源于设计，而不是生产和检验出来的。因此，GMP 的条款针对生产过程中所有影响药品质量的因素和环节作出明确要求，如人员、设备、环境、文件系统、物料等因素及生产管理、质量检验和控制、质量保证、仓储、运输等环节，实行全面质量管理。

（6）基于事实的决策和可追溯性：GMP 要求与质量相关的一切活动有据可查、有迹可循，强调基于事实的决策（如确认或验证）、操作的标准化（如标准操作规程）和行为记录。

二、我国药品生产质量管理规范

我国现行的 GMP 为 2010 年修订，自 2011 年 3 月 1 日起实施，共有内容 14 章，313 条。

《药品生产质量管理规范》（2010 年修订）

第一章　总则	第八章　文件管理
第二章　质量管理	第九章　生产管理
第三章　机构与人员	第十章　质量控制与质量保证
第四章　厂房与设施	第十一章　委托生产与委托检验
第五章　设备	第十二章　产品发运与召回
第六章　物料与产品	第十三章　自检
第七章　确认与验证	第十四章　附则

（一）总则

2010 年版 GMP 总则明确要求企业应当建立质量体系，并明确 GMP 是质量管理体系的一部分。

（二）质量管理

GMP 第二章"质量管理"共 11 条，包括"原则""质量保证""质量控制""质量风险管理" 4 节。本章明确要求企业建立符合药品质量管理要求的质量目标，将药品注册的有关安全、有效和质量可控的所有要求，系统地贯彻到药品生产、控制及产品放行、贮存、发运的全过程中，确保所生产的药品符合预定用途和注册要求；对质量保证系统的内容、生产质量管理和质量控制的基本要求作了规定；并要求企业在整个药品生命周期中，采用前瞻或回顾的方式，对质量风险进行评估、控制、沟通、审核。

（三）机构与人员

第三章"机构与人员"共 4 节 22 条，明确企业应当设置独立的质量管理部门；增加了对关键人员（企业负责人、生产负责人、质量管理负责人和质量授权人）主要职责要求和对人员培训及人员卫生的具体要求。本章要求企业应当明确规定每个部门和每个岗位的职责，与药品生产、质量有关的所有人员都应当经过培训。

（四）厂房与设施、设备

第四章"厂房与设施"对药品生产的厂房（包括生产区、仓储区、质量控制区和辅助区）的设计、布局和使用要求作了详细说明，第五章"设备"对药品生产和检验的设备及仪器的使用和维护、制药用水的使用作了明确的规定，两章共 64 条，加上 GMP 附录中对不同类别药品生产的规定，要求更明确、更具体。主要内容有：

1. 厂房和设施的要求　厂房的选址、设计、布局、建造、改造和维护必须符合药品生产要求；厂区和厂房内的人、物流走向应当合理；厂房、设施的设计和安装应当能够有效防止昆虫和其他动物进入；生产区和贮存区应当有足够的空间，确保有序地存放设备、物料、中间产品、待包装产品和成品，避免混淆、交叉污染、或差错。

为降低污染和交叉污染的风险，厂房、生产设施和设备应当根据所生产药品的特性、工艺流程及相应洁净度级别要求合理设计、布局和使用，并应综合考虑药品的特性、工艺和预定用途等因素，确定厂房、生产设施和设备多产品共用的可行性，并有相应评估报告。

仓储区应当有足够的空间，确保有序存放待验、合格、不合格、退货或召回的原辅料、包装材料、中间产品、待包装产品和成品等各类物料和产品。

质量控制实验室通常应当与生产区分开；生物检定、微生物和放射性同位素的实验室应当彼此分开；实验动物房应当与其他区域严格分开，其设计、建造应当符合国家有关规定，并设有独立的空气处理设施以及动物的专用通道。

2. 设备要求 应当建立设备使用、清洁、维护和维修的操作规程；经改造或重大维修的设备应当进行再确认；用于药品生产或检验的设备和仪器，应当有使用日志；主要生产和检验设备都应当有明确的操作规程；应当按照操作规程和校准计划定期对生产和检验用设备以及仪器进行校准和检查。

在设备一章中，还对制药用水做了规定：制药用水应当适合其用途，并符合《中国药典》的质量标准及相关要求；至少应当采用饮用水，并对制药用水及原水的水质进行定期监测。

3. 洁净区 洁净区与非洁净区之间、不同级别洁净区之间的压差应当不低于10Pa。必要时，相同洁净度级别的不同功能区域（操作间）之间也应当保持适当的压差梯度。

根据空气中悬浮粒子和微生物浓度，将无菌药品和生物制品生产所需的洁净区分为四个等级，详见表 7-4 和表 7-5。

表 7-4　洁净区各级别空气悬浮粒子的标准

洁净度级别	悬浮粒子最大允许数/（立方米）			
	静态		动态	
	0.5～4.9μm	≥5.0μm	0.5～4.9μm	≥5.0μm
A 级	3 520	20	3 520	20
B 级	3 520	29	352 000	2 900
C 级	352 000	2 900	3 520 000	29 000
D 级	3 520 000	29 000	不作规定	不作规定

表 7-5　洁净区各级别微生物监测的动态标准

洁净度级别	浮游菌（cfu/m²）	沉降菌（90mm）（cfu/4 小时）	表面微生物	
			接触（55 mm）（cfu/碟）	5 指手套（cfu/手套）
A 级	<1	<1	<1	<1
B 级	10	5	5	5
C 级	100	50	25	—
D 级	200	100	50	—

（五）物料与产品

第六章关于物料与产品的规定共 36 条，分别对生产所用原辅料、包装材料、中间产品和成品的处理要求作了规定。明确要求对物料供应商进行质量评估，要求建立物料和产品处理（包含运输和退货过程）的操作规程，规定制剂产品不得重新加工。

（六）确认与验证

第七章"确认与验证"共 12 条，其中明确指出：企业的厂房、设施、设备和检验仪器应当经过确认，应当采用经过验证的生产工艺、操作规程和检验方法进行生产、操作和检验，并保持持续的验证状态；清洁方法应当进行验证，影响药品质量的主要因素变更时，均应进行验证或确认。

（七）文件管理

第八章"文件管理"共 34 条，明确指出文件是质量保证系统的基本要素；企业必须有内容正确的书面质量标准、生产处方和工艺规程、操作规程及记录等文件；与本规范有关的每项活动均应当有记录，以保证产品生产、质量控制和质量保证等活动可以追溯。本章还对质量标准、工艺规程、批生产记录的内容和处理作了具体要求。

（八）生产管理

第九章"生产管理"共 33 条，就防止生产过程中的污染和交叉污染、生产操作和包装操作三个方面进行了具体要求，主要内容包括：生产过程中应当采取防止污染和交叉污染的措施，并定期检查评估其适应性和有效性；生产和包装均应当按照批准的工艺规程和操作规程进行操作并有相关记录；每批次生产前应检查有无上批遗留物料，阶段生产后应清场；应当进行中间控制和必要的环境监测。

（九）质量控制与质量保证

第十章"质量控制与质量保证"中，关于质量管理作了非常详细而具体的规定，包括对质量控制实验室的管理、物料及产品的放行、持续稳定性考察、变更控制、偏差处理、纠正措施和预防措施、供应商的评估和批准、产品质量回顾分析、投诉与不良反应报告的具体要求。主要内容如下：

质量控制负责人应当具有足够的管理实验室的资质和经验；实验室检验人员至少应当具有相关专业中专或高中以上学历，并经过与所从事的检验操作相关的实践培训且通过考核。质量控制实验室应当按规定进行取样、留样和检验，应当建立检验结果超标调查的操作规程。

应当分别建立物料和产品批准放行的操作规程，明确批准放行的标准、职责。物料应当由指定人员签名批准放行；每批药品均应当由质量授权人签名批准放行；疫苗类制品、血液制品、用于血源筛查的体外诊断试剂以及国家药品监督管理局规定的其他生物制品放行前还应当取得批签发合格证明。

持续稳定性考察是在有效期内监控已上市药品的质量，以发现药品与生产相关的稳定性问题（如杂质含量或溶出度特性的变化），并确定药品能够在标示的贮存条件下，符合质量标准的各项要求。持续稳定性考察应当有考察方案，结果应当有报告；考察的时间应当涵盖药品有效期；考察批次数和检验频次应当能够获得足够的数据，以供趋势分析。应当对不符合质量标准的结果或重要的异常趋势进行调查，必要时应当实施召回。

企业应当建立变更控制系统，对所有影响产品质量的变更进行评估和管理。改变原辅料、与药品直接接触的包装材料、生产工艺、主要生产设备以及其他影响药品质量的主要因素时，还应当对变更实施后最初至少三个批次的药品质量进行评估。如果变更可能影响药品的有效期，则质量评估还应当包括对变更实施后生产的药品进行稳定性考察。

企业应当建立偏差处理的操作规程，规定偏差的报告、记录、调查、处理以及所采取的纠正措施，并有相应的记录。任何偏差都应当评估其对产品质量的潜在影响，企业还应当采取预防措施有效防止类似偏差的再次发生。质量管理部门应当负责偏差的分类，保存偏差调查、处理的文件和记录。

企业应当建立纠正措施和预防措施系统及实施纠正和预防措施的操作规程，对投诉、召回、偏差、自检或外部检查结果、工艺性能和质量监测趋势等进行调查并采取纠正和预防措施。实施纠正和预防措施过程中所有发生的变更应当予以记录。

质量管理部门应当对所有生产用物料的供应商进行质量评估，会同有关部门对主要物料供应商（尤其是生产商）的质量体系进行现场质量审计，并对质量评估不符合要求的供应商行使否决权。改变物料供应商，应当对新的供应商进行质量评估；改变主要物料供应商的，还需要对产品进行相关的验证及稳定性考察。质量管理部门应当向物料管理部门分发经批准的合格供应商名单。

企业应当按照操作规程，每年对所有生产的药品按品种进行产品质量回顾分析，以确认工艺稳定可靠，以及原辅料、成品现行质量标准的适用性，及时发现不良趋势，确定产品及工艺改进的方向。应当对回顾分析的结果进行评估，提出是否需要采取纠正和预防措施或进行再确认或再验证的评估意见及理由，并及时、有效地完成整改。

企业应当建立药品不良反应报告和监测管理制度，设立专门机构并配备专职人员负责管理。所有投诉都应当登记与审核，与产品质量缺陷有关的投诉，应当详细记录投诉的各个细节，并进行调查。

（十）GMP 附录

至 2022 年，国家药品监督管理局相继发布了 12 个附录：临床试验用药品、无菌药品、原料药、生物制品、血液制品、中药制剂、放射性药品、中药饮片、医用氧、取样、计算机化系统、确认与验证，作为 GMP 的配套文件它们对药品生产过程所涉及的各个方面做出了明确的规定。

第五节　药用辅料和药包材的生产质量管理

一、药用辅料和药包材在药品质量管理中的重要性

药用辅料，是指生产药品和调配处方时所用的赋形剂和附加剂，是药品的一部分。药用辅料的基本作用是使药品制剂成型时保持稳定性和均质性，或为适应制剂的特性以促进溶解、释放或提高靶向、控制起效时间等。没有优良的辅料就没有优质的制剂。我国《药品管理法》第四十五条明确规定：生产药品所需的原料、辅料，应当符合药用要求、药品生产质量管理规范的有关要求。

我国药用辅料的起步和发展较晚，20 世纪 70 年代以前，基本上没有开发和应用新的药用辅料，而且所生产的辅料质量不高，品种少，也没有专门的药用辅料生产厂家。改革开放后，我国的药用辅料获得了较大的发展，药用辅料生产企业规模逐渐壮大，品种也逐步增加。然而，在药用辅料的管理上仍然存在着一些问题，如监管手段欠缺、标准不齐全、企业诚信守法意识不强等。2012 年的毒胶囊事件也暴露出了我国药用辅料生产和使用中存在的问题。

药包材是直接接触药品的包装材料和容器的简称。药包材是药品不可分割的一部分，伴随药品生产、流通及使用的全过程，尤其是药品制剂，一些剂型本身就依附包装而存在（如胶囊剂、气雾剂等）。药与包材长期接触的过程中，包材中的化学成分可能被药品溶出、与药品互相作用或被药品长期浸泡而发生腐蚀剥落，从而影响药品质量和人的生命健康。因此，对药包材的要求相对于其他产品而言，一般要高得多。《药品管理法》第四十六条规定：直接接触药品的包装材料和容器，应当符合药用要求，符合保障人体健康、安全的标准，并由国务院药品监督管理部门在审批药品时一并审批。与药品质量管理相比，我国目前药包材质量管理较为滞后，大部分药包材生产企业规模较小，生产条件和检验能力差，质量管理制度和体系不健全，严重影响了药包材的质量。

二、药品辅料和药包材的生产监督管理

（一）药用辅料的管理

2006 年 3 月 23 日国家食品药品监督管理局发布了《药用辅料生产质量管理规范》，本规范作为推荐性的标准，为药用辅料生产企业提供指导和参考。本规范共 13 章，88 条，内容框架与《药

品生产质量管理规范》相似。总则明确了宗旨和总体要求，旨在确定药用辅料（以下简称辅料）生产企业实施质量管理的基本范围和要点，以确保辅料具备应有的质量和安全性，并符合使用要求。辅料生产的质量管理要求随工艺步骤的后移逐步提高，企业应根据辅料的生产工艺和产品的性质，确定执行规范的起始步骤。

《药用辅料生产质量管理规范》

第一章　总则	第八章　文件
第二章　机构、人员和职责	第九章　生产管理
第三章　厂房与设施	第十章　质量保证和质量控制
第四章　设备	第十一章　销售
第五章　物料	第十二章　自检和改进
第六章　卫生	第十三章　附则
第七章　验证	

2012 年 8 月，国家食品药品监督管理局发布《国家食品药品监督管理局关于印发加强药用辅料监督管理有关规定的通知》（国食药监办〔2012〕212 号，2013 年 2 月 1 日实施），本规定明确了药品生产企业、药用辅料生产企业以及药品监管部门各自的工作责任；明确了对药用辅料的监管模式，设立了信息公开、延伸监管以及利用社会资源加强监管的工作机制，进一步加大了对违法违规行为的打击力度。主要内容有：

（1）落实监督管理责任，把药用辅料的生产和使用纳入监管范围。特别是通过对药品生产企业的检查延伸到对药用辅料生产企业的检查。

（2）要求对药用辅料参照对原料药的管理模式，对企业实行许可，对产品实行许可，要求辅料生产企业按照药用辅料生产企业的管理规范的要求组织生产，提高生产企业的准入门槛，提高药用辅料标准。对于执行药用辅料的 GMP，今后将实行强制，并且把重点放在检查上。

（3）要求监督管理部门全面掌握辅料信息，进一步减少监管盲区。本规定要求药品制剂生产企业以及药用辅料生产企业应当如实填报所生产和使用的辅料生产相关信息。辅料企业应提供产品的信息，制剂生产企业应提供所使用辅料的来源和相关的信息，国家药品监督管理局建立填报的药用辅料数据库。

（4）建立药品辅料的数据库，详细记录药品的生产、使用、销售信息，并且在不涉及企业技术秘密的情况下，将一些信息公开，方便监管部门和社会部门对这些企业及其产品进行监督。

（5）严格处罚尺度，提高违法成本。同时，建立对企业不良信息的记录（包括检查的记录），公开违法行为、对违法行为的惩戒。

（二）药包材的管理

国家食品药品监督管理局于 2000 年 4 月 29 日以第 21 号局令颁布了《药品包装用材料、容器管理办法》（暂行），规定我国对药包材实行产品注册制度，药包材须经药品监督管理部门注册并获得《药包材注册证书》后方可生产，未经注册的药包材不得生产、销售、经营和使用；药包材须按法定标准生产，不符合法定标准的药包材不得生产、销售和使用。《药品包装用材料、容器管理办法》（暂行）包括总则、分类与标准、注册管理、监督管理、罚则、附则 6 个章节，共 26 条，两个附件"实施注册管理的药包材产品分类"和"药品包装用材料、容器注册验收通则"。

在《药品包装用材料、容器管理办法》（暂行）的基础上，国家食品药品监督管理局于 2004年 7 月 20 日颁布了《直接接触药品的包装材料和容器的管理办法》（局令第 13 号），进一步对药包材的生产申请与注册、进口申请与注册、再注册、补充申请分别作了详细规定，以及药包材标准、注册检验、复审和监督检查等内容，并明确了法律责任。

《直接接触药品的包装材料和容器的管理办法》对药包材生产申请的程序规定如下：申请人（中国境内合法登记的药包材生产企业）提出药包材生产申请的，应当在完成药包材试制工作后，填写《药包材注册申请表》，向所在地省级药监部门报送有关资料和样品药包材。省级药监部门受理申请后，应当在30日内对生产企业按照《药包材生产现场考核通则》（《直接接触药品的包装材料和容器管理办法》附件6）的要求组织现场检查，符合要求的，抽取供检验用的连续3批样品，通知药包材检验机构进行注册检验；不符合要求的，予以退审。省级药品监督管理部门在收到药包材检验机构的检验报告书和有关意见后10日内将形式审查意见、现场检查意见连同检验报告书、其他有关意见及申请人报送的资料和样品一并报送国家药品监督管理局进行技术审评和审批。符合规定的，核发药包材注册证；不符合规定的，发给《审批意见通知件》。

《药包材生产现场考核通则》是药包材的GMP，共10章，63条，内容涵盖机构和人员、厂房和设施、设备、物料、文件、卫生、生产管理、质量管理、自检、附则等内容。

为了进一步提高药包材和药品质量，国务院药品监督管理部门对原有药包材标准进行修订完善，公布了130项药包材国家标准，于2015年12月1日起实施。新标准在术语规范以及检验方法、检测限度等质量控制方面都有了较大提升，对于进一步推动我国药包材标准体系建设，促进药包材产业发展，保障公众用药安全有效等方面均具有积极意义。

> **案例：　　　　　　　　　　　"齐二药事件"**
>
> 　　2006年4月，广东省某医院住院的重症肝炎患者中有2例先后出现急性肾衰竭症状而死亡，经专家会诊分析原因，怀疑可能与患者使用齐齐哈尔第二制药（下称"齐二药"）有限公司生产的"亮菌甲素注射液"有关。经广东省食品药品检验所检验，发现"齐二药"生产的"亮菌甲素注射液"中含有二甘醇。后经查实，江苏某精细化工有限公司以江苏某化工总厂的名义，用"二甘醇"假冒"丙二醇"销售给齐二药；齐二药违反GMP相关规定，未对假冒"丙二醇"实行有效的验收和检验，未对药品从原料加工到成品的每个环节都实施检验，最终导致以假冒原料生产的药品流入市场。含有二甘醇的"亮菌甲素注射液"和临床超剂量使用是导致患者肾功能急性衰竭的直接原因。
>
> 　　讨论：1. 本案例中涉及违法行为有哪些？
> 　　　　　2. 齐二药违反了GMP哪些规定？

本章小结

药品生产管理包括药品生产企业自身的内部管理和国家相关行政部门的监督管理。本章主要介绍我国对药品生产的监督管理，包括对药品生产的准入管理、GMP、药品生产监督检查和药品委托生产管理；并概述了药用辅料和药包材的生产监督管理，对美国、欧盟和WHO的GMP作了简单介绍。药品生产企业内部的质量管理除必须遵守GMP外，也遵循一般产品的质量管理原则和规律，具体操作方式灵活多样。本章主要内容如下：

1. 我国对药品生产实施严格的准入管理：开办药品生产企业必须符合相关基本要求，并通过药品监督管理部门的审批，取得药品生产许可证。药品生产企业还必须通过GMP认证，方可进行药品生产。同时，药品监督管理部门对药品生产企业进行定期或不定期的监督检查，以确保其在GMP规范下生产出质量合格的药品。

2. GMP是药品生产企业内部质量管理的最低要求，也是基本指南；它明确了药品生产各环节应当达到的要求。我国现行GMP（2010年版）包含主体内容14章，以及11个附录，对药品生产各环节作了明确而具体的要求。

3. 药品委托生产需按规定报药品监督管理部门进行审批，委托方和受托方必须符合规定的要求和条件；血液制品、麻醉药品、精神药品、医疗用毒性药品、药品类易制毒化学品及其复方制剂、医疗用毒性药品、生物制品、多组分生化药品、中药注射剂和原料药以及国家药品监督管理部门规定的其他药品禁止委托生产。

思 考 题

1. 请简述开办药品生产企业的申请和审批程序及药品生产许可证的管理内容。

2. 药品委托生产如何界定？禁止委托生产的药品品种有哪些？

3. GMP 有何特点？我国现行 GMP 对物料管理有哪些要求？

4. 有人对 GMP 的基本要求总结为"写你要做的，做你所写的，记你所做的，持续改进"，请结合我国现行 GMP 的具体内容，谈谈你对这四句话的理解。

5. 药品飞行检查的特点及飞行检查适用的情形有哪些？

6. 不同种类药品监督检查的频次要求是什么？

7. 何为药品的"批"？药品批次如何划分？

（王青宇　伍　雯）

第八章　药品经营管理

学习目标

1. **掌握**：《药品经营和使用质量监督管理办法》、《药品经营质量管理规范》（GSP）和《药品网络销售监督管理办法》的主要内容。

2. **熟悉**：药品经营与药品经营渠道，药品经营企业与经营方式，互联网药品交易服务企业应具备的条件和交易行为规定。

3. **了解**：药品经营活动的特点，我国药品经营管理现状。

第一节　药品经营管理概述

药品是一种关系到人们身体健康和生命安危的特殊商品，其管理的核心是质量管理。虽然药品质量在生产过程中就已经形成，但药品必须通过一定的销售渠道，才能供应销售给患者。在此过程中，药品的质量受到各种因素的影响，因此，需要对药品经营进行严格的管理。

一、药品经营与药品经营渠道

（一）药品经营的含义

经营的概念有广义和狭义之分。广义的经营，包括企业的经营目标、经营方针、经营思想、经营战略、经营体制在内的供产销全过程的一切经济活动。狭义的经营，专指市场营销活动，是在经营目标、经营方针、经营思想、经营战略指导下的市场营销机制及与其直接有关的购销活动。

药品经营是指专门从事药品经营活动的独立的经济部门，根据发展医药经济的内在要求和市场供求规律，将药品生产企业生产出来的药品，通过购进、储存、销售、储运等经营活动，供应给医疗机构、消费者，完成药品从生产领域向消费者领域的转移，从而满足人民防病治病、康复保健和防疫救灾的用药要求，实现药品的使用价值，达到提高经济效益的过程。

药品经营管理就是药品经营企业围绕经营活动，制定经营方针和目标，确定经营思想和战略，完善营销机制和策略，并用以指导经营的一系列管理活动。具体而言，药品经营管理就是药品经营企业对药品的采购、验收、储存、养护、出库、运输以及药品广告、价格、销售与售后服务等进行的一系列经营活动进行管理的过程。目的在于防止差错和污染，以保证药品不发生质量变异或差错，维护人民身体健康和用药的合法权益。

（二）药品经营渠道

1. 药品经营渠道的概念　药品经营渠道又称为药品流通渠道，是指药品从生产者转移到消费者手中所经过的途径。在此过程中，药品生产者是渠道的起点，患者是购买药品的终点。整个销售通路中，除了生产者、使用者，还有参与或帮助销售的机构或个人，具有很强的专业性。药品经营渠道主要由以下几种销售机构所组成。

（1）药品生产企业的销售体系：其特点是在法律上和经济上并不独立，财务和组织受企业控制，并且只能经销本企业生产的药品，不得销售其他企业的药品。

（2）独立的销售系统：其特点是在法律上和经济上都是具有独立法人资格的经济组织。必须首先以自己的资金购买药品，取得药品的所有权，然后才能出售。医药批发公司和社会药房即是这种机构。

（3）经济上由医疗机构统一管理的医疗机构药房：其特点是没有独立法人资格，以自己的资金购买药品，取得药品的所有权，然后凭医师处方分发出售给患者。

（4）受企业约束的销售系统：其特点是在法律上是独立的，但经济上通过合同形式受企业约束，如医药代理商。

2. 药品经营渠道的类型　药品经营的渠道大体可以分为直营式经营渠道、批发式经营渠道、代理式经营渠道、专业化学术式经营渠道、网络式经营渠道等类型。

（1）药品直营式经营渠道：也称直销渠道，是指药品生产者直接销售给使用者。药品生产企业通过自己的销售公司销售药品给医院、诊所和药店。目前，药品采取的"招标制"，由政府在当地和网上招标来选择商家，招标单位可以和药品生产企业直接见面。这种直销方式既增加了透明度，避免了虚高定价，使老百姓知道药品的合理价格，还降低了药品零售利润，使得药品零售趋于薄利，让利于消费者。

（2）药品批发式经营渠道：是传统的药品经营渠道模式，它是药品生产企业将产品销售给药品批发商，再由批发商销售药品给医院、诊所和药店，这是药品生产企业通常使用的销售方式。按不同级别还可以分为一级批发、二级批发、三级批发等。还有一些企业是批发加连锁店经营渠道。在目前的经营渠道中，这是药品的一个主要销售渠道。

（3）药品代理式经营渠道：是指产销双方在平等互利的基础上，通过契约或合同方式，代理商按委托方意愿，在我国一定区域范围内获得唯一授权，全权经销药品生产企业产品的单一品种或数个品种。根据签署区域范围不同可以分为全国总代理商、区域独家代理商、多家代理制等。多家代理制是指在一个较大市场或者较大区域内，选择两家以上的代理商，由他们去"布点"，形成销售网络。这是当前中国国内药品市场上使用最多的一种代理经营渠道。

（4）药品专业化、学术式经营渠道：近年来，一些企业开始走专业化、学术式的经营渠道，是药品生产企业推广药品的经营渠道，它能充分体现生产企业的专业化学术形象，通过大量科学、专业的学术证据，有目的、有步骤地推荐药品，培训临床应用技巧，依靠学术活动或专业拜访，介绍药品的治疗机制以及企业文化、品牌传播等。建立和维护医生、专家网络，从大医院影响到小医院，最终达到销售目的。

（5）药品网络式经营渠道：是指通过互联网提供药品交易服务的经营渠道。相对于传统渠道，药品网络销售渠道可以快速实现信息流、资金流及物流的有效结合，提高工作效率和经济效益，并能够缩短中间环节，增加透明度，降低运营成本。药品网络式经营渠道是真正意义上的医药电子商务经营渠道，可以实现医药生产商、代理商、物流和医院的直接对接。

二、药品经营企业与经营方式

药品经营企业，是指经营药品的专营企业或兼营企业。药品经营企业的经营方式分为批发和零售。药品经营企业分为药品批发企业、药品零售连锁企业和药品零售企业。

（一）药品批发企业

药品批发企业是指将购进的药品销售给药品生产企业、药品经营企业和医疗机构的药品经营企业。药品批发企业在药品的流通过程中，承担物流的传递与分销职能，批发企业并不直接销售给患者或其他消费者。

药品批发企业药品经营许可证中许可经营范围包括中药材、中药饮片、中成药、化学原料药及其制剂、抗生素原料药及其制剂、生化药品、诊断药品、医疗用毒性药品、麻醉药品、精神药品、放射性药品和预防性生物制品。经营特殊管理的药品（医疗用毒性药品、麻醉药品、精神药品、放射性药品和预防性生物制品）必须按照国家特殊药品管理和预防性生物制品管理的有关规定，取得相关许可批准文件。

（二）药品零售连锁企业

药品零售连锁企业由总部、配送中心和若干门店构成，实施规模化、集团化管理经营。总部系连锁企业经营管理的核心，配送中心是连锁企业的物流机构，门店是连锁企业的基础，承担药品零售日常业务。药品零售连锁企业总部的管理应当符合《药品经营质量管理规范》中药品批发企业相关规定，门店的管理应当符合《药品经营质量管理规范》中药品零售企业相关规定。

（三）药品零售企业

药品零售企业是指将购进的药品直接销售给消费者的药品经营企业。药品零售企业包括药品零售商店、药品零售连锁门店和销售乙类非处方药品的专柜。

按照《药品经营许可证管理办法》规定，从事药品零售的，应先核定经营类别，确定申办人经营处方药或非处方药、乙类非处方药的资格，并在经营范围中予以明确，再核定具体经营范围。药品零售连锁企业与药品零售企业药品经营许可证中许可经营范围包括中药材、中药饮片、中成药、化学药制剂、抗生素制剂、生化药品、诊断药品、生物制品（除疫苗）。

三、药品经营管理现状

中华人民共和国成立至 1984 年我国《药品管理法》出台，医药流通体制基本上是集中统一管理模式。国家在相应城市和地区分别建立了四级采购批发站，通过各级医药站层层下达指标、层层调拨，再层层分配。而药品按照国家计划生产，统购统销，价格上实行统一控制，分级管理。在这段时期，国民经济得到了巩固，形成了较为完整的经营网络和供应体系，基本上保证了这一时期医药市场的需要。

改革开放以来，我国药品流通从计划分配体制转向市场化经营体制，行业获得了长足发展，药品流通领域的法律框架和监管体制基本建立，药品供应保障能力明显提升，多种所有制并存、多种经营方式互补、覆盖城乡的药品流通体系初步形成。1998 年我国加入 WTO 之后，医药企业面临严峻的考验，医药市场化的进程进一步加快。在此环境下，我国组建医药集团公司、推动企业联合、大力推行总经销总代理、加快城乡网点建设、实行连锁化零售药店经营、搞好资本运营，大大加快了医药商业的改革与发展。

随着我国药品流通领域的发展变化，为了加强药品经营质量的管理，保证公众用药安全有效，政府出台了一系列法律、法规规范药品流通市场。2000 年 4 月 30 日，国家药品监督管理局颁布了《药品经营质量管理规范》（good supply practice for drugs，GSP），作为我国药品经营质量管理的基本准则，在总结以往药品管理法规对药品经营企业要求内容的基础上，从机构与人员、硬件、软件等方面对药品经营企业的质量管理工作进行了具体规定。为加强药品经营许可工作的监督管理，2004 年 2 月 4 日，国家食品药品监督管理局发布了《药品经营许可证管理办法》，对药品经营许可证的申请与审批、变更与换发、监督检查等方面作出了规定。2007 年 1 月 31 日，国家食品药品监督管理局发布《药品流通监督管理办法》，专门规范药品流通秩序、整顿治理药品流通渠道。在总结药品流通监管实践经验的基础上，2023 年 10 月 13 日，国家市场监督管理总局公布《药品经营和使用质量监督管理办法》，之前颁布的《药品经营许可证管理办法》和《药品流通监督管理办法》同时废止。

第二节　药品经营质量监督管理

一、药品经营许可管理

国家对药品经营企业实行许可证制度。无药品经营许可证的，不得经营药品。

国家市场监督管理总局发布了《药品经营和使用质量监督管理办法》，并于 2024 年 1 月 1 日起施行。该办法规定，从事药品批发或者零售活动的，应当经药品监督管理部门批准，依法取得药品经营许可证。药品上市许可持有人可以自行销售其取得药品注册证书的药品，也可以委托药品经营企业销售。但是，药品上市许可持有人从事药品零售活动的，应当取得药品经营许可证。

（一）药品经营许可条件

1. 从事药品批发活动，应当具备的条件

（1）有与其经营范围相适应的质量管理机构和人员；企业法定代表人、主要负责人、质量负责人、质量管理部门负责人等符合规定的条件。

（2）有依法经过资格认定的药师或者其他药学技术人员。

（3）有与其经营品种和规模相适应的自营仓库、营业场所和设施设备，仓库具备实现药品入库、传送、分拣、上架、出库等操作的现代物流设施设备。

（4）有保证药品质量的质量管理制度以及覆盖药品经营、质量控制和追溯全过程的信息管理系统，并符合药品经营质量管理规范要求。

2. 从事药品零售连锁经营活动，应当具备的条件　从事药品零售连锁经营活动的，应当设立药品零售连锁总部，对零售门店进行统一管理。药品零售连锁总部应当具备上述从事药品批发活动的第一项、第二项和第四项规定的条件，并具备能够保证药品质量、与其经营品种和规模相适应的仓库、配送场所和设施设备。

3. 从事药品零售活动，应当具备的条件

（1）经营处方药、甲类非处方药的，应当按规定配备与经营范围和品种相适应的依法经过资格认定的药师或者其他药学技术人员。只经营乙类非处方药的，可以配备经设区的市级药品监督管理部门组织考核合格的药品销售业务人员。

（2）有与所经营药品相适应的营业场所、设备、陈列、仓储设施以及卫生环境；同时经营其他商品（非药品）的，陈列、仓储设施应当与药品分开设置；在超市等其他场所从事药品零售活动的，应当具有独立的经营区域。

（3）有与所经营药品相适应的质量管理机构或者人员，企业法定代表人、主要负责人、质量负责人等符合规定的条件。

（4）有保证药品质量的质量管理制度、符合质量管理与追溯要求的信息管理系统，符合药品经营质量管理规范要求。

（二）药品经营许可证管理

1. 药品经营许可证的时效　药品经营许可证有效期为五年，分为正本和副本。药品经营许可证样式由国家药品监督管理局统一制定。药品经营许可证电子证书与纸质证书具有同等法律效力。

2. 药品经营许可证应当载明的内容　药品经营许可证应当载明许可证编号、企业名称、统一社会信用代码、经营地址、法定代表人、主要负责人、质量负责人、经营范围、经营方式、仓库地址、发证机关、发证日期、有效期等项目。

企业名称、统一社会信用代码、法定代表人等项目应当与市场监督管理部门核发的营业执照中载明的相关内容一致。

3. 药品经营许可证载明事项　药品经营许可证载明事项分为许可事项和登记事项。许可事项是指经营地址、经营范围、经营方式、仓库地址。登记事项是指企业名称、统一社会信用代码、法定代表人、主要负责人、质量负责人等。

4. 药品经营企业经营范围的核定

（1）药品批发企业经营范围：药品批发企业经营范围包括中药饮片、中成药、化学药、生物制品、体外诊断试剂（药品）、麻醉药品、第一类精神药品、第二类精神药品、药品类易制毒化学品、医疗用毒性药品、蛋白同化制剂、肽类激素等。经营冷藏冷冻等有特殊管理要求的药品的，应当在经营范围中予以标注。

（2）药品零售企业经营范围：从事药品零售活动的，应当核定经营类别，并在经营范围中予以明确。经营类别分为处方药、甲类非处方药、乙类非处方药。

药品零售企业经营范围包括中药饮片、中成药、化学药、第二类精神药品、血液制品、细胞治疗类生物制品及其他生物制品等。经营冷藏冷冻药品的，应当在经营范围中予以标注。

药品零售连锁门店的经营范围不得超过药品零售连锁总部的经营范围。

5. 药品经营许可证的变更 药品经营许可证载明事项发生变更的，由发证机关在副本上记录变更的内容和时间，并按照变更后的内容重新核发药品经营许可证正本。

（1）变更药品经营许可证载明的许可事项，应当向发证机关提出药品经营许可证变更申请。未经批准，不得擅自变更许可事项。药品零售企业被其他药品零售连锁总部收购的，按照变更药品经营许可证程序办理。

（2）药品经营许可证载明的登记事项发生变化的，应当在发生变化起三十日内，向发证机关申请办理药品经营许可证变更登记。发证机关应当在十日内完成变更登记。

6. 重新审查发证 药品经营许可证有效期届满需要继续经营药品的，药品经营企业应当在有效期届满前六个月至两个月期间，向发证机关提出重新审查发证申请。

在有效期届满前两个月内提出重新审查发证申请的，药品经营许可证有效期届满后不得继续经营；药品监督管理部门准予许可后，方可继续经营。

7. 注销药品经营许可证的情形 有下列情形之一的，由发证机关依法办理药品经营许可证注销手续，并予以公告。

（1）企业主动申请注销药品经营许可证的。

（2）药品经营许可证有效期届满未申请重新审查发证的。

（3）药品经营许可依法被撤销、撤回或者药品经营许可证依法被吊销的。

（4）企业依法终止的。

（5）法律、法规规定的应当注销行政许可的其他情形。

8. 药品经营许可证的补发 药品经营许可证遗失的，应当向原发证机关申请补发。原发证机关应当及时补发药品经营许可证，补发的药品经营许可证编号和有效期限与原许可证一致。

知识扩展 **国外药品流通管理概况**

1. 药品流通模式 由于历史和政策的原因，世界各国药品流通模式存在着很大的差异。药品流通模式上，美国以中介组织为主体，药品流通的模式基本为：制药企业—（批发商）—药房—消费者，最特别的就是第三方机构的介入。法国由政府调控市场，生产、批发和零售各环节在药品价格中利益分配大体由政府规定。日本则采取市场自由竞争的方式。

2. 药品流通监管 在药品流通监管上，各国在药品价格、市场准入、质量管理、不良反应监测、药品召回、药品广告及促销、医疗体制、执业药师及医药分业等方面，均采取不同的监管办法。例如，药品的质量管理规范方面，美国、英国、日本、新加坡各自制定了名称不尽相同，但基本要求大致相同的管理规范。药品准入制度方面，美国的药品批发主要依赖市场来调节，政府发挥的主要是日常监督作用；而英国、日本等国则是准入、监督与市场调节并重。药品分类管理方面，美国药品分为处方药与非处方药两类。不良反应管理方面，发达国家一般都建立了较为完善的药品不良反应监测制度，如英国的黄卡、绿卡，美国的药品警戒等。

3. 药品价格管理 在药品价格管理上，美国、英国、法国、加拿大、澳大利亚、日本、德国、西班牙等8个国家的药品价格管理体系分别采取市场定价为主、政府调控为辅的模式；对原料药利润进行控制，规定通用名药最高限价的模式；报销目录内药品政府定价，目录外药品自主定价的模式；由价格审查委员会直接指定指导价格的模式；建立药物经济学评价指标，直接定价的模式；以对照药品价格为基础，实施政府定价的模式；目录内药品指定参考价，目录外药品统一零售的模式；控制企业利润水平，实施参考定价体系的模式。

二、药品经营质量管理

（一）全过程管理要求

1. 全过程符合法定要求 从事药品经营活动的，应当遵守药品经营质量管理规范，按照药品经营许可证载明的经营方式和经营范围，在药品监督管理部门核准的地址销售、储存药品，保证药品经营全过程符合法定要求。

2. 建立全过程质量管理体系 药品经营企业应当建立覆盖药品经营全过程的质量管理体系。购销记录以及储存条件、运输过程、质量控制等记录应当完整准确，不得编造和篡改。

3. 风险控制措施 药品经营企业应当开展评估、验证、审核等质量管理活动，对已识别的风险及时采取有效控制措施，保证药品质量。

（二）企业负责人及其职责

药品经营企业的法定代表人、主要负责人对药品经营活动全面负责。

药品经营企业的主要负责人、质量负责人应当符合药品经营质量管理规范规定的条件。主要负责人全面负责企业日常管理，负责配备专门的质量负责人；质量负责人全面负责药品质量管理工作，保证药品质量。

（三）禁售品种

1. 不得经营的药品 药品经营企业不得经营疫苗、医疗机构制剂、中药配方颗粒等国家禁止药品经营企业经营的药品。

2. 不得零售的药品 药品零售企业不得销售麻醉药品、第一类精神药品、放射性药品、药品类易制毒化学品、蛋白同化制剂、肽类激素（胰岛素除外）、终止妊娠药品等国家禁止零售的药品。

（四）药品零售连锁管理

药品零售连锁总部应当建立健全质量管理体系，统一企业标识、规章制度、计算机系统、人员培训、采购配送、票据管理、药学服务标准规范等，对所属零售门店的经营活动履行管理责任。

药品零售连锁总部所属零售门店应当按照总部统一质量管理体系要求开展药品零售活动。

药品零售连锁总部应当加强对所属零售门店的管理，保证其持续符合药品经营质量管理规范和统一的质量管理体系要求。发现所属零售门店经营的药品存在质量问题或者其他安全隐患的，应当及时采取风险控制措施，并依法向药品监督管理部门报告。

（五）委托储存、运输药品的管理

1. 委托方要求

（1）对受托方进行评估与监督：药品上市许可持有人、药品经营企业委托储存、运输药品的，应当对受托方质量保证能力和风险管理能力进行评估，与其签订委托协议，约定药品质量责任、操作规程等内容，对受托方进行监督，并开展定期检查。

（2）药品上市许可持有人委托储存的，应当按规定向药品上市许可持有人、受托方所在地省（自治区、直辖市）药品监督管理部门报告。药品经营企业委托储存药品的，按照变更仓库地址办理。

2. 受托方要求

（1）接受委托储存药品的单位应当符合药品经营质量管理规范有关要求，并具备以下条件。

1）有符合资质的人员，相应的药品质量管理体系文件，包括收货、验收、入库、储存、养护、出库、运输等操作规程。

2）有与委托单位实现数据对接的计算机系统，对药品入库、出库、储存、运输和药品质量信息进行记录并可追溯，为委托方药品召回等提供支持。

3）有符合省级以上药品监督管理部门规定的现代物流要求的药品储存场所和设施设备。

（2）接受委托储存、运输药品的单位应当按照药品经营质量管理规范要求开展药品储存、运输活动，履行委托协议约定的义务，并承担相应的法律责任。受托方不得再次委托储存。

（3）受托方再次委托运输的，应当征得委托方同意，并签订质量保证协议，确保药品运输过程符合药品经营质量管理规范要求。疫苗、麻醉药品、精神药品、医疗用毒性药品、放射性药品、药品类易制毒化学品等特殊管理的药品不得再次委托运输。

（4）受托方发现药品存在重大质量问题的，应当立即向委托方所在地和受托方所在地药品监督管理部门报告，并主动采取风险控制措施。

（六）异地设置仓库的管理

药品批发企业跨省（自治区、直辖市）设置仓库的，药品批发企业所在地省、自治区、直辖市药品监督管理部门商仓库所在地省（自治区、直辖市）药品监督管理部门后，符合要求的，按照变更仓库地址办理。

药品批发企业跨省（自治区、直辖市）设置的仓库，应当符合有关药品批发企业仓库的条件。药品批发企业应当对异地仓库实施统一的质量管理。

药品批发企业所在地省（自治区、直辖市）药品监督管理部门负责对跨省、自治区、直辖市设置仓库的监督管理，仓库所在地省（自治区、直辖市）药品监督管理部门负责协助日常监管。

三、监督检查

（一）年度检查计划

药品监督管理部门根据药品经营使用单位的质量管理，所经营和使用药品品种，检查、检验、投诉、举报等药品安全风险和信用情况，制定年度检查计划、开展监督检查并建立监督检查档案。检查计划包括检查范围、检查内容、检查方式、检查重点、检查要求、检查时限、承担检查的单位等。上一年度新开办的药品经营企业纳入本年度的监督检查计划，对其实施药品经营质量管理规范符合性检查。

（二）监督检查频次

1. 县级以上地方药品监督管理部门根据药品经营和使用质量管理风险，确定监督检查频次。

（1）对麻醉药品和第一类精神药品、药品类易制毒化学品经营企业检查，每半年不少于一次。

（2）对冷藏冷冻药品、血液制品、细胞治疗类生物制品、第二类精神药品、医疗用毒性药品经营企业检查，每年不少于一次。

（3）对第一项、第二项以外的药品经营企业，每年确定一定比例开展药品经营质量管理规范符合性检查，3年内对本行政区域内药品经营企业全部进行检查。

（4）对接收、储存疫苗的疾病预防控制机构、接种单位执行疫苗储存和运输管理规范情况进行检查，原则上每年不少于一次。

（5）每年确定一定比例医疗机构，对其购进、验收、储存药品管理情况进行检查，3年内对行政区域内医疗机构全部进行检查。

2. 药品监督管理部门结合本行政区域内工作实际，增加检查频次。

（三）处理措施

1. 根据监督检查情况，有证据证明可能存在药品安全隐患的，药品监督管理部门依法采取以下行政措施。

（1）行政告诫。

（2）责任约谈。

（3）责令限期整改。

（4）责令暂停相关药品销售和使用。

（5）责令召回药品。

（6）其他风险控制措施。

2. 药品监督管理部门在监督检查过程中，发现存在涉嫌违反药品法律、法规、规章行为的，应当及时采取措施，按照职责和权限依法查处；涉嫌犯罪的移交公安机关处理。发现涉嫌违纪线索的，移送纪检监察部门。

四、法律责任

（一）违反经营许可证管理规定应承担的法律责任

1. 药品经营企业未按规定办理药品经营许可证登记事项变更的，由药品监督管理部门责令限期改正；逾期不改正的，处五千元以上五万元以下罚款。

2. 药品经营企业未经批准变更许可事项或者药品经营许可证超过有效期继续开展药品经营活动的，药品监督管理部门按照《药品管理法》第一百一十五条的规定给予处罚，但是，有下列情形之一，药品经营企业及时改正，不影响药品质量安全的，给予减轻处罚。

（1）药品经营企业超出许可的经营方式、经营地址从事药品经营活动的。

（2）超出经营范围经营的药品不属于疫苗、麻醉药品、精神药品、药品类易制毒化学品、医疗用毒性药品、血液制品、细胞治疗类生物制品的。

（3）药品经营许可证超过有效期但符合申请办理药品经营许可证要求的。

（4）依法可以减轻处罚的其他情形。

3. 药品零售企业违反规定销售国家禁止零售的药品，法律、行政法规已有规定的，依照法律、行政法规的规定处罚。法律、行政法规未作规定的，责令限期改正，处五万元以上十万元以下罚款；造成危害后果的，处十万元以上二十万元以下罚款。

（二）违反药品经营质量管理规范应承担的法律责任

1. 有下列违反药品经营质量管理规范情形之一的，药品监督管理部门依据《药品管理法》第一百二十六条规定的情节严重的情形给予处罚。

（1）药品上市许可持有人委托不具备相应资质条件的企业销售药品的。

（2）药品上市许可持有人、药品批发企业将国家有专门管理要求的药品销售给个人或者不具备相应资质的单位，导致相关药品流入非法渠道或者去向不明，或者知道、应当知道购进单位将相关药品流入非法渠道仍销售药品的。

（3）药品经营质量管理和质量控制过程中，记录或者票据不真实，存在虚假欺骗行为的。

（4）对已识别的风险未及时采取有效的风险控制措施，造成严重后果的。

（5）知道或者应当知道他人从事非法药品生产、经营和使用活动，依然为其提供药品的。

（6）其他情节严重的情形。

2. 药品上市许可持有人、药品经营企业未按相关规定履行购销查验义务或者开具销售凭证，违反药品经营质量管理规范的，药品监督管理部门按照《药品管理法》第一百二十六条给予处罚。

（三）违反委托销售、储存、运输药品的规定应承担的法律责任

有下列情形之一的，由药品监督管理部门责令限期改正；逾期不改正的，处五千元以上三万元以下罚款。

1. 接受药品上市许可持有人委托销售的药品经营企业违反本办法第三十四条第一款规定再次委托销售的。

2. 药品上市许可持有人未按规定对委托销售行为进行管理的。

3. 药品上市许可持有人、药品经营企业未按规定对委托储存、运输行为进行管理的。

4. 药品上市许可持有人、药品经营企业未按规定报告委托销售、储存情况的。

5. 接受委托储存药品的受托方违反规定再次委托储存药品的。

6. 接受委托运输药品的受托方违反规定运输药品的。

7. 接受委托储存、运输的受托方未按规定向委托方所在地和受托方所在地药品监督管理部门报告药品重大质量问题的。

（四）药品零售企业违反相关规定应承担的法律责任

药品零售企业有以下情形之一的，由药品监督管理部门责令限期改正；逾期不改正的，处五千元以上五万元以下罚款；造成危害后果的，处五万元以上二十万元以下罚款。

1. 未按规定凭处方销售处方药的。

2. 以买药品赠药品或者买商品赠药品等方式向公众直接或者变相赠送处方药、甲类非处方药的。

3. 营业时间内，依法经过资格认定的药师或者其他药学技术人员不在岗时，未挂牌告知。未经依法经过资格认定的药师或者其他药学技术人员审核，销售处方药的。

第三节　药品经营质量管理规范

《药品经营质量管理规范》是药品经营管理和质量控制的基本准则，企业应当在药品采购、储存、销售、运输等环节采取有效的质量控制措施，确保药品质量，并按照国家有关要求建立药品追溯系统，实现药品可追溯。现行的《药品经营质量管理规范》于 2016 年 6 月 30 日经国家食品药品监督管理总局审议通过，并公布施行。

一、《药品经营质量管理规范》概述

GSP 是《药品经营质量管理规范》的缩写。它是一个国际通用概念，也是国家对药品经营企业一种法定的监督管理形式。核心是通过严格的管理制度来约束企业的行为，对药品经营全过程进行质量控制，保证向用户提供优质药品。

（一）《药品经营质量管理规范》的适用范围

药品经营企业应当在药品采购、储存、销售、运输等环节采取有效的质量控制措施，确保药品质量。药品生产企业在药品销售、流通过程中其他涉及储存与运输药品的，也应当符合 GSP 相关要求。

（二）《药品经营质量管理规范》的特点

全面推进计算机管理信息系统的应用，作为日常管理的重要手段。重点强化药品购销渠道管理和仓储温度控制环节，完善票据管理、冷链管理、运输管理这三大难点，提高管理人员资质档次。

（三）《药品经营质量管理规范》的总体结构

正文条款共计 4 章 184 条，其中总则 4 条，药品批发的质量管理 115 条，药品零售的质量管理 58 条，附则 7 条。

二、《药品经营质量管理规范》的主要内容

现行 GSP 充分学习和借鉴国外药品流通管理的先进经验，引入供应链管理理念，结合我国国情，增加了计算机信息化管理、仓储温湿度自动检测、药品冷链管理等新的管理要求，同时引入质量风险管理、体系内审、验证等理念和管理方法，从药品经营企业人员、机构、设施设备、文件体系等质量管理要素的各个方面，对药品的采购、验收、储存、养护、销售、运输、售后管理等环节做出了许多新的规定。

（一）质量管理体系的要求

1. 药品批发企业　应当依据有关法律法规及 GSP 的要求建立质量管理体系，确定质量方针，

制定质量管理体系文件，开展质量策划、质量控制、质量保证、质量改进和质量风险管理等活动。企业应当定期及在质量管理体系关键要素发生重大变化时，组织开展内审。企业应当采用前瞻或者回顾的方式，对药品流通过程中的质量风险进行评估、控制、沟通和审核。企业应当全员参与质量管理。

2. 药品零售企业 应当制定质量管理文件，开展质量管理活动，确保药品质量。

（二）组织机构与质量管理职责

1. 药品批发企业 应当设立与其经营活动和质量管理相适应的组织机构或者岗位，明确规定其职责、权限及相互关系。企业应当设立质量管理部门，有效开展质量管理工作。质量管理部门的职责不得由其他部门及人员履行。

2. 药品零售企业 应当设置质量管理部门或者配备质量管理人员，履行相应职责。

（三）人员与培训管理

药品经营企业负责人是药品质量的主要责任人，全面负责企业日常管理，负责提供必要的条件，保证质量管理部门和质量管理人员有效履行职责，确保企业实现质量目标并按照 GSP 要求经营药品。

1. 人员资质 详见表 8-1 和表 8-2。

表 8-1 药品批发企业人员资质

批发企业	学历	执业资格	工作经验	工作能力
企业负责人	大学专科以上学历或者中级以上专业技术职称		经过基本的药学专业知识培训	熟悉有关药品管理的法律法规及 GSP
质量负责人	具有大学本科以上学历	执业药师	3 年以上药品经营质量管理工作经历	在质量管理工作中具备正确判断和保障实施的能力
质量管理部门负责人	—	执业药师	3 年以上药品经营质量管理工作经历	能独立解决经营过程中的质量问题
质量管理工作人员	具有药学中专或者医学、生物、化学等相关专业大学专科以上学历或者具有药学初级以上专业技术职称			
采购人员	具有药学或者医学、生物、化学等相关专业中专以上学历			
验收、养护人员	具有药学或者医学、生物、化学等相关专业中专以上学历或者具有药学初级以上专业技术职称			
销售、储存人员	具有高中以上文化程度			
中药材、中药饮片验收人员	具有中药学专业中专以上学历或者具有中药学中级以上专业技术职称			
中药材、中药饮片养护人员	具有中药学专业中专以上学历或者具有中药学初级以上专业技术职称			
疫苗质量管理和验收人员	具有预防医学、药学、微生物学或者医学等专业本科以上学历及中级以上专业技术职称，并有 3 年以上从事疫苗管理或者技术工作经历			

表 8-2 药品零售企业人员资质

零售企业	资质要求
企业法定代表人或者企业负责人	执业药师资格
质量管理、验收、采购人员	药学或者医学、生物、化学等相关专业学历或者具有药学专业技术职称
中药饮片质量管理、验收、采购人员	中药学中专以上学历或者具有中药学专业初级以上专业技术职称
营业员	高中以上文化程度或者符合省级药品监督管理部门规定的条件
中药饮片调剂人员	中药学中专以上学历或者具备中药调剂员资格

2. 培训要求

（1）药品批发企业：应当对各岗位人员进行与其职责和工作内容相关的岗前培训和继续培训，培训内容包括相关法律法规、药品专业知识及技能、质量管理制度、职责及岗位操作规程等。企业应当按照培训管理制度制订年度培训计划并开展培训，使相关人员能正确理解并履行职责。培训工作应当做好记录并建立档案。

药品批发企业从事特殊管理的药品和冷藏冷冻药品的储存、运输等工作的人员，应当接受相关法律法规和专业知识培训并经考核合格后方可上岗。

（2）药品零售企业：各岗位人员也应接受相关法律法规及药品专业知识与技能的岗前培训和继续培训，以符合 GSP 的要求。企业应当为销售特殊管理的药品、国家有专门管理要求的药品、冷藏药品的人员接受相应培训提供条件，使其掌握相关法律法规和专业知识。

3. 健康要求

（1）药品批发企业：质量管理、验收、养护、储存等直接接触药品岗位的人员应当进行岗前及年度健康检查，并建立健康档案。患有传染病或者其他可能污染药品的疾病的，不得从事直接接触药品的工作。身体条件不符合相应岗位特定要求的，不得从事相关工作。

（2）药品零售企业：应当对直接接触药品岗位的人员进行岗前及年度健康检查，并建立健康档案。患有传染病或者其他可能污染药品的疾病的，不得从事直接接触药品的工作。

（四）质量管理（体系）文件

1. 制定质量管理（体系）文件

（1）药品批发企业制定质量管理体系文件应当符合企业实际。文件包括质量管理制度、部门及岗位职责、操作规程、档案、报告、记录和凭证等。企业应当定期审核、修订文件，使用的文件应当为现行有效的文本，已废止或者失效的文件除留档备查外，不得在工作现场出现。企业应当保证各岗位获得与其工作内容相对应的必要文件，并严格按照规定开展工作。

（2）药品零售企业应当按照有关法律法规及 GSP 规定，制定符合企业实际的质量管理文件。文件包括质量管理制度、岗位职责、操作规程、档案、记录和凭证等，并对质量管理文件定期审核、及时修订。企业应当采取措施确保各岗位人员正确理解质量管理文件的内容，保证质量管理文件有效执行。

2. 部门及岗位职责

（1）药品批发企业部门及岗位职责应当包括：①质量管理、采购、储存、销售、运输、财务和信息管理等部门职责；②企业负责人、质量负责人及质量管理、采购、储存、销售、运输、财务和信息管理等部门负责人的岗位职责；③质量管理、采购、收货、验收、储存、养护、销售、出库复核、运输、财务、信息管理等岗位职责；④与药品经营相关的其他岗位职责。

（2）药品零售企业应当明确企业负责人、质量管理、采购、验收、营业员以及处方审核、调配等岗位的职责，设置库房的还应当包括储存、养护等岗位职责。质量管理岗位、处方审核岗位的职责不得由其他岗位人员代为履行。

3. 操作规程

（1）药品批发企业应当制定药品采购、收货、验收、储存、养护、销售、出库复核、运输等环节及计算机系统的操作规程。

（2）药品零售操作规程应当包括：①药品采购、验收、销售；②处方审核、调配、核对；③中药饮片处方审核、调配、核对；④药品拆零销售；⑤特殊管理的药品和国家有专门管理要求的药品的销售；⑥营业场所药品陈列及检查；⑦营业场所冷藏药品的存放；⑧计算机系统的操作和管理；⑨设置库房的还应当包括储存和养护的操作规程。

4. 记录管理

（1）药品批发企业应当建立药品采购、验收、养护、销售、出库复核、销后退回和购进退出、运输、储运温湿度监测、不合格药品处理等相关记录，做到真实、完整、准确、有效和可追溯。书面记录及凭证应当及时填写，并做到字迹清晰，不得随意涂改，不得撕毁。更改记录的，应当注明理由、日期并签名，保持原有信息清晰可辨。

（2）药品零售企业应当建立药品采购、验收、销售、陈列检查、温湿度监测、不合格药品处理等相关记录，做到真实、完整、准确、有效和可追溯。

（3）记录及凭证应当至少保存 5 年。疫苗、特殊管理的药品的记录及凭证按相关规定保存。

5. 计算机数据管理　通过计算机系统记录数据时，应当按照操作规程，通过授权及密码登录计算机系统，进行数据的录入，保证数据原始、真实、准确、安全和可追溯。

（五）设施与设备

1. 药品批发企业

（1）库房的总体要求：①企业应当具有与其药品经营范围、经营规模相适应的经营场所和库房；②库房的选址、设计、布局、建造、改造和维护应当符合药品储存的要求，防止药品的污染、交叉污染、混淆和差错；③药品储存作业区、辅助作业区应当与办公区和生活区分开一定距离或者有隔离措施；④库房的规模及条件应当满足药品的合理、安全储存，并达到相关要求，便于开展储存作业。

（2）经营中药材、中药饮片的，应当有专用的库房和养护工作场所，直接收购地产中药材的应当设置中药样品室（柜）。经营冷藏、冷冻药品的，应当配备相应的设施设备。

（3）运输药品应当使用封闭式货物运输工具。运输冷藏、冷冻药品的冷藏车及车载冷藏箱、保温箱应当符合药品运输过程中对温度控制的要求。

2. 药品零售企业

（1）营业场所的条件：应当与其药品经营范围、经营规模相适应，并与药品储存、办公、生活辅助及其他区域分开。营业场所应当具有相应设施或者采取其他有效措施，避免药品受室外环境的影响，并做到宽敞、明亮、整洁、卫生。

（2）计算机系统：企业应当建立能够符合经营和质量管理要求的计算机系统，并满足药品追溯的要求。

（3）库房：应当做到库房内墙、顶光洁，地面平整，门窗结构严密；有可靠的安全防护、防盗等措施；仓库应当有相应的设施设备。

（六）药品批发企业的校准与验证

1. 验证范围　企业应当按照国家有关规定，对计量器具、温湿度监测设备等定期进行校准或者检定。应当对冷库、储运温湿度监测系统及冷藏运输等设施设备进行使用前验证、定期验证及停用时间超过规定时限的验证。

2. 验证实施　企业应当根据相关验证管理制度，形成验证控制文件，包括验证方案、报告、评价、偏差处理和预防措施等。验证应当按照预先确定和批准的方案实施，验证报告应当经过审核和批准，验证文件应当存档。

（七）药品批发企业的计算机系统

1. 建立计算机系统的目的　企业应当建立能够符合经营全过程管理及质量控制要求的计算机系统，实现药品质量可追溯。

2. 企业计算机系统的要求　①有支持系统正常运行的服务器和终端机；②有安全、稳定的网络环境，有固定接入互联网的方式和安全可靠的信息平台；③有实现部门之间、岗位之间信息传输和数据共享的局域网；④有药品经营业务票据生成、打印和管理功能；⑤有符合 GSP 要求及企业管理实际需要的应用软件和相关数据库。

3. 数据管理　计算机系统运行中涉及企业经营和管理的数据应当采用安全、可靠的方式储存并按日备份，备份数据应当存放在安全场所，记录类数据的保存时限应当至少 5 年。

（八）药品采购

1. 药品采购活动的要求
（1）确定供货单位的合法资格。
（2）确定所购入药品的合法性。
（3）核实供货单位销售人员的合法资格。
（4）与供货单位签订质量保证协议。

2. 首营企业、首营品种的审核
（1）采购中涉及的首营企业、首营品种，采购部门应当填写相关申请表格，经过质量管理部门和企业质量负责人的审核批准。必要时应当组织实地考察，对供货单位质量管理体系进行评价。

（2）首营企业的审核内容：①药品生产许可证或者药品经营许可证复印件；②营业执照、税务登记、组织机构代码的证件复印件，以及上一年度企业年度报告公示情况；③《药品生产质量管理规范》认证证书或者《药品经营质量管理规范》认证证书复印件；④相关印章、随货同行单（票）样式；⑤开户户名、开户银行及账号。

（3）首营品种的审核内容：采购首营品种应当审核药品的合法性，索取加盖供货单位公章原印章的药品生产或者进口批准证明文件复印件并予以审核，审核无误的方可采购。

3. 核实、留存供货单位销售人员的资料
药品批发企业应当核实、留存供货单位销售人员的相关资料，与供货单位签订质量保证协议。

4. 票据管理
采购药品时，药品批发企业应当向供货单位索取发票。发票应当列明药品的通用名称、规格、单位、数量、单价、金额等；不能全部列明的，应当附《销售货物或者提供应税劳务清单》，并加盖供货单位发票专用章原印章、注明税票号码。发票上的购、销单位名称及金额、品名应当与付款流向及金额、品名一致，并与财务账目内容相对应。发票应按有关规定保存。

5. 采购记录
药品批发企业采购药品应当建立采购记录。采购记录应当有药品的通用名称、剂型、规格、生产厂商、供货单位、数量、价格、购货日期等内容，采购中药材、中药饮片的还应当标明产地。

6. 特殊情况药品直调
发生灾情、疫情、突发事件或者临床紧急救治等特殊情况，以及其他符合国家有关规定的情形，药品批发企业可采用直调方式购销药品，将已采购的药品不入本企业仓库，直接从供货单位发送到购货单位，并建立专门的采购记录，保证有效的质量跟踪和追溯。

7. 采购质量评审
药品批发企业应当定期对药品采购的整体情况进行综合质量评审，建立药品质量评审和供货单位质量档案，并进行动态跟踪管理。

（九）收货与验收

1. 收货要求
（1）药品经营企业应按照规定的程序和要求对到货药品逐批进行收货、验收，防止不合格药品入库。
（2）药品到货时，收货人员应核实运输方式，并对照随货同行单（票）和采购记录，做到票、账、货相符。
（3）冷藏、冷冻药品到货时，应对其运输方式及运输过程的温度记录。不符合温度要求的应当拒收。
（4）收货人员对符合收货要求的药品，应按品种特性要求放于待验区域，通知验收。冷藏、冷冻药品应在冷库内待验。

2. 验收要求
（1）查验检验报告书：验收药品应当按照药品批号查验同批号的检验报告书。供货单位为批

发企业的，检验报告书应当加盖其质量管理专用章原印章。检验报告书的传递和保存可以采用电子数据形式，但应当保证其合法性和有效性。

（2）抽样验收：企业应当按照验收规定，对每次到货药品进行逐批抽样验收，抽取的样品应当具有代表性。

（3）验收检查：验收人员应当对抽样药品的外观、包装、标签、说明书及相关的证明文件等逐一进行检查、核对；验收结束后，应当将抽取的完好样品放回原包装箱，加封并标示。

（4）验收记录：验收药品应当做好验收记录，包括药品的通用名称、剂型、规格、批准文号、批号、生产日期、有效期、生产厂商、供货单位、到货数量、到货日期、验收合格数量、验收结果等内容。验收人员应当在验收记录上签署姓名和验收日期。

中药材验收记录应当包括品名、产地、供货单位、到货数量、验收合格数量等内容。中药饮片验收记录应当包括品名、规格、批号、产地、生产日期、生产厂商、供货单位、到货数量、验收合格数量等内容，实施批准文号管理的中药饮片还应当记录批准文号。

验收不合格的还应当注明不合格事项及处置措施。

（十）药品批发企业的储存与养护

1. 药品储存要求

（1）按包装标示的温度要求储存药品，包装上没有标示具体温度的，按照《中国药典》规定的贮藏要求进行储存。

（2）储存药品相对湿度为 35%～75%。

（3）在人工作业的库房储存药品，按质量状态实行色标管理：合格药品为绿色，不合格药品为红色，待确定药品为黄色。

（4）储存药品应当按照要求采取避光、遮光、通风、防潮、防虫、防鼠等措施。

（5）严格按照外包装标示要求规范操作，堆码高度符合包装图示要求，避免损坏药品包装。药品按批号堆码，不同批号的药品不得混垛，垛间距不小于 5cm，与库房内墙、顶、温度调控设备及管道等设施间距不小于 30cm，与地面间距不小于 10cm。

（6）药品与非药品、外用药与其他药品分开存放，中药材和中药饮片分库存放。拆除外包装的零货药品应当集中存放。

2. 药品养护管理

（1）指导和督促储存人员对药品进行合理储存与作业。

（2）检查并改善储存条件、防护措施、卫生环境。

（3）对库房温湿度进行有效监测、调控。

（4）按照养护计划对库存药品的外观、包装等质量状况进行检查，并建立养护记录；对储存条件有特殊要求的或者有效期较短的品种应当进行重点养护。

（5）发现有问题的药品应当及时在计算机系统中锁定和记录，并通知质量管理部门处理。

（6）对中药材和中药饮片应当按其特性采取有效方法进行养护并记录，所采取的养护方法不得对药品造成污染。

（7）定期汇总、分析养护信息。

3. 药品有效期管理 企业应当采用计算机系统对库存药品的有效期进行自动跟踪和控制，采取近效期预警及超过有效期自动锁定等措施，防止过期药品销售。

4. 药品破损处理 药品因破损而导致液体、气体、粉末泄漏时，应当迅速采取安全处理措施，防止对储存环境和其他药品造成污染。

5. 质量可疑药品控制 对质量可疑的药品应当立即采取停售措施，并在计算机系统中锁定，同时报告质量管理部门确认。

6. 库存药品盘点 企业应当对库存药品定期盘点，做到账、货相符。

（十一）药品零售企业的陈列与储存

1. 药品陈列的要求

（1）按剂型、用途及储存要求分类陈列，并设置醒目标志，类别标签字迹清晰、放置准确。

（2）药品放置于货架（柜），摆放整齐有序，避免阳光直射。

（3）处方药、非处方药分区陈列，并有处方药、非处方药专用标识。

（4）处方药不得采用开架自选的方式陈列和销售。

（5）外用药与其他药品分开摆放。

（6）拆零销售的药品集中存放于拆零专柜或者专区。

（7）第二类精神药品、毒性中药品种和罂粟壳不得陈列。

（8）冷藏药品放置在冷藏设备中，按规定对温度进行监测和记录，并保证存放温度符合要求。

（9）中药饮片柜斗谱的书写应当正名正字；装斗前应当复核，防止错斗、串斗；应当定期清斗，防止饮片生虫、发霉、变质；不同批号的饮片装斗前应当清斗并记录。

（10）经营非药品应当设置专区，与药品区域明显隔离，并有醒目标志。

2. 药品检查和处理　企业应当定期对陈列、存放的药品进行检查，重点检查拆零药品和易变质、近效期、摆放时间较长的药品及中药饮片。发现有质量疑问的药品应当及时撤柜，停止销售，由质量管理人员确认和处理，并保留相关记录。

3. 效期管理　企业应当对药品的有效期进行跟踪管理，防止近效期药品售出后可能发生的过期使用。

4. 库房药品管理　企业设置库房的，库房的药品储存与养护管理应当符合药品批发企业储存与养护的规定。

（十二）药品批发企业的出库、运输与配送

1. 基本要求　出库时应当对照销售记录进行复核。发现以下情况不得出库，并报告质量管理部门处理。

（1）药品包装出现破损、污染、封口不牢、衬垫不实、封条损坏等问题。

（2）包装内有异常响动或者液体渗漏。

（3）标签脱落、字迹模糊不清或者标识内容与实物不符。

（4）药品已超过有效期。

（5）其他异常情况的药品。药品出库复核应当建立记录。如拼箱发货，代用包装箱应当有醒目的拼箱标志。

2. 冷藏、冷冻药品

（1）冷藏、冷冻药品的装箱、装车等项作业，应当由专人负责并符合以下要求：①车载冷藏箱或保温箱在使用前应当达到相应的温度要求；②应在冷藏环境下完成冷藏、冷冻药品的装箱、封箱工作；③装车前应当检查冷藏车辆的启动、运行状态，达到规定温度后方可装车；④启运时应做好运输记录，包括运输工具和启运时间等。

（2）运输过程中，药品不得直接接触冰袋、冰排等蓄冷剂，防止对药品质量造成影响。

（3）在冷藏、冷冻药品运输途中，应当实时监测并记录冷藏车、冷藏箱或者保温箱内的温度数据。

（4）企业应当制定冷藏、冷冻药品运输应急预案，对运输途中可能发生的设备故障、异常天气影响、交通拥堵等突发事件，能够采取相应的应对措施。

（十三）药品销售与售后服务

1. 药品批发企业的销售管理

（1）应当将药品销售给合法的购货单位，并对购货单位的证明文件、采购人员及提货人员的

身份证明进行核实，保证药品销售流向真实、合法。

（2）企业应严格审核购货单位的生产范围、经营范围或者诊疗范围，并按照相应的范围销售药品。

2. 药品零售企业挂牌明示的规定

（1）应当在营业场所的显著位置悬挂药品经营许可证、营业执照、执业药师注册证等。

（2）营业人员应当佩戴有照片、姓名、岗位等内容的工作牌，是执业药师和药学技术人员的，工作牌还应当标明执业资格或者药学专业技术职称。

（3）在岗执业的执业药师应当挂牌明示。

3. 药品零售企业销售药品的要求

（1）处方经执业药师审核后方可调配；对处方所列药品不得擅自更改或者代用，对有配伍禁忌或者超剂量的处方，应当拒绝调配，但经处方医师更正或者重新签字确认的，可以调配；调配处方后经过核对方可销售。

（2）处方审核、调配、核对人员应当在处方上签字或者盖章，并按照有关规定保存处方或者其复印件。

（3）销售近效期药品应当向顾客告知有效期。

（4）销售中药饮片做到计量准确，并告知煎服方法及注意事项；提供中药饮片代煎服务，应当符合国家有关规定。

4. 售后管理

（1）药品批发企业应当加强对退货的管理，保证退货环节药品的质量和安全，防止混入假冒药品。按照质量管理制度的要求，制定投诉管理操作规程，及时将投诉及处理结果等信息记入档案，以便查询和跟踪。发现已售出药品有严重质量问题，应当立即通知购货单位停售、追回并做好记录，同时向药品监督管理部门报告。协助药品生产企业履行召回义务。配备专职或者兼职人员，按照国家有关规定承担药品不良反应监测和报告工作。

（2）药品零售企业应当在营业场所公布药品监督管理部门的监督电话，设置顾客意见簿，及时处理顾客对药品质量的投诉。除药品质量原因外，药品一经售出，不得退换。发现已售出药品有严重质量问题，应当及时采取措施追回药品并做好记录，同时向药品监督管理部门报告。协助药品生产企业履行召回义务，控制和收回存在安全隐患的药品，并建立药品召回记录。

知识扩展　　　　　　大连锁挺进基层药店产生"连锁效应"

近年来，大型连锁药店非常重视县域市场布局，针对以县域中小型连锁为主的县域乡镇药店发起并购。

2021年8月，老百姓大药房发布半年报指出，瞄准县域乡镇市场吸纳单体药房和中小连锁药房，打造"县域龙头的全托管专家"是其增强核心竞争力的举措之一。随后，老百姓大药房发布关于收购河北华佗药房医药连锁有限公司股权的公告。

一心堂药业集团股份有限公司（以下简称一心堂药业）于2021年8月发布半年报显示，报告期内，公司在省级、地市级、县级、乡镇四个类型的市场门店均已超过1500家，形成市县乡一体化发展格局。

云南健之佳健康连锁股份有限公司（以下简称云南健之佳）发布的半年报显示，该公司在2021年上半年以自有资金完成在云南省、广西壮族自治区78家门店的收购，涉及4个渗透至县级市场的项目收购，其中云南省3个、广西壮族自治区1个。

根据商务部市场运行和消费促进司发布的《药品流通行业运行统计分析报告（2020）》，老百姓大药房、一心堂药业和云南健之佳在2020年药品零售企业销售总额前100位排序中分别位列第三位、第五位和第十位，属于我国连锁零售药企的第一梯队。

第四节 互联网药品交易管理

2005 年国家食品药品监督管理局制定发布《互联网药品交易服务审批暂行规定》，旨在加强药品流通监管，规范互联网药品交易活动。随着我国电子商务的快速发展，网购已成为常态化消费方式，药品网络销售活动也日趋活跃。为进一步规范药品网络销售行为，保障网络销售药品质量安全，确保人民群众用药可及，切实维护人民群众生命安全和身体健康，2022 年 8 月，国家市场监督管理总局公布了《药品网络销售监督管理办法》，随后国家药品监督管理局组织制定了《药品网络销售禁止清单（第一版）》，均自 2022 年 12 月 1 日起施行。

一、互联网药品交易服务管理规定

（一）定义和类型

1. 互联网药品交易服务的定义 互联网药品交易服务是指通过互联网提供药品（包括医疗器械、直接接触药品的包装材料和容器）交易服务的电子商务活动。

2. 互联网药品交易服务的类型

（1）为药品生产企业、药品经营企业和医疗机构之间的互联网药品交易提供的服务。

（2）药品生产企业、药品批发企业通过自身网站与本企业成员之外的其他企业进行的互联网药品交易服务。本企业成员，是指企业集团成员或者提供互联网药品交易服务的药品生产企业、药品批发企业对其拥有全部股权或者控股权的企业法人。

（3）药品零售连锁企业向个人消费者提供互联网药品交易服务。

（二）提供互联网药品交易服务企业应当具备的条件

1. 为药品生产企业、药品经营企业和医疗机构之间的互联网药品交易提供服务的企业，应当具备的条件

（1）依法设立的企业法人。

（2）提供互联网药品交易服务的网站已获得从事互联网药品信息服务的资格。

（3）拥有与开展业务相适应的场所、设施、设备，并具备自我管理和维护的能力。

（4）具有健全的网络与交易安全保障措施以及完善的管理制度。

（5）具有完整保存交易记录的能力、设施和设备。

（6）具备网上查询、生成订单、电子合同、网上支付等交易服务功能。

（7）具有保证上网交易资料和信息的合法性、真实性的完善的管理制度、设备与技术措施。

（8）具有保证网络正常运营和日常维护的计算机专业技术人员，具有健全的企业内部管理机构和技术保障机构。

（9）具有药学或者相关专业本科学历，熟悉药品、医疗器械相关法规的专职专业人员组成的审核部门负责网上交易的审查工作。

2. 通过自身网站与本企业成员之外的其他企业进行互联网药品交易的药品生产企业和药品批发企业，应当具备的条件

（1）提供互联网药品交易服务的网站已获得从事互联网药品信息服务的资格。

（2）具有与开展业务相适应的场所、设施、设备，并具备自我管理和维护的能力。

（3）具有健全的管理机构，具备网络与交易安全保障措施及完善的管理制度。

（4）具有完整保存交易记录的设施、设备。

（5）具备网上查询、生成订单、电子合同等基本交易服务功能。

（6）具有保证网上交易的资料和信息的合法性、真实性的完善管理制度、设施、设备与技术措施。

3. 向个人消费者提供互联网药品交易服务的企业，应当具备的条件

（1）依法设立的药品连锁零售企业。

（2）提供互联网药品交易服务的网站已获得从事互联网药品信息服务的资格。

（3）具有健全的网络与交易安全保障措施以及完善的管理制度。

（4）具有完整保存交易记录的能力、设施和设备。

（5）具备网上咨询、网上查询、生成订单、电子合同等基本交易服务功能。

（6）对上网交易的品种有完善的管理制度与措施。

（7）具有与上网交易的品种相适应的药品配送系统。

（8）具有执业药师负责网上实时咨询，并有保存完整咨询内容的设施、设备及相关管理制度。

（9）从事医疗器械交易服务，应当配备拥有医疗器械相关专业学历、熟悉医疗器械相关法规的专职专业人员。

（三）互联网药品交易服务企业审批

为药品生产企业、药品经营企业与医疗机构之间的互联网药品交易提供服务的企业，由国家药品监督管理局审批。

2017年1月21日，国务院发布了《国务院关于第三批取消中央指定地方实施行政许可事项的决定》（国发〔2017〕7号），取消了省级药品监督管理部门实施的互联网药品交易服务企业审批（第三方平台除外）。药品生产企业、药品批发企业可以通过自身网站与其他企业进行互联网药品交易，但不得向个人消费者提供互联网药品交易服务。药品零售连锁企业可以向个人消费者提供互联网药品交易服务，但不得超出药品经营许可证的经营范围，不得在网站交易相关页面展示、销售处方药及国家有专门管理要求的非处方药。

（四）交易资格与交易行为的规定

1. 交易资格审核 提供互联网药品交易服务的企业必须严格审核参与互联网药品交易的药品生产企业、药品经营企业、医疗机构从事药品交易的资格及其交易药品的合法性。对首次上网交易的药品生产企业、药品经营企业、医疗机构及药品，提供互联网药品交易服务的企业必须索取、审核交易各方的资格证明文件和药品批准证明文件并进行备案。

2. 互联网药品交易的限制性规定

（1）通过自身网站与本企业成员之外的其他企业进行互联网药品交易的药品生产企业和药品批发企业只能交易本企业生产或者本企业经营的药品，不得利用自身网站提供其他互联网药品交易服务。

（2）向个人消费者提供互联网药品交易服务的企业只能在网上销售本企业经营的非处方药，不得向其他企业或者医疗机构销售药品。

（3）在互联网上进行药品交易的药品生产企业、药品经营企业和医疗机构必须通过经药品监督管理部门和电信业务主管部门审核同意的互联网药品交易服务企业进行交易。参与互联网药品交易的医疗机构只能购买药品，不得上网销售药品。

二、药品网络销售监督管理

（一）药品网络销售企业的责任

1. 资质要求

（1）从事药品网络销售的，应当是具备保证网络销售药品安全能力的药品上市许可持有人或者药品经营企业。

（2）中药饮片生产企业销售其生产的中药饮片，应当履行药品上市许可持有人相关义务。

（3）药品网络销售企业应当按照经过批准的经营方式和经营范围经营。

（4）药品网络销售企业为药品上市许可持有人的，仅能销售其取得药品注册证书的药品。

（5）未取得药品零售资质的，不得向个人销售药品。

2. 质量安全管理制度

（1）药品网络销售企业应当建立并实施药品质量安全管理、风险控制、药品追溯、储存配送管理、不良反应报告、投诉举报处理等制度。

（2）药品网络零售企业还应当建立在线药学服务制度，由依法经过资格认定的药师或者其他药学技术人员开展处方审核调配、指导合理用药等工作。依法经过资格认定的药师或者其他药学技术人员数量应当与经营规模相适应。

3. 企业信息报告　药品网络销售企业应当向药品监督管理部门报告企业名称、网站名称、应用程序名称、IP 地址、域名、药品生产许可证或者药品经营许可证等信息。信息发生变化的，应当在 10 个工作日内报告。药品网络销售企业为药品上市许可持有人或者药品批发企业的，应当向所在地省级药品监督管理部门报告。药品网络销售企业为药品零售企业的，应当向所在地市县级药品监督管理部门报告。

4. 药品信息展示

（1）药品网络销售企业应当在网站首页或者经营活动的主页面显著位置，持续公示其药品生产或者经营许可证信息。药品网络零售企业还应当展示依法配备的药师或者其他药学技术人员的资格认定等信息。

（2）药品网络销售企业展示的药品相关信息应当真实、准确、合法。

（3）药品网络销售企业对存在质量问题或者安全隐患的药品，应当依法采取相应的风险控制措施，并及时在网站首页或者经营活动主页面公开相应信息。

5. 药品配送　药品网络零售企业应当对药品配送的质量与安全负责。配送药品，应当根据药品数量、运输距离、运输时间、温湿度要求等情况，选择适宜的运输工具和设施设备，配送的药品应当放置在独立空间并明显标识，确保符合要求、全程可追溯。药品网络零售企业委托配送的，应当对受托企业的质量管理体系进行审核，与受托企业签订质量协议，约定药品质量责任、操作规程等内容，并对受托方进行监督。

6. 交易记录保存　向个人销售药品的，应当按照规定出具销售凭证。销售凭证可以以电子形式出具，药品最小销售单元的销售记录应当清晰留存，确保可追溯。药品网络销售企业应当完整保存供货企业资质文件、电子交易等记录。销售处方药的药品网络零售企业还应当保存处方、在线药学服务等记录。相关记录保存期限不少于 5 年，且不少于药品有效期满后 1 年。

（二）电商平台责任

1. 基本要求

（1）第三方平台应当建立药品质量安全管理机构，配备药学技术人员承担药品质量安全管理工作，建立并实施药品质量安全、药品信息展示、处方审核、处方药实名购买、药品配送、交易记录保存、不良反应报告、投诉举报处理等管理制度。

（2）第三方平台应当将企业名称、法定代表人、统一社会信用代码、网站名称及域名等信息向平台所在地省级药品监督管理部门备案。省级药品监督管理部门应当将平台备案信息公示。

（3）第三方平台应当在其网站首页或者从事药品经营活动的主页面显著位置，持续公示营业执照、相关行政许可和备案、联系方式、投诉举报方式等信息或者上述信息的链接标识。

2. 对入驻企业资质与行为的管控

（1）第三方平台应当加强检查，对入驻平台的药品网络销售企业的药品信息展示、处方审核、药品销售和配送等行为进行管理，督促其严格履行法定义务。

（2）第三方平台应当对申请入驻的药品网络销售企业资质、质量安全保证能力等进行审核，对药品网络销售企业建立登记档案，至少每六个月核验更新一次，确保入驻的药品网络销售企业符合法定要求。

（3）第三方平台应当与药品网络销售企业签订协议，明确双方药品质量安全责任。

（4）第三方平台应当保存药品展示、交易记录与投诉举报等信息。保存期限不少于5年，且不少于药品有效期满后1年。第三方平台应当确保有关资料、信息和数据的真实、完整，并为入驻的药品网络销售企业自行保存数据提供便利。

3. 发现违法行为应采取的措施

（1）第三方平台应当对药品网络销售活动建立检查监控制度。发现入驻的药品网络销售企业有违法行为的应当及时制止，并立即向所在地县级药品监督管理部门报告。

（2）第三方平台发现下列严重违法行为的，应当立即停止提供网络交易平台服务，停止展示药品相关信息：①不具备资质销售药品的；②违反《药品网络销售监督管理办法》第八条规定销售国家实行特殊管理的药品的；③超过药品经营许可范围销售药品的；④因违法行为被药品监督管理部门责令停止销售、吊销药品批准证明文件或者吊销药品经营许可证的；⑤有其他严重违法行为的。

（3）药品注册证书被依法撤销、注销的，不得展示相关药品的信息。

4. 配合监督检查　药品监督管理部门开展监督检查、案件查办、事件处置等工作时，第三方平台应当予以配合。药品监督管理部门发现药品网络销售企业存在违法行为，依法要求第三方平台采取措施制止的，第三方平台应当及时履行相关义务。

（三）处方药销售管理和信息展示

1. 销售管理

（1）通过网络向个人销售处方药的，应当确保处方来源真实、可靠，并实行实名制。

（2）药品网络零售企业应当与电子处方提供单位签订协议，并严格按照有关规定进行处方审核调配，对已经使用的电子处方进行标记，避免处方重复使用。

（3）第三方平台承接电子处方的，应当对电子处方提供单位的情况进行核实，并签订协议。

（4）药品网络零售企业接收的处方为纸质处方影印版本的，应当采取有效措施避免处方重复使用。

2. 信息展示

（1）从事处方药销售的药品网络零售企业，应当在每个药品展示页面下突出显示"处方药须凭处方在药师指导下购买和使用"等风险警示信息。处方药销售前，应当向消费者充分告知相关风险警示信息，并经消费者确认知情。

（2）药品网络零售企业应当将处方药与非处方药区分展示，并在相关网页上显著标示处方药、非处方药。

（3）药品网络零售企业在处方药销售主页面、首页面不得直接公开展示处方药包装、标签等信息。

（4）通过处方审核前，不得展示说明书等信息，不得提供处方药购买的相关服务。

（四）禁止网络销售的药品

1. 政策法规明确禁止销售的药品　疫苗、血液制品、麻醉药品、精神药品、医疗用毒性药品、放射性药品、药品类易制毒化学品；医疗机构制剂、中药配方颗粒。

2. 其他禁止通过网络零售的药品

（1）注射剂（降糖类药品除外）。

（2）含麻黄碱类复方制剂（不包括含麻黄的中成药）、含麻醉药品口服复方制剂、含曲马多口服复方制剂、右美沙芬口服单方制剂。

（3）《兴奋剂目录》所列的蛋白同化制剂和肽类激素（胰岛素除外）。

（4）地高辛、丙吡胺、奎尼丁、哌唑嗪、普鲁卡因胺、普罗帕酮、胺碘酮、奎宁、氨茶碱、胆茶碱、异丙肾上腺素；苯妥英钠、卡马西平、拉莫三嗪、水合氯醛、达比加群酯、华法林、替格瑞洛、西洛他唑、扑米酮、碳酸锂、异氟烷、七氟烷、恩氟烷、地氟烷、秋水仙碱；米非司酮、复方米非司酮、环丙孕酮、卡前列甲酯、雌二醇、米索前列醇、地诺前列酮；法罗培南、夫西地酸、伏立康唑、利奈唑胺、奈诺沙星、泊沙康唑、头孢地尼、伊曲康唑、左奥硝唑、头孢泊肟酯。

（五）违法违规处罚

药品网络销售企业未遵守药品经营质量管理规范的，依照《药品管理法》第一百二十六条的规定进行处罚。

第三方平台未履行资质审核、报告、停止提供网络交易平台服务等义务的，依照《药品管理法》第一百三十一条的规定处罚。

药品网络销售企业和第三方平台未按规定展示药品信息的，责令限期改正；逾期不改正的，处 5 万元以上 10 万元以下罚款。

本 章 小 结

本章介绍了药品经营渠道的类型；药品经营企业的经营方式及我国药品经营管理现状；互联网药品交易服务管理规定；重点介绍了《药品经营和使用质量监督管理办法》《药品经营质量管理规范》和《药品网络销售监督管理办法》的内容，主要内容为：

1. 药品经营渠道是指药品从生产者转移到消费者手中所经过的途径。

2. 药品经营企业分为药品批发企业、药品零售连锁企业和药品零售企业。

3. 《药品经营和使用质量监督管理办法》由国家市场监督管理总局发布，自 2024 年 1 月 1 日起施行。根据药品批发和零售不同的经营方式，细化了开办药品经营企业的具体条件，明确药品经营企业不能经营的药品种类，对药品经营全过程管理做出了具体要求，对违法行为应当承担的法律责任做出了规定。

4. 《药品经营质量管理规范》是药品经营管理和质量控制的基本准则，药品经营企业应当在药品采购、储存、销售、运输等环节采取有效的质量控制措施，确保药品质量。药品生产企业在药品销售、流通过程中其他涉及储存与运输药品的，也应当符合 GSP 相关要求。GSP 的主要内容包括药品批发的质量管理和药品零售的质量管理。

5. 《药品网络销售监督管理办法》自 2022 年 12 月 1 日起施行。规定从事药品网络销售的，应当是具备保证网络销售药品安全能力的药品上市许可持有人或者药品经营企业。平台应当设立药品质量安全管理机构，建立并实施药品质量安全等管理制度，配备药学技术人员，按规定向所在地省级药品监督管理部门备案。

思 考 题

1. 简述我国药品经营企业的经营方式和药品经营企业的分类。
2. 开办药品经营企业应当具备哪些条件？
3. 药品经营企业不能经营哪些药品？
4. 《药品经营质量管理规范》对药品零售企业有哪些要求？
5. 简述网络销售药品范围与网络销售处方药条件。

（王　恒）

第九章 医疗机构药事管理

学习目标

1. **掌握**：医疗机构药事与药事管理内容，药品处方管理、药品调剂管理，药物临床应用管理。

2. **熟悉**：医疗机构药事管理组织和药学部门，药品供应管理，临床药学服务与临床药师，医疗机构制剂准入管理。

3. **了解**：医疗机构概念与类型，医疗机构制剂质量管理与使用管理要求。

第一节 医疗机构药事管理概述

一、医疗机构的概念与类别

医疗机构，是指依法定程序设立的从事疾病诊断、治疗活动的卫生机构的总称。依据《医疗机构管理条例》和《医疗机构管理条例实施细则》，医疗机构需经登记取得医疗机构执业许可证。

医疗机构的类别主要有：医院、卫生院、疗养院、门诊部、诊所、卫生所（室）和急救站本章讨论的医疗机构主要指医院。

截至 2022 年底，全国医疗卫生机构总数 103.2 万个，比上年增加 1983 个。其中：医院 3.6 万个，基层医疗卫生机构 97.9 万个，专业公共卫生机构 1.2 万个。与上年相比，医院增加 406 个，基层医疗卫生机构增加 1978 个。

全国医疗机构卫生技术人员达 1165.8 万人。其中执业（助理）医师 443.5 万人，注册护士 522.4 万人、药师（士）53.1 万人。

二、医疗机构药事与药事管理概念

（一）医疗机构药事的概念

医疗机构药事，泛指在以医院为代表的医疗机构中，一切与药品和药学服务有关的事务。例如，与药品的安全、有效、经济、合理、方便、及时使用相关的药品研发、制造、采购、储藏、营销、运输、交易中介、服务、使用等活动，也包括与药品价格、药品储备和医疗保险有关的活动。

（二）医疗机构药事管理的概念

医疗机构药事管理，是指医疗机构以患者为中心，以临床药学为基础，对临床用药全过程进行有效的组织实施与管理，促进临床科学、合理用药的药学技术服务和相关的药品管理工作。

三、医疗机构药事管理组织和药学部门

《医疗机构药事管理规定》（2011 年版）明确规定，二级以上医院应当设立药事管理与药物治疗学委员会；其他医疗机构应当成立药事管理与药物治疗学组。二级以上医院药事管理与药物治疗学委员会委员由具有高级技术职务任职资格的药学、临床医学、护理和医院感染管理、医疗行政管理等人员组成。医疗机构负责人任药事管理与药物治疗学委员会（组）主任委员，药学和医务部门负责人任药事管理与药物治疗学委员会（组）副主任委员。

（一）医疗机构药事管理与药物治疗学委员会

1. 药事管理与药物治疗学委员会（组）的组成 药事管理与药物治疗学委员会由具有高级技术职务任职资格的药学、临床医学、护理和医院感染管理、医疗行政管理等人员组成。医疗机构

负责人任药事管理与药物治疗学委员会（组）主任委员，药学和医务部门负责人任药事管理与药物治疗学委员会（组）副主任委员。药事管理与药物治疗学委员会工作办公室设在药学部（药剂科），负责药事管理与药物治疗学委员会的日常工作。

2. 药事管理与药物治疗学委员会（组）的职责

（1）贯彻执行医疗卫生及药事管理等有关法律、法规、规章。审核制定本机构药事管理和药学工作规章制度，并监督实施。

（2）制定本机构药品处方集和基本用药供应目录。

（3）推动药物治疗相关临床诊疗指南和药物临床应用指导原则的制定与实施，监测、评估本机构药品使用情况，提出干预和改进措施，指导临床合理用药。

（4）分析、评估用药风险和药品不良反应、药品损害事件，并提供咨询与指导。

（5）建立药品遴选制度，审核本机构临床科室申请的新购入药品、调整药品品种或者供应企业和申报医院制剂等事宜。

（6）监督、指导麻醉药品、精神药品、医疗用毒性药品及放射性药品的临床使用与规范化管理。

（7）对医务人员进行有关药事管理法律法规、规章制度和合理用药知识教育培训；向公众宣传安全用药知识。

（二）医疗机构药学部门

《医疗机构药事管理规定》明确指出，医疗机构应当根据本机构功能、任务、规模设置相应的药学部门，配备和提供与药学部门工作任务相适应的专业技术人员、设备和设施。三级医院设置药学部，并可根据实际情况设置二级科室；二级医院设置药剂科；其他医疗机构设置药房。

药学部门具体负责药品管理、药学专业技术服务和药事管理工作，开展以患者为中心，以合理用药为核心的临床药学工作，组织药师参与临床药物治疗，提供药学专业技术服务。

二级以上医院药学部门负责人应当具有高等学校药学专业或者临床药学专业本科以上学历，以及本专业高级技术职务任职资格；除诊所、卫生所、医务室、卫生保健所、卫生站以外的其他医疗机构药学部门负责人应当具有高等学校药学专业专科以上或者中等学校药学专业毕业学历，以及药师以上专业技术职务任职资格。药学部门应当建立健全相应的工作制度、操作规程和工作记录，并组织实施。

第二节　医疗机构的药品供应管理、处方管理和调剂管理

一、药品供应管理

（一）药品采购

药品采购主要是指对医疗机构所需药品的供应渠道、采购程序、采购方式、采购计划及采购文件的管理。其主要目标是依法、适时购进质量优良、价格便宜的药品。药品采购是组成医疗机构药品管理的关键部分，是医疗机构保证用药质量的首要环节，也是医疗机构经济管理的重要内容。

1. 药品采购管理　医疗机构应当根据《国家基本药物目录》《处方管理办法》《药品采购供应质量规范》和本机构制定的《药品处方集》《基本用药目录》，制定药品采购计划，购入药品。医院药学部门要掌握新药动态和市场信息并根据临床所需，制定详细药品采购计划，加速周转，减少库存，保证药品供应。

《药品管理法》规定：医疗机构必须从具有药品生产、经营资格的企业购进药品。医疗机构购进药品，必须建立并执行进货检查验收制度，验明药品合格证明和其他标识，不符合规定要求的，不得购进和使用；医疗机构购进药品，必须有真实、完整的药品购进记录；个人设置的门诊部、诊所等医疗机构不得配备常用药品和急救药品以外的其他药品；医疗机构因临床急需进口少量药品的，应当向国务院药品监督管理部门提出申请，经批准后方可进口。此外，2007 年 5 月 1 日施

行的《药品流通监督管理办法》规定：药品购进机构必须注明药品通用名称、生产厂商（中药材标明产地）、剂型、规格、批号、生产日期、有效期、批准文号、供货单位、数量、价格、购进日期。药品购进记录必须保存至超过药品有效期1年，但不得少于3年。

我国药品采购经历了医院分散采购、地市招标采购、省级招标采购、联盟带量采购四个阶段。在总结评估全国范围推进国家组织药品集中采购和使用试点经验做法、进一步完善相关政策措施的基础上，坚持市场机制和政府作用相结合，药品集中采购制度发展到以"国家组织、联盟采购、平台操作"为总体思路和"带量采购、以量换价、量价挂钩、招采合一、确保用量、保证回款"为基本原则的带量采购模式。

医疗机构必须从政府药品集中招标采购网上进行药品采购。《医疗机构药品集中采购工作规范》及《药品集中采购监督管理办法》明确规定：医疗机构药品集中采购工作，要以省（自治区、直辖市）为单位组织展开，必须全部参加药品集中采购。县级以上人民政府、国有企业（含国有控股企业）等举办的非营利性医疗机构必须参加药品集中采购。鼓励其他医疗机构参加药品集中采购活动。药品集中采购要充分考虑各级各类医疗机构的临床用药需求特点。集中采购周期原则上一年一次。全面推行网上采购，提高医疗机构药品采购透明度。医疗机构按申报集中采购药品的品种、规格、数量，通过药品采购平台采购所需药品。除麻醉药品、第一类精神药品和第二类精神药品、医疗用毒性药品和放射性药品等少数品种以及中药材和中药饮片等可不纳入药品集中采购目录外，医疗机构使用的其他药品原则上必须全部纳入集中采购目录。医疗机构要与中标（入围）药品生产企业或其委托的批发企业签订药品购销合同，明确品种、规格、数量、价格、回款时间、履约方式、违约责任等内容。合同采购数量要以医疗机构上年度的实际药品使用数量为基础，适当增减调整后确定。

2. 分类采购

（1）直接采购：属于直接挂网目录、带量采购中选目录的药品，医疗机构按挂网价格采购，不进行议价或变相议价。

（2）议价采购：对于列入联动挂网目录、带量采购监测目录的药品，医疗机构按不高于挂网价格与生产企业进行议价采购；对于列入急抢救和短缺药品目录内的药品，医疗机构按挂网价格采购或与生产企业进一步谈判议价采购。医疗机构与生产企业议价应在省采购平台药品自主议价系统上进行，双方一经确认即为有效采购价格，严禁变相要求返点、返利、回扣等行为。

（3）备案采购：通用名、剂型（以国家医保药品目录所列归类剂型为准）在省采购平台未挂网、但医疗机构临床或科研必需的药品，医疗机构按照"比价合理"原则，完成医院内部审批流程后，可与药品生产企业自主议价并在省采购平台进行备案采购。

3. 医疗机构药品采购应遵循的基本原则 根据《国务院办公厅关于推动药品集中带量采购工作常态化制度化开展的意见》（国办发〔2021〕2号），药品采购应遵循的基本原则：一是坚持需求导向，质量优先。根据临床用药需求，结合医保基金和患者承受能力，合理确定集中带量采购药品范围，保障药品质量和供应，满足人民群众基本医疗用药需求。二是坚持市场主导，促进竞争。建立公开透明的市场竞争机制，引导企业以成本和质量为基础开展公平竞争，完善市场发现价格的机制。三是坚持招采合一，量价挂钩。明确采购量，以量换价、确保使用，畅通采购、使用、结算等环节，有效治理药品回扣。四是坚持政策衔接，部门协同。完善药品质量监管、生产供应、流通配送、医疗服务、医保支付、市场监管等配套政策，加强部门联动，注重改革系统集成、协同高效，与药品集中带量采购制度相互支持、相互促进。

▌（二）药品保管

1. 药品储存

（1）药品储存的管理。2016年国家食品药品监督管理总局颁布的《药品经营质量管理规范》中规定：按包装标示的温度要求储存药品，包装上没有标示具体温度的，按照《中国药典》规定的贮藏要求进行储存；储存药品相对湿度为 35%～75%；在人工作业的库房储存药品，按质量状态实行色标管理，合格药品为绿色，不合格药品为红色，待确定药品为黄色；储存药品应当按照要求采取避光、遮光、通风、防潮、防虫、防鼠等措施；药品与非药品、外用药与其他药品分开存放，中药材和中药饮片分库存放；特殊管理的药品应当按照国家有关规定储存。

（2）高警示药品的管理：美国医疗安全协会（Institute for Safe Medication Practices，ISMP）首次提出了"高危药品（high-alert medications 或 high-alert drugs）"的概念，亦称为高警示药品，是指如若使用不当会对患者造成严重伤害或死亡的药品。2001 年，ISMP 提出了 5 类高危药品，分别为胰岛素制剂、安眠药及麻醉剂、注射用浓氯化钾或磷酸钾、静脉用抗凝药（肝素）和高浓度氯化钠注射液。中国药学会医院药学专业委员会用药安全专家组 2019 年发布了《中国高警示药品推荐目录（2019 版）》，2019 年公布的目录包含 22 类及 12 种高警示药品。

高警示药品的管理采用"金字塔式"分级管理模式，分为 A、B、C 三个等级，分别给予不同的管理策略：①A 级药品设置专用存储区，发放过程中使用高警示药品专用包装，发放者和领用者均需签字，护理人员执行医嘱时注明高警示，并采用双人核对制度，严格按照规定的给药浓度和途径给药。②B 级药品同样具有明显的警示信息，严格按照规定的给药浓度和途径给药，超出规定给药的需要临床医师签字。③C 级药品具有明显的警示信息，发放时进行专门的用药交代。

规范使用高警示药品专用标识，可制成标贴粘贴在高警示药品储存处，也可嵌入电子处方系统、医嘱处理系统和处方调配系统，以提示医务人员对高警示药品的正确处置。

2. 药品养护　根据《药品经营质量管理规范》，药品养护是运用现代科学技术与方法，研究药品储存养护技术和储存药品质量变化规律，防止药品变质，保证药品质量，确保用药安全、有效的一门实用性技术科学。药品养护的各项工作内容都应围绕保证药品储存质量为目标。

养护人员应当根据库房条件、外部环境、药品质量特性等对药品进行养护，主要内容是：①指导和督促保管人员对药品进行合理储存与作业。②检查并改善储存条件、防护措施、卫生环境。③对库房温湿度进行有效监测、调控。④按照养护计划对库存药品的外观、包装等质量状况进行检查，并建立养护记录；对储存条件有特殊要求的或者有效期较短的品种应当进行重点养护。⑤发现有问题的药品应当及时在计算机系统中锁定和记录，并通知质量管理部门处理。⑥对中药材和中药饮片应当按其特性采取有效方法进行养护并记录，所采取的养护方法不得对药品造成污染。⑦定期汇总、分析养护信息。

（三）药品发放

药品出库的程序：由各药房将领用的药品输入电脑，药库收到后做确认打印，按照打印的清单发药，双人核对后方可出库。药房收到药品后也要按照清单核对所领药品，保证准确无误。药库药品的发放必须按照"先进先出，近期先出"的原则。药品出库后，领用人、发药人、核对人都要在发药清单上签字。

二、药品处方管理

为规范处方管理，提高处方质量，促进合理用药，保障医疗安全，2006 年 11 月 27 日经卫生部部务会议讨论通过《处方管理办法》，并自 2007 年 5 月 1 日起施行。本办法规定卫生部负责全国处方开具、调剂、保管相关工作的监督管理。县级以上地方卫生行政部门负责本行政区域内处方开具、调剂、保管相关工作的监督管理。《处方管理办法》适用于与处方开具、调剂、保管相关的医疗机构及其人员。

（一）处方的定义及内容

1. 处方的定义　处方，是指由注册的执业医师和执业助理医师（以下简称医师）在诊疗活动中为患者开具的、由取得药学专业技术职务任职资格的药学专业技术人员（以下简称药师）审核、调配、核对，并作为患者用药凭证的医疗文书。处方包括医疗机构病区用药医嘱单。处方药应当凭医师处方销售、调剂和使用。

处方具有法律上、技术上、经济上三重意义。在开具、调配或使用处方造成的医疗差错或事故中，处方是判定医、药、护各方法律责任的原始依据之一，因此具有法律上的意义；处方记录了医师对患者药物治疗方案的设计和对患者正确用药的指导，药师根据处方进行调配、发药，因此具有技术上的意义；处方还可以作为医疗机构检查和统计药品，尤其是特殊管理和贵重药品消耗的单据，同时也是患者药费支出的详细清单，因此具有经济上的意义。医师开具处方和药师调剂处方应当遵循安全、有效、经济的原则。

2. 处方内容 处方包括前记、正文、后记三部分内容。

（1）前记：包括医疗机构名称、科别、患者姓名、性别、年龄、门诊或住院病历号，科别或病区和床位号、临床诊断、开具日期等。可添列特殊要求的项目。麻醉药品和第一类精神药品处方还应当包括患者身份证明编号、代办人姓名和身份证明编号。

（2）正文：以 Rp 或 R（拉丁文 Recipe "请取" 的缩写）标示，分列药品名称、剂型、规格、数量、用法用量。

（3）后记：医师签名或者加盖专用签章，药品金额及审核、调配，核对、发药药师签名或者加盖专用签章。

处方由医疗机构按照规定的标准和格式印制。普通处方的印刷用纸为白色。急诊处方的印刷用纸为淡黄色，右上角标注："急诊"。儿科处方印刷用纸为淡绿色，右上角标注 "儿科"。麻醉药品和第一类精神药品处方印刷用纸为淡红色，右上角标注 "麻、精一"。第二类精神药品处方印刷用纸为白色，右上角标注 "精二"。

（二）处方管理制度

1. 处方权限 根据《处方管理办法》规定，经注册的执业医师在执业地点取得相应的处方权。经注册的执业助理医师在医疗机构开具的处方，应当经所在执业地点执业医师签名或加盖专用签章后方有效。经注册的执业助理医师在乡、民族乡、镇、村的医疗机构独立从事一般的执业活动，可以在注册的执业地点取得相应的处方权。医师应当在注册的医疗机构签名留样或者专用签章备案后，方可开具处方。

医疗机构应当按照有关规定，对本机构执业医师和药师进行麻醉药品、第一类精神药品、抗菌药物和抗肿瘤药物使用知识和规范化管理的培训。执业医师经考核合格后取得麻醉药品、第一类精神药品、抗菌药物和抗肿瘤药物的处方权，药师经考核合格后取得麻醉药品、第一类精神药品、抗菌药物和抗肿瘤药物的调剂资格。医师取得麻醉药品、第一类精神药品、抗菌药物和抗肿瘤药物处方权后，方可在本机构开具麻醉药品、第一类精神药品、抗菌药物和抗肿瘤药物处方，但不得为自己开具该类药品处方。药师取得麻醉药品、第一类精神药品、抗菌药物和抗肿瘤药物调剂资格后，方可在本机构调剂麻醉药品、第一类精神药品、抗菌药物和抗肿瘤药物处方。

试用期人员开具处方，应当经所在医疗机构有处方权的执业医师审核、并签名或加盖专用签章后方有效。进修医师由接收进修的医疗机构对其胜任本专业工作的实际情况进行认定后授予相应的处方权。

医疗机构应当对出现不合理处方 3 次以上且无正当理由的医师提出警告，限制其处方权；限制处方权后，仍连续 2 次以上出现超常处方且无正当理由的，取消其处方权。

医师出现下列情形之一的，处方权由其所在医疗机构予以取消：

（1）被责令暂停执业。

（2）考核不合格离岗培训期间。

（3）被注销、吊销执业证书。

（4）不按照规定开具处方，造成严重后果的。

（5）不按照规定使用药品，造成严重后果的。

（6）因开具处方牟取私利。

未取得处方权的人员及被取消处方权的医师不得开具处方。未取得麻醉药品、第一类精神药品、抗菌药物和抗肿瘤药物处方资格的医师不得开具麻醉药品、第一类精神药品、抗菌药物和抗肿瘤药物处方。除治疗需要外，医师不得开具麻醉药品、精神药品、医疗用毒性药品和放射性药品处方。

2. 处方书写　处方书写应当符合下列规则。

（1）患者一般情况、临床诊断填写清晰、完整，并与病历记载相一致。

（2）每张处方限于一名患者的用药。

（3）字迹清楚，不得涂改；如需修改，应当在修改处签名并注明修改日期。

（4）药品名称应当使用规范的中文名称书写，没有中文名称的可以使用规范的英文名称书写；医疗机构或者医师、药师不得自行编制药品缩写名称或者使用代号；书写药品名称、剂量、规格、用法、用量要准确规范，药品用法可用规范的中文、英文、拉丁文或者缩写体书写，但不得使用"遵医嘱""自用"等含糊不清字句。

（5）患者年龄应当填写实足年龄，新生儿、婴幼儿写日、月龄，必要时要注明体重。

（6）西药和中成药可以分别开具处方，也可以开具一张处方，中药饮片应当单独开具处方。

（7）开具西药、中成药处方，每一种药品应当另起一行，每张处方不得超过5种药品。

（8）中药饮片处方的书写，一般应当按照"君、臣、佐、使"的顺序排列；调剂、煎煮的特殊要求注明在药品右上方，并加括号，如包煎、先煎、后下等；对饮片的产地、炮制有特殊要求的，应当在药品名称之前写明。

（9）药品用法用量应当按照药品说明书规定的常规用法用量使用，特殊情况需要超剂量使用时，应当注明原因并再次签名。

（10）除特殊情况外，应当注明临床诊断。

（11）开具处方后的空白处画一斜线以示处方完毕。

（12）处方医师的签名式样和专用签章应当与院内药学部门留样备查的式样相一致，不得任意改动，否则应当重新登记留样备案。

（13）药品剂量与数量用阿拉伯数字书写。剂量应当使用法定剂量单位：重量以克（g）、毫克（mg）、微克（μg）、纳克（ng）为单位；容量以升（L）、毫升（mL）为单位；国际单位（IU）、单位（U）；中药饮片以克（g）为单位。片剂、丸剂、胶囊剂、颗粒剂分别以片、丸、粒、袋为单位；溶液剂以支、瓶为单位；软膏及乳膏剂以支、盒为单位；注射剂以支、瓶为单位，应当注明含量；中药饮片以剂为单位。

3. 处方开具　医师应当根据医疗、预防、保健需要，按照诊疗规范、药品说明书中的药品适应证、药理作用、用法、用量、禁忌、不良反应和注意事项等开具处方。

开具医疗用毒性药品、放射性药品的处方应当严格遵守有关法律、法规和规章的规定。

医疗机构应当根据本机构性质、功能、任务，制定药品处方集。

医疗机构应当按照经药品监督管理部门批准并公布的药品通用名称购进药品。同一通用名称药品的品种，注射剂型和口服剂型均不得超过2种，处方组成类同的复方制剂1～2种。因特殊诊疗需要使用其他剂型和剂量规格药品的情况除外。

医师开具处方应当使用经药品监督管理部门批准并公布的药品通用名称、新活性化合物的专利药品名称和复方制剂药品名称。医师开具院内制剂处方时应当使用经省级卫生行政部门审核、药品监督管理部门批准的名称。医师可以使用由国家卫生健康委员会公布的药品习惯名称开具处方。

处方开具当日有效。特殊情况下需延长有效期的，由开具处方的医师注明有效期限，但有效期最长不得超过3天。处方一般不得超过7日用量；急诊处方一般不得超过3日用量；长期处方是指具备条件的医师按照规定，对符合条件的慢性病患者开具的处方用量适当增加的处方，长期处方的处方量一般在 4 周内；医疗用毒性药品、放射性药品的处方用量应当严格按照国家有关规定执行。

医师应当按照国家卫生健康委员会制定的《麻醉药品和精神药品临床应用指导原则》，开具麻醉药品、第一类精神药品处方。门（急）诊癌症疼痛患者和中、重度慢性疼痛患者需长期使用麻醉药品和第一类精神药品的，首诊医师应当亲自诊查患者，建立相应的病历，要求其签署《知情同意书》。

病历中应当留存下列材料复印件：二级以上医院开具的诊断证明；患者户籍簿、身份证或者其他相关有效身份证明文件；为患者代办人员身份证明文件。

除需长期使用麻醉药品和第一类精神药品的门（急）诊癌症疼痛患者和中、重度慢性疼痛患者外，麻醉药品注射剂仅限于医疗机构内使用。

医师利用计算机开具、传递普通处方时，应当同时打印出纸质处方，其格式与手写处方一致；打印的纸质处方经签名或者加盖签章后有效。药师核发药品时，应当核对打印的纸质处方，无误后发给药品，并将打印的纸质处方与计算机传递处方同时收存备查。

4. 处方审核 根据 2018 年国家卫生健康委员会办公厅印发的《医疗机构处方审核规范》，处方审核是指药学专业技术人员运用专业知识与实践技能，根据相关法律法规、规章制度与技术规范等，对医师在诊疗活动中为患者开具的处方，进行合法性、规范性和适宜性审核，并作出是否同意调配发药决定的药学技术服务。审核的处方包括纸质处方、电子处方和医疗机构病区用药医嘱单。

从事处方审核的药学专业技术人员（以下简称药师）应当满足以下条件。

（1）取得药师及以上药学专业技术职务任职资格。

（2）具有 3 年及以上门急诊或病区处方调剂工作经验，接受过处方审核相应岗位的专业知识培训并考核合格。

药师是处方审核工作的第一责任人。药师应当对处方各项内容进行逐一审核。医疗机构可以通过相关信息系统辅助药师开展处方审核。对信息系统筛选出的不合理处方及信息系统不能审核的部分，应当由药师进行人工审核。

经药师审核后，认为存在用药不适宜时，应当告知处方医师，建议其修改或者重新开具处方；药师发现不合理用药，处方医师不同意修改时，药师应当作好记录并纳入处方点评；药师发现严重不合理用药或者用药错误时，应当拒绝调配，及时告知处方医师并记录，按照有关规定报告。

审核内容：

（1）合法性审核

1）处方开具人是否根据《中华人民共和国医师法》取得医师资格，并执业注册。

2）处方开具时，处方医师是否根据《处方管理办法》在执业地点取得处方权。

3）麻醉药品、第一类精神药品、医疗用毒性药品、放射性药品、抗菌药品等药品处方，是否由具有相应处方权的医师开具。

（2）规范性审核

1）处方是否符合规定的标准和格式，处方医师签名或加盖的专用签章有无备案，电子处方是否有处方医师的电子签名。

2）处方前记、正文和后记是否符合《处方管理办法》等有关规定，文字是否正确、清晰、完整。

3）条目是否规范。①年龄应当为实足年龄，新生儿、婴幼儿应当写日、月龄，必要时要注明体重；②中药饮片、中药注射剂要单独开具处方；③开具西药、中成药处方，每一种药品应当另起一行，每张处方不得超过 5 种药品；④药品名称应当使用经药品监督管理部门批准并公布的药品通用名称、新活性化合物的专利药品名称和复方制剂药品名称，或使用由国家卫生健康委员会公布的药品习惯名称；⑤医院制剂应当使用药品监督管理部门正式批准的名称；⑥药品剂量、规格、用法、用量准确清楚，符合《处方管理办法》规定，不得使用"遵医嘱""自用"等含糊不清字句；⑦普通药品处方量及处方效期符合《处方管理办法》的规定，抗菌药品、麻醉药品、精神药品、医疗用毒性药品、放射药品、易制毒化学品等的使用符合相关管理规定；⑧中药饮片、中成药的处方书写应当符合《中药处方格式及书写规范》。

（3）适宜性审核：西药及中成药处方，应当审核以下项目。

1）处方用药与诊断是否相符。

2）规定必须做皮试的药品，是否注明过敏试验及结果的判定。

3）处方剂量、用法是否正确，单次处方总量是否符合规定。

4）选用剂型与给药途径是否适宜。

5）是否有重复给药和相互作用情况，包括西药、中成药、中成药与西药、中成药与中药饮片之间是否存在重复给药和有临床意义的相互作用。

6）是否存在配伍禁忌。

7）是否有用药禁忌：儿童、老年人、孕妇及哺乳期妇女、脏器功能不全患者用药是否有禁忌使用的药品，患者用药是否有食物及药品过敏史禁忌证、诊断禁忌证、疾病史禁忌证与性别禁忌证。

8）溶媒的选择、用法用量是否适宜，静脉输注的药品给药速度是否适宜。

9）是否存在其他用药不适宜情况。

医师应当坚持安全有效、经济合理的用药原则，遵循药品临床应用指导原则、临床诊疗指南和药品说明书等合理用药。在尚无有效或者更好治疗手段等特殊情况下，医师取得患者明确知情同意后，可以采用药品说明书中未明确但具有循证医学证据的药品用法实施治疗。医疗机构应当建立管理制度，对医师处方、用药医嘱的适宜性进行审核，严格规范医师用药行为。

5. 处方调剂　根据《处方管理办法》规定，取得药学专业技术职务任职资格的人员方可从事处方调剂工作。药师在执业的医疗机构取得处方调剂资格。药师签名或者专用签章式样应当在本机构留样备查。具有药师以上专业技术职务任职资格的人员负责处方审核、评估、核对、发药及安全用药指导；药士从事处方调配工作。药师应当凭医师处方调剂处方药品，非经医师处方不得调剂。

药师应当按照操作规程调剂处方药品：认真审核处方，准确调配药品，正确书写药袋或粘贴标签，注明患者姓名和药品名称、用法、用量，包装；向患者交付药品时，按照药品说明书或者处方用法，进行用药交待与指导，包括每种药品的用法、用量、注意事项等。

6. 处方保管　处方由调剂处方药品的医疗机构妥善保存。普通处方、急诊处方、儿科处方保存期限为1年，医疗用毒性药品、第二类精神药品处方保存期限为2年，麻醉药品和第一类精神药品处方保存期限为3年。药师应当对麻醉药品和第一类精神药品处方，按年月日逐日编制顺序号。处方保存期满后，经医疗机构主要负责人批准、登记备案，方可销毁。医疗机构应当根据麻醉药品和精神药品处方开具情况，按照麻醉药品和精神药品品种、规格对其消耗量进行专册登记，登记内容包括发药日期、患者姓名、用药数量。专册保存期限为3年。

三、药品调剂管理

药品调剂工作是医院药学工作中的重要组成部分，是药剂科直接面对临床患者的服务窗口，也是连接患者与医护人员之间完成医疗过程的重要途径。调剂业务管理一般可概括为运转管理和技术管理，运转管理包括维持调剂工作正常进行的各个环节，如调剂工作流程的合理化、药品分装、候药室管理、账卡管理、处方统计、环境和人员管理等。技术管理主要包括处方接收、发药、患者用药指导全过程技术方面的管理及对差错事故的处理管理。

《处方管理办法》明确规定，取得药学专业技术职务任职资格的人员方可从事处方调剂工作。调剂处方必须严格按照处方调配操作规程，仔细审查处方，认真调配操作，严格监督检查，告知患者用法用量和注意事项，保证配发给患者的药剂准确安全、质量优良、使用合理。并且还要注意提高服务效率，改善服务态度，为患者提供最优质的服务。

（一）调剂的定义及流程

1. 调剂的定义 调剂（dispensing）又称调配处方，即配药或配方、发药。它是指从收方到给患者（或病房护士）发药并进行交代和答复询问的全过程。调剂是综合专业性、技术性、管理性、法律性、事务性、经济性于一体的活动过程；也是药师、医师、护士、患者（或其家属）等协同活动的过程。医院药剂科的调剂工作大致可以分为门诊调剂、急诊调剂、住院部调剂、静脉用药集中调配、中药调剂。

2. 调剂的流程 医院调剂活动涉及多个部门、科室及不同种类的患者，以门诊调剂为例，调剂活动可分为以下六个步骤。

（1）收方：从患者或病房护士处接收处方或药品请领单。

（2）审方：审查处方书写是否正确与合理，用药是否适宜，重点审查的内容包括药品名称、给药剂量、给药途径、药物配伍变化、有无超说明书适应证用药、有无重复给药、有无药物滥用现象等，如果药师审核处方发现存在用药不适宜情况，应告知医生请其确认或重新开具处方，如果存在严重不合理用药或用药错误，应拒绝调剂。

（3）配方：按处方及时调配药品，做到认真仔细、有序调配、严格遵守操作规程，确保配方准确无误，急诊处方应优先调配，配方完成后配方人签字。

（4）包装与贴标签：包装袋与药瓶标签上标示患者姓名、药名（通用名）、规格、数量、用法用量、注意事项、保存条件、有效期等。

（5）核对处方：仔细核对检查调配的药品与处方是否一致，为防止差错，必须做到"四查十对"：查处方，对科别、姓名、年龄；查药品，对药名、剂型、规格、数量；查配伍禁忌，对药品性状、用法用量；查用药合理性，对临床诊断，核对完成后核对药师签字。

（6）发药：发药时注意对患者的服务态度，详细交代药品的用法用量及注意事项，指导患者合理用药。

调剂基本流程如图9-1所示。

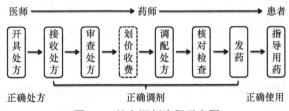

图9-1 处方调剂流程示意图

注：虚线框是指划价收费虽然是这个流程中的一环，但不属于调剂的范围，也不是药师的工作

（二）调剂的形式

1. 门（急）诊调剂室的配方发药形式 门（急）诊调剂工作可根据调剂人员的多少，调剂工作量大小等不同，分别采用不同的调配方法，也可采用不同调配方法的组合来提高配方效率、减少差错事故的发生。

（1）独立配方法：从收方到发药均由调剂人员一人完成。优点在于节省人力、责任清楚，但由于是一人独立进行审方、配方、核对，容易出现差错。所以这种方法一般适用于小药房和急诊药房的调剂工作。

（2）流水配方法：将整个配方过程进行具体分工，多人协作完成。一般由1人收方审方，1~2人配方，1人核对并发药。优点在于分工明确、责任清楚、工作有序、效率及准确率较高，但需要较多的人力。所以这种方法一般适用于大医院门诊调剂室及候药患者较多的情况。

（3）结合配方法：即将独立配方法与流水配方法二者结合的方法，需配备 2 名调剂人员，1 人负责收方、审方和核对发药，另外 1 人负责配方。这种方法综合了独立配方法与流水配方法各自的优点，既节省了人力，又能减少差错，普遍适用于各医院门诊调剂室。

2. 住院调剂室的配方发药形式 住院调剂工作与门诊调剂工作不同，只需把住院患者所需药剂定期分发至各病区。目前我国医院采取的配药方式主要有以下三种。

（1）凭处方发药：护士或患者（家属）凭医师给住院患者开出的处方到住院调剂室取药，药剂人员按方发药。优点是药师可直接了解患者的用药情况，便于其发挥监督作用，及时纠正用药不适宜现象，促进合理用药；缺点是工作量较大，仅适用于麻醉药品、精神药品、贵重药品、医疗用毒性药品等特殊情况下的取药，以及出院带药和紧急用药情况。

（2）病区小药柜制：根据病区的专业特点和床位数，在病区内设小药柜，通过药品请领单向住院调剂室领取规定量的常用药及少数急救药品和麻醉药品并储备在小药柜内，由护士遵医嘱取药发给患者服用。优点是方便患者及时用药，减轻工作量，同时也方便药师有计划地安排发药时间。缺点是药师不易了解患者用药情况，不能及时纠正用药不合理现象。另外，病区小药柜保存的药品由于没有专人管理，容易造成药品积压、变质、过期、浪费等后果。

（3）中心摆药制：在病区适中位置设立中心摆药室，工作人员由药师和护士组成，药师负责药品的请领、补充、保管和账目登记统计，护士负责摆药及有关准备工作。摆药室护士按病区医嘱或治疗单将药品摆入患者的服药杯中，经护士、药师核对无误后由病区护士领回发给患者服用。优点是药师集中保管药品，可避免药品积压、变质、过期、浪费，核对制度有利于减少差错，促进合理用药。

知识拓展 **药品单位剂量调配系统**

药品单位剂量调配系统（the unit dose system of medication distribution）是一种医疗机构药房协调调配和控制药品的方法，又被称为单位剂量系统（unit dose system），是一种基于单位剂量包装的发药制度。

单位剂量系统虽然可因各医院的具体情况而异，但几点是共同的：①药品按单位剂量包装；②用已包装好的现成包装进行分发；③大部分药品不超过患者 1 日（24 小时）的剂量，可在任何时候分配或使用于病房。

近几十年来，对单位剂量系统进行了大量研究，这些研究表明此种分配系统优于其他方法，表现出：①对患者安全；②对医院来说有利于提高效率，并更为经济；③能更有效地利用专业人员的人才资源。

由于单位剂量系统具有独特的优越性，美国、日本、荷兰、西班牙、英国等国家已广泛采用。

根据医院具体情况实施单位剂量系统方法，大体上可以分为两种方式，即集中式和分散式。前者多为中小型医院所用，后者为大型医院常用。

单位剂量系统的基础工作：首先，将医院处方集中的各种药品按标准数量进行包装并贴标签。如果市售药品已经是单位剂量包装的，则不再重新按单位剂量包装。其次，应配置必需的单位剂量包装机、标签打印机和计算机控制系统软件，以及一些辅助设施和设备。最后，应配备一定数量的包装技术人员（或药工）。必须注意的是药师在单位剂量发药系统中的作用不应忽视，指导合理用药、监督药品管理仍然是药师的职责。

单位剂量发药系统有利于发药向自动化方向发展。在发达国家，医院配备自动发药机已经相当普遍。在我国，多个地方推进智慧药房建设，提供扫码取药、药品配送服务，解决患者排队久、取药难等问题。

---

3. 静脉用药调配 静脉输注是临床常用的给药方式，长期以来，临床静脉用药一直是由护士

在病区开放的环境下进行配制。为规范临床静脉用药配制，提高静脉用药质量，促进合理用药，保障用药安全。静脉用药集中在静脉用药调配中心调配已成为现代化医院发展新趋势。2021年国家卫生健康委员会办公厅印发的《静脉用药调配中心建设与管理指南（试行）》指出静脉用药调配中心（pharmacy intravenous admixture service，PIVAS，以下简称静配中心）是医疗机构为患者提供静脉用药集中调配专业技术服务的部门。PIVAS通过静脉用药处方医嘱审核干预、加药混合调配、参与静脉输液使用评估等药学服务，为临床提供优质可直接静脉输注的成品输液。静脉用药集中调配属药品调剂的范畴，目前国内大部分省份设置了静脉用药集中调配的收费标准。

1969年，美国俄亥俄州立大学附属医院建立了世界上第一个"静脉用药调配中心"（PIVAS），此后静脉用药调配的服务在全世界范围内逐渐开展起来。静配用药治疗模式由开放式向密闭的输液方式转变。PIVAS将原来分散在病区治疗室开放环境下进行配制的静脉用药，集中由专职的技术人员在万级洁净、密闭环境下，局部百级洁净的操作台上进行调配。

《静脉用药调配中心建设与管理指南（试行）》规定，PIVAS应设有洁净区、非洁净控制区、辅助工作区三个功能区。各功能区应当合理划分，在不同区域之间形成合理的缓冲区域。

（1）洁净区设有调配操作间、一次更衣室、二次更衣室及洗衣洁具间。

（2）非洁净控制区设有普通更衣室，清洁间，用药医嘱审核、打印输液标签、贴签摆药、成品输液核查与包装和配送等区域。

（3）辅助工作区设有药品库，物料贮存库，药品脱外包区，转运箱和转运车存放区以及综合性会议示教休息室等，配套的空调机房、淋浴室和卫生间也是PIVAS的辅助工作区，但属于污染源区域。

静脉用药集中调配工作流程如下：药师接收医师开具静脉用药医嘱信息→对用药医嘱进行适宜性审核→打印输液标签→摆药贴签核对→加药混合调配→成品输液核查与包装→发放运送→病区核对签收。

4. 中药调剂管理　中药调剂是指根据医师处方将饮片或制剂调配成方剂供应用的操作过程。中成药调剂与西药调剂流程一致，这里主要讨论中药饮片的调剂管理。中药调剂人员要求有中医中药基本理论知识，并取得相应的中药学专业技术职务任职资格。

（1）饮片调剂设施：主要有饮片斗架、调剂台、计量用具、碎药工具、临时特殊加工炮制工具等。每个斗架装药斗数十个，每个药斗中又分成2～3个小格。"药斗"内分装饮片的编排方法称为"斗谱"。"斗谱"的编排通常根据实际需求作出相应调整，以便于调剂操作。

（2）饮片调剂流程：中药饮片的调剂包括审方、计价、调配、复核、发药5个步骤。

1）审方：中药处方格式与西药基本一致，内容上要另外关注处方中是否有"十八反""十九畏"等配伍禁忌药存在；需特殊处理的药品其"脚注"，"并开药"（处方中2～3味药合并开在一起，如二冬即天冬和麦冬，知柏即知母和黄柏）是否明确等。

2）计价：做到准确、迅速，缩短患者取药时间。

3）调配：按处方药品顺序逐味称量；需特殊处理的药品如先煎、后下、烊化、包煎、另煎等应单独包装，并注明处理方法；调配人员必须认真仔细，切勿拿错药品或称错剂量；调配完毕，自查无误后签名盖章，交核对药师核对。

4）复核：为保证患者用药安全有效，防止调配差错与遗漏，对已调配好的药剂在配方自查基础上，再由有经验的中药师，进行一次全面细致核对，重点核对调配的药品和用量与处方是否相符；需特殊处理的药品是否按要求作了特殊处理；配制的药品有无虫蛀和发霉等质量问题；毒性药、有配伍禁忌的药及贵重细料药的应用是否得当；调配者有无签字等。经核对无误后复核人员签名盖章，即可分剂量装袋发药。

5）发药：是调剂工作的最后一环，按取药牌发药，发药时与患者核对姓名剂数，准确无误后再向患者耐心交待煎服方法和注意事项。

第三节　临床药学与药物临床应用管理

一、临床药学、临床药师和药学服务

（一）临床药学与临床药师的基本概念

1. 临床药学　临床药学是指药学与临床相结合，直接面向患者，以患者为中心，研究与实践临床药物治疗，提高药物治疗水平的综合性应用学科。

2. 临床药师　临床药师是指以系统药学专业知识为基础，并具有一定医学和相关专业基础知识与技能，直接参与临床用药，促进药物合理应用和保护患者用药安全的药学专业技术人员。

根据全面提升医疗质量行动计划（2023—2025 年），要求推行临床药师制，发挥药师在处方审核、处方点评、药学监护等合理用药管理方面的作用。强化合理用药教育与培训，对不合理用药行为及时采取干预措施。在儿科等重点科室配备驻科药师，参与药物治疗管理。

临床药师开展的工作主要有：①负责处方、医嘱审核，发现存在用药不适宜时，应当告知处方医师，请其确认或者重新开具处方；发现严重不合理用药或者用药错误，应当立即告知处方医师重新开具处方。②积极参与临床药物治疗团队，参加临床药物治疗规范与路径的制订，开展治疗药物监测结果解读工作，与临床医师共同进行个体化药物治疗方案的设计、实施与监护，在患者入院、转科和出院等环节进行药物重整，发现与用药有关的问题及时与临床医师沟通并干预，对用药复杂、特殊人群等实施重点药学监护。③对出院带药患者，加强与家庭医生团队或居家药物服务团队的沟通联系，帮助序贯药物治疗管理。④开展抗菌药物、抗肿瘤药物、国家基本药物等药物的临床应用监测，实施处方点评与超常预警，促进临床合理用药。⑤开展药品不良反应 / 事件监测。⑥对临床医护人员及患者开展用药宣教，向公众宣传合理用药知识。⑦积极开展药品临床综合评价、医疗机构药品评价与遴选和药学科研等工作。⑧开展药学帮扶工作。

（二）药学服务

药学服务（pharmaceutical care）是医疗机构诊疗活动的重要内容，是促进合理用药、提高医疗质量、保证患者用药安全的重要环节。落实深化医药卫生体制改革的部署要求，进一步实行药学服务模式的"两个转变"，即从"以药品为中心"转变为"以患者为中心"，从"以保障药品供应为中心"转变为"在保障药品供应的基础上，以重点加强药学专业技术服务、参与临床用药为中心"。

医疗机构药学服务是指由医疗机构药学专业技术人员为保障患者用药安全、优化患者治疗效果和节约治疗费用而进行的相关服务，旨在发现和解决与患者用药相关问题。药学服务涉及门诊、住院、居家三种场所为指导各医疗机构规范地提供药学服务，2021 年国家卫生健康委发布《关于印发医疗机构药学门诊服务规范等 5 项规范的通知》，包括：药学门诊服务规范、药物重整服务规范、用药教育服务规范、药学监护服务规范和居家药学服务规范。

（1）药学门诊服务：是指医疗机构药师在门诊为患者提供的用药评估、用药咨询、用药教育、用药方案调整建议等一系列专业化药学服务。药学门诊服务内容包括了解患者信息、评估患者用药情况、提供用药咨询、开展用药教育、提出用药方案调整建议等。药学门诊出诊药师应注意沟通技巧，如开放式提问、主动倾听、同理心、动机性面谈等。应注意特殊人群的沟通技巧，如听力障碍患者、视力障碍患者、语言障碍患者、未成年人等。药师提供药学门诊服务应当书写医疗文书，该文书纳入门诊病历管理。

（2）药物重整服务：是指药师在住院患者入院、转科或出院等重要环节，通过与患者沟通、查看相关资料等方式，了解患者用药情况，比较目前正在使用的所有药物与用药医嘱是否合理一致，给出用药方案调整建议，并与医疗团队共同对不适宜用药进行调整的过程。主要包括入院患者药物重整服务和转科、出院患者药物重整服务。

（3）用药教育服务：是指药师对患者提供合理用药指导、普及合理用药知识等药学服务的过程，以提高患者用药知识水平，提高用药依从性，降低用药错误发生率，保障医疗质量和医疗安全。用药教育方式包括口头、书面材料、实物演示、视频音频、宣教讲座、电话或互联网教育等。对于发药窗口的患者，药师应当以语言、视频音频、用药注意事项标签等适宜方式提供用药交代；当发药窗口药师无法满足患者需求时，应当引导患者至相对独立、适于交流的环境中做详细的用药教育。对于住院患者，应当在患者床旁以口头、书面材料、实物演示、视频演示等方式进行用药教育。对于社区患者，可采取集中宣教讲座、科普视频宣教、电话或互联网等方式进行用药教育。

（4）药学监护服务规范：是指药师应用药学专业知识为住院患者提供直接的、与药物使用相关的药学服务，以提高药物治疗的安全性、有效性与经济性。药学监护重点服务下列患者和疾病。病理生理状态：存在脏器功能损害、儿童、老年人、存在合并症的患者、妊娠及哺乳期患者；疾病特点：如重症感染、高血压危象、急性心衰、急性心肌梗死、药物中毒患者等，既往有药物过敏史、上消化道出血史或癫痫史等；用药情况：应用治疗窗窄的药物、抗感染药物、抗肿瘤药物、免疫抑制剂等；特殊治疗情况：接受血液透析、血液滤过、血浆置换、体外膜肺氧合的患者。住院患者药学监护服务应贯穿于患者药物治疗的全过程，从确认患者为监护对象开始，至治疗目标完成、转科或出院为止。如患者有转科，再次转回病区后，应重新评估是否将其列为药学监护对象。对患者开展药学监护服务的要点：用药方案合理性的评估，用药方案疗效监护，药品不良反应监护，药物治疗过程监护，患者依从性监护，药师应对药物基因检测、治疗药物监测等结果进行解读，并根据结果实施药学监护。药师应当书写药学监护记录表。

（5）居家药学服务：是指药师为居家药物治疗患者上门提供普及健康知识，开展用药评估和用药教育，指导贮存和使用药品，进行家庭药箱管理，提高患者用药依从性等个体化、全程、连续的药学服务。服务的对象应当为与家庭医生团队签约的居家患者，包括慢性病患者、反复就诊患者、合并用药种类多的患者、特殊人群患者等。服务内容至少包括以下方面：评估居家患者药物治疗需求，用药清单的整理和制作，用药咨询，用药教育，整理家庭药箱，药品不良反应筛查，药物相互作用筛查和用药方案调整建议。药师应当对主要服务内容进行记录、填写访视表；涉及用药方案调整的，最终用药方案由家庭医生确认并签字。若药师对居家患者进行了用药清单的整理和制作，应当将整理后的用药清单原件或副本提供给患者参照执行。上门服务应提前预约，尊重患者的风俗习惯。

二、药物临床应用管理

（一）药物临床应用管理概述

药物临床应用管理是指对医疗机构临床诊断、预防和治疗疾病用药全过程实施监督管理，包括临床用药监测、评价和超常预警；指导临床合理使用药物；对医师处方、用药医嘱的适宜性进行审核；用药错误、药品不良反应和药物损害事件监测；开展临床药学和药学研究工作等一系列内容。医师和药学专业技术人员在药物临床应用时必须遵循安全、有效、经济的原则。医疗机构应当配备临床药师。临床药师应当全职参与临床药物治疗工作，对患者进行用药教育，指导患者安全用药。

临床用药管理的基本出发点和归宿是合理用药。目前比较公认的合理用药是应包含安全、有效、经济和适当这4个基本要素。

2013年12月，国家卫生和计划生育委员会等部门联合制定的合理用药十大核心信息如下所述。

（1）合理用药是指安全、有效、经济、适当地使用药物。优先使用基本药物是合理用药的重要措施。

（2）用药要遵循能不用就不用，能少用就不多用；能口服不肌内注射，能肌内注射不输液的原则。

（3）购买药品注意区分处方药和非处方药，处方药必须凭执业医师处方购买。

（4）阅读药品说明书是正确用药的前提，特别要注意药物的禁忌、慎用、注意事项、不良反应和药物间的相互作用等事项。

（5）处方药要严格遵循医嘱，切勿擅自使用，特别是抗菌药物和激素类药物，不能自行调整用量或停用。

（6）任何药物都有不良反应，非处方药长期、大量使用也会导致不良后果。

（7）孕期及哺乳期妇女用药要注意禁忌；儿童、老人和有肝脏、肾脏等方面疾病的患者，用药应当谨慎，用药后要注意观察；从事驾驶、高空作业等特殊职业者要注意药物对工作的影响。

（8）药品存放要科学、妥善，防止因存放不当导致药物变质或失效。

（9）接种疫苗是预防一些传染病最有效、最经济的措施，国家免费提供一类疫苗。

（10）保健食品不能替代药品。

（二）抗菌药物临床应用管理

1. 抗菌药物分级管理　根据中华人民共和国卫生部令 2012 年第 84 号发布的《抗菌药物临床应用管理办法》，抗菌药物临床应用实行分级管理。根据安全性、疗效、细菌耐药性、价格等因素，将抗菌药物分为三级：非限制使用级、限制使用级与特殊使用级。具体划分标准如下所述。

（1）非限制使用级抗菌药物：是指经长期临床应用证明安全、有效，对细菌耐药性影响较小，价格相对较低的抗菌药物。

（2）限制使用级抗菌药物：是指经长期临床应用证明安全、有效，对细菌耐药性影响较大，或者价格相对较高的抗菌药物。

（3）特殊使用级抗菌药物：是指具有以下情形之一的抗菌药物。

1）具有明显或者严重不良反应，不宜随意使用的抗菌药物。

2）需要严格控制使用，避免细菌过快产生耐药的抗菌药物。

3）疗效、安全性方面的临床资料较少的抗菌药物。

4）价格昂贵的抗菌药物。

2. 抗菌药物的采购　医疗机构抗菌药物供应目录包括采购抗菌药物的品种、品规。未经备案的抗菌药物品种、品规，医疗机构不得采购。医疗机构应当严格控制本机构抗菌药物供应目录的品种数量。同一通用名称抗菌药物品种，注射剂型和口服剂型各不得超过 2 种。具有相似或者相同药理学特征的抗菌药物不得重复列入供应目录。医疗机构抗菌药物应当由药学部门统一采购供应，其他科室或者部门不得从事抗菌药物的采购、调剂活动。临床上不得使用非药学部门采购供应的抗菌药物。

3. 抗菌药物处方权　具有高级专业技术职务任职资格的医师，可授予特殊使用级抗菌药物处方权；具有中级以上专业技术职务任职资格的医师，可授予限制使用级抗菌药物处方权；具有初级专业技术职务任职资格的医师，在乡、民族乡、镇、村的医疗机构独立从事一般执业活动的执业助理医师以及乡村医生，可授予非限制使用级抗菌药物处方权。药师经培训并考核合格后，方可获得抗菌药物调剂资格。

4. 抗菌药物应用监测　医疗机构应当根据临床微生物标本检测结果合理选用抗菌药物。临床微生物标本检测结果未出具前，医疗机构可以根据当地和本机构细菌耐药监测情况经验选用抗菌药物，临床微生物标本检测结果出具后根据检测结果进行相应调整。医疗机构应当开展细菌耐药监测工作，建立细菌耐药预警机制，并采取下列相应措施。

（1）主要目标细菌耐药率超过 30% 的抗菌药物，应当及时将预警信息通报本机构医务人员。

（2）主要目标细菌耐药率超过 40% 的抗菌药物，应当慎重经验用药。

（3）主要目标细菌耐药率超过 50% 的抗菌药物，应当参照药敏试验结果选用。

（4）主要目标细菌耐药率超过 75% 的抗菌药物，应当暂停针对此目标细菌的临床应用，根据追踪细菌耐药监测结果，再决定是否恢复临床应用。

5. 抗菌药物临床应用异常情况　医疗机构应当对以下抗菌药物临床应用异常情况开展调查，并根据不同情况作出处理。

（1）使用量异常增长的抗菌药物。

（2）半年内使用量始终居于前列的抗菌药物。

（3）经常超适应证、超剂量使用的抗菌药物。

（4）企业违规销售的抗菌药物。

（5）频繁发生严重不良事件的抗菌药物。

（三）抗肿瘤药物临床应用管理

1. 抗肿瘤药物分级管理　根据国家卫生健康委员会印发的《抗肿瘤药物临床应用管理办法（试行）》（2020年），将抗肿瘤药物分为限制使用级和普通使用级。具体划分标准如下所述。

（1）限制使用级抗肿瘤药物：是指具有下列特点之一的抗肿瘤药物。

1）药物毒副作用大，纳入毒性药品管理，适应证严格，禁忌证多，须由具有丰富临床经验的医务人员使用，使用不当可能对人体造成严重损害的抗肿瘤药物。

2）上市时间短、用药经验少的新型抗肿瘤药物。

3）价格昂贵、经济负担沉重的抗肿瘤药物。

（2）普通使用级抗肿瘤药物：是指除限制使用级抗肿瘤药物外的其他抗肿瘤药物。

2. 抗肿瘤药物的采购　医疗机构抗肿瘤药物应当由药学部门统一采购供应，其他科室或部门不得从事抗肿瘤药物的采购、调剂活动。因特殊治疗需要，医疗机构确需使用本机构抗肿瘤药物供应目录以外抗肿瘤药物的，可以启动临时采购程序，由临床科室提出申请，经本机构抗肿瘤药物管理工作组审核同意后，由药学部门临时一次性购入使用。

3. 抗肿瘤药物处方权　医疗机构应当加强对本机构医师处方权的授予、考核等管理，明确可以开具限制使用级和普通使用级抗肿瘤药物处方的医师应当满足的条件，包括医师的专业、职称、培训及考核情况、技术水平和医疗质量等。医师按照被授予的处方权开具相应级别的抗肿瘤药物。抗肿瘤药物处方应当由经过抗肿瘤药物临床应用知识培训并考核合格的药师审核和调配。

4. 抗肿瘤药物应用监测　医疗机构应当开展抗肿瘤药物临床应用监测工作，分析本机构和各临床科室抗肿瘤药物使用情况，评估抗肿瘤药物使用适宜性；对抗肿瘤药物使用趋势进行分析，对抗肿瘤药物不合理使用情况应当及时采取有效干预措施。医疗机构应当加强抗肿瘤药品不良反应、不良事件监测工作，并按照国家有关规定向相关部门报告。

（四）辅助用药临床应用管理

1. 辅助用药临床应用管理概述　根据《关于做好辅助用药临床应用管理有关工作的通知》（国卫办医函〔2018〕1112号），医疗机构是辅助用药临床应用管理的责任主体，医疗机构主要负责人是辅助用药临床应用管理第一责任人。要将辅助用药管理作为医疗机构药事管理的重要内容，进行统筹管理。要建立健全管理制度和工作机制，加强辅助用药遴选、采购、处方、调剂、临床应用、监测、评价等各环节的全程管理。

各级各类医疗机构要根据临床诊疗实际需求，制定本机构辅助用药临床应用技术规范，明确限定辅助用药临床应用的条件和原则，要求医师严格掌握用药指征，严格按照药品说明书使用，不得随意扩大用药适应证、改变用药疗程、剂量等。对辅助用药开展处方审核和处方点评，加强处方点评结果的公示、反馈及利用。对用药不合理问题突出的品种，采取排名通报、限期整改、清除出本机构药品供应目录等措施，保证合理用药。对辅助用药管理目录中的全部药品进行重点监控。

2. 重点监控合理用药目录管理　各省级卫生健康行政部门组织辖区内二级以上医疗机构，将本机构辅助用药以通用名并按照年度使用金额由多到少排序，形成辅助用药目录，并上报省级卫生健康行政部门。各省级卫生健康行政部门汇总辖区内医疗机构上报的辅助用药目录，上报国家卫生健康委员会。国家卫生健康委制定全国辅助用药目录并公布。国家卫生健康委员会将定期对全国辅助用药目录进行调整，调整时间间隔原则上不短于 1 年。

第四节　医疗机构制剂管理

一、医疗机构制剂概述

医疗机构制剂，即"院内制剂"，是指医疗机构根据本单位临床需要经批准而配制、自用的固定处方制剂。医疗机构制剂的配制供应工作是在《药品管理法》和《医疗机构制剂配制质量管理规范》框架下进行药品生产、销售活动。不同于药品监管部门正式批准上市的药品，患者只能在本医疗机构内凭医师处方购得医疗机构制剂。医疗机构制剂不能以其他方式流通到本医疗机构以外的地方销售或使用，包括患者通过互联网订购药品。在特殊情况下，经药品监管部门批准，医疗机构制剂可以在指定的医疗机构之间调剂使用。医疗机构制剂的审批和监督管理工作由省（自治区、直辖市）（食品）药品监督管理部门负责。经批准后获得医疗机构制剂许可证的医疗机构方可配制制剂，医疗机构制剂实行制剂批准文号管理。制剂的申报需按照《医疗机构制剂注册管理办法》（试行）进行申报与审批。由于医疗机构制剂具有成本较低、受众明确、密切结合临床、疗效确切、体现专科特色等特点，在医疗上发挥着积极的、不可取代的重要作用。

二、医疗机构制剂准入管理

严格的准入管理是从源头上保证药品质量、提高药品生产水平、加强药品监督管理的重要措施。2005 年 6 月，为进一步规范医疗机构制剂的申报与审批，国家食品药品监督管理局颁布实施了《医疗机构制剂注册管理办法》（试行），该办法详细地规定了医疗机构制剂品种的申报准入条件。规定医疗机构制剂的申请人，应当是持有医疗机构执业许可证并取得医疗机构制剂许可证的医疗机构。对于未取得医疗机构制剂许可证或者医疗机构制剂许可证无相应制剂剂型的"医院"类别的医疗机构可以申请医疗机构中药制剂，委托符合条件的单位配制，但须同时向委托方所在地省级药品监督管理部门备案。接受委托配制的单位应当是取得医疗机构制剂许可证的医疗机构或者取得《药品生产质量管理规范》认证证书的药品生产企业。委托配制的制剂剂型应当与受托方持有的医疗机构制剂许可证或者《药品生产质量管理规范》认证证书所载明的范围一致。本办法的规定主要内容如下。

（一）申请注册所需的资料及技术要求

申请医疗机构制剂，应当进行相应的临床前研究，包括处方筛选、配制工艺、质量指标、药理、毒理学研究等。申请医疗机构制剂注册所报送的资料应当真实、完整、规范。

（二）医疗机构制剂申报范围

规定有下列情形之一的市场已有供应的品种，不得作为医疗机构制剂申报：含有未经国家药品监督管理局批准的活性成分的品种；除变态反应原外的生物制品；中药注射剂；中药、化学药组成的复方制剂；麻、精、毒、放射性药品及其他不符合国家有关规定的制剂。

（三）临床研究审批制度

由省（自治区、直辖市）药品监督管理部门对申报资料进行技术审评，对符合规定的，发给《医疗机构制剂临床研究批件》，并规定医疗机构制剂的临床研究，应当在本医疗机构按照临床研究方案进行，受试例数不得少于 60 例。

（四）医疗机构制剂实行批准文号管理

省（自治区、直辖市）药品监督管理部门负责注册审批。本办法规定医疗机构制剂批准文号的格式为：X 药制字 H（Z）＋4 位年号＋4 位流水号；其中，X 表示省（自治区、直辖市）简称，H 表示化学制剂，Z 表示中药制剂。

（五）其他要求

医疗机构配制制剂使用的辅料、直接接触制剂的包装材料和容器、说明书和包装标签应符合国家药品监督管理局的管理规定。医疗机构制剂的说明书和包装标签应标注"本制剂仅限本医疗机构使用"字样。

制剂名称应符合国家药品监督管理局的药品命名原则，不得使用商品名。

制剂不得调剂使用，特殊情况下的调剂使用须经过有关部门批准。

三、医疗机构制剂质量管理与使用管理要求

（一）制剂质量管理

医疗机构制剂不同于临时配方，它属于药品生产的范畴。加上医院制剂存在小批量、多品种、配制环境及实施设备差、质量检验机构不健全、质检不严格等缺陷，由此引起许多质量问题。因此，必须加强医疗机构制剂质量管理。

1. 加强医疗机构制剂法制化管理　为了保证患者所用医疗机构制剂的安全性和有效性，根据《药品管理法》的规定，对配制医疗机构制剂实行制剂许可证制度，无医疗机构制剂许可证者，不得配制制剂，医疗机构制剂许可证应当标明有效期，到期重新审查发证。我国加入世界贸易组织后，在制药企业全面推进 GMP 制度，药品质量明显提高，品种、规格、数量得到丰富。同时，医疗卫生改革对药物治疗、合理用药等各方面提出更高要求，形式的发展对医院制剂配制质量及其管理提出了更严格的要求。

2. 建立健全工作制度，提高人员素质　建立标准操作规程（standard operating procedure，SOP）是保证制剂质量的关键。SOP 是一种标准的作业程序，所谓标准，有最优化的概念，即不是随便写出来的操作程序都可以称为 SOP，而一定是经过不断实践总结出来的，在当前条件下可以实现的最优化的操作程序设计。建立健全医疗机构制剂配制 SOP 操作标准规程有利于医疗机构制剂的稳定性及生产效率的提升。

同时，制剂员工的素质是保障制剂工作规范化、制度化管理及制剂质量的关键。因此必须加大药学专业技术人员的培养，积极选配相关人员学习进修，不断进行知识更新，提高专业技能。定期组织制剂人员及管理人员系统学习 GPP 规范，有计划、有组织地进行岗前培训、岗位培训、定期考核。增强制剂人员参与管理和接受管理的意识，不断提高管理人员和操作人员的业务技能，增强质量意识，牢记"规范是保证，质量是根本"这一制剂准则，养成良好的工作责任心和执行制度的自觉性。

3. 实行医院制剂的委托生产模式　《医疗机构制剂配制监督管理办法》《医疗机构制剂注册管理办法》均明确表明：属于"医院"类别的医疗机构的中药制剂，可以委托本省（自治区、直辖市）内取得医疗机构制剂许可证的医疗机构或者取得 GMP 认证证书的药品生产企业配制制剂。医疗机构可对一些临床需求量大，疗效稳定的中药制剂委托具有 GMP 资质的药品生产企业进行批量生产，这不仅有利于提高医院制剂的质量，而且也可利用制药企业的软硬件优势降低生产成本。

4. 开展医院制剂的临床监测　开展临床监测及不良反应报告制度对于医疗机构制剂具有现实的积极意义。首先可以弥补药品上市前研究的不足，为药品上市后研究提供支持，为遴选、整顿和淘汰医院制剂提供依据。其次可以确保及时发现重大药害事件，防止事件的蔓延和扩大，保障公众健康和安全。再次对促进临床安全用药、合理用药，解决医疗纠纷以及加强医疗机构内部医、药、护、检验各专业协作都具有促进作用。

（二）制剂使用管理

《药品管理法》及其《药品管理法实施条例》规定：医疗机构配制的制剂必须按照规定进行质量检验；合格的，凭执业医师处方在本医疗机构使用；医疗机构配制的制剂，不得在市场销售或者变相销售，不得发布医疗机构制剂广告；经国务院或省（自治区、直辖市）人民政府的药品监督管理部门批准，医疗机构配制的制剂可以在指定的医疗机构之间调剂使用；国务院药品监督管理部门规定的特殊制剂的调剂使用以及省（自治区、直辖市）之间医疗机构制剂的调剂使用，必须经国务院药品监督管理部门批准。

因此有条件的医疗机构可考虑将部分市场认可度高、使用安全、疗效可靠的特色制剂通过备案，在医疗机构之间调剂使用，扩大市场份额；还可考虑建立制剂联合体发展医疗机构制剂，特别是以中药、民族药制剂为基础，走集约化发展的医疗机构制剂产业之路；医疗机构制剂应摆脱低层次的生产和低水平的管理，将医院制剂研发取得的一系列成果通过与企业合作，走企业化的经营管理模式，使医疗机构制剂能及时转化应用到制剂服务平台，符合医药产业的市场需求和规范管理要求；建立畅通便捷的制剂定价、调价机制，灵活对冲制剂生产供应管理成本的波动，这些都是医院制剂经营发展的新模式。

本 章 小 结

本章介绍了医疗机构药事管理及药事管理组织和药学部门的相关基本知识；医疗机构药品管理、处方审核和调配管理；临床药学与药物临床应用管理及医疗机构制剂管理的相关内容。主要包括：

1. 医疗机构药事管理泛指在以医院为代表的医疗机构中，一切与药品和药学服务有关的事务。

2. 二级以上医院应当设立药事管理与药物治疗学委员会，其他医疗机构应当成立药事管理与药物治疗学组，领导医疗机构的药事管理工作。

3. 医疗机构药学部门承担药品管理、药学专业技术服务和药事管理工作，应以患者为中心，以合理用药为核心。

4. 取得药学专业技术职务任职资格的人员方可从事处方调剂工作。

5. 处方包括前记、正文、后记三部分。药师应审核处方的合法性、处方格式的规范性、处方用药的适宜性。核对处方时必须做到"四查十对"。

6. 医疗机构应当按照有关规定，对本机构执业医师和药师进行麻醉药品、第一类精神药品、抗菌药物和抗肿瘤药物使用知识和规范化管理的培训。

7. 药学服务模式的"两个转变"，即从"以药品为中心"转变为"以患者为中心"，从"以保障药品供应为中心"转变为"在保障药品供应的基础上，以重点加强药学专业技术服务、参与临床用药为中心"。

8. 医疗机构获得医疗机构制剂许可证后方可配制制剂。制剂产品必须获得制剂批准文号。一般情况下，医院制剂自配自用，特殊情况下，经省级以上药监部门批准，可在指定的医疗机构间调剂使用。

思 考 题

1. 什么是医疗机构药事管理？医疗机构药事管理组织有哪些？
2. 处方调剂的流程包括什么？
3. 处方内容包括哪几部分？药师应从哪几方面审核处方？
4. 临床药学与临床药师的概念是什么？
5. 不得作为医疗机构制剂申报的品种有哪些？

（左笑丛）

第十章　药品上市后管理

第一节　药品上市后管理概述

药害事件使世界各国药品监督管理部门意识到加强药品上市后监督管理的必要性和迫切性。药品上市后管理是药品全生命周期监管的重要组成部分，美国采取"哨点计划"，欧洲采用上市后研究，我国也从药品不良反应监测、建立国家药物警戒制度、落实药品召回主体责任，逐步完善药品上市后风险管理体系，降低药品风险，确保上市药品的安全性和有效性。

一、药品上市后管理的概念和内容

药品上市后管理，是不断提高药品质量、持续保证药品安全有效、切合药品发展规律的重要环节。《药品管理法》（2019 年修订版）第七十七条规定："药品上市许可持有人应当制定药品上市后风险管理计划，主动开展药品上市后研究，对药品的安全性、有效性和质量可控性进行进一步确证，加强对已上市药品的持续管理。"药品上市后的"上市"是指药品经生产销售、进入市场。因而，制定药品上市后风险管理计划，主要包括药品生产过程的风险管理、生产上市销售及使用风险管理计划。

二、药品上市后管理中药品上市许可持有人的责任

国家对药品管理实行药品上市许可持有人制度。药品上市许可持有人是药品安全的第一责任人，依法对药品研制、生产、经营、使用全过程中药品的安全性、有效性和质量可控性负责，主要包括对药物的非临床研究、临床试验，药品的生产经营、上市后研究、不良反应监测及报告与处理等承担责任。其他从事药品研制、生产、经营、储存、运输、使用等活动的单位和个人依法承担相应责任。

药品上市许可持有人的法定代表人、主要负责人对药品质量全面负责，包括对上市注册时质量和所提供的所有数据负责，还包括对注册上市后的药品进行持续管理，直至药品退市。

三、药品上市后风险管理计划

（一）定义与范围

药品上市后风险管理计划（risk management program，RMP）是用以指导药品上市许可持有人收集各类风险信息，做好风险控制，持续开展药品风险获益评估，保证上市后药品的安全性、有效性和质量可控性。

药品上市后风险管理覆盖自取得药品注册证书直到该产品退市的全生命周期。药品上市后风险管理计划按照药品的不同环节分为与注册相关的风险管理、生产环节风险管理、储存运输环节风险管理、临床使用环节风险管理及监管和行业变化引发的风险管理五个部分。

（二）各环节的风险管理内容

药品上市后风险管理计划基于对产品风险的全面分析，按照质量风险管理和产品生命周期理念，紧扣确证药品"三性"（药品的安全性、有效性和质量可控性）的工作目标，通过收集和评价药品自注册审评预留问题直至药品退市的全生命周期的数据信息，开展风险识别、评价、控制、回顾等管理工作，最大限度预防或降低已识别风险的发生。各环节内容包括数据收集和数据评价两方面。

1. 注册环节风险管理　包括注册审评预留问题、产品获批至商业化生产前、商业化规模批次等三个方面，其中注册审评预留问题的风险管理，包含注册申请阶段提交的药品上市申请时风险管理计划、上市申请和重大变更补充申请的审评结论中提出的要求，如附条件批准品种的进一步研究要求等。

2. 生产环节风险管理　主要依据 GMP，以产品年度质量回顾分析为手段，收集药品生产及检验过程中的各项数据，包括关键质量属性、关键工艺参数、偏差、变更等数据。

3. 储存运输环节风险管理　主要依据 GSP，收集药品储存、运输过程中的信息数据，评估供应运输链及药品追溯体系的完整性。

4. 临床使用环节风险管理　主要依据《药物警戒质量管理规范》（GVP），通过主动收集和被动反馈等方式，对数据进行筛选、分析、评估，由药物警戒部门根据评估的情况制定相应的风险控制措施。

5. 监管及行业变化引发的风险管理　面对监管反馈信息、新制度的调整和新技术的应用等，持有人应及时开展质量研究和风险评价，制订相应计划，降低已上市药品质量风险。

（三）药品上市后风险管理计划实施流程

药品上市许可持有人采用风险管理工具将上市的药品进行风险分类，确定风险评估分级并制定 RMP 实施计划表。逐个品种制定 RMP，明确风险防控项目、防控措施、责任人和完成时限。RMP 实施期满后，进行系统评估和分析，综合评定药品"三性"的风险管理状况。结合上周期实施情况，动态更新下周期药品上市后 RMP。

（四）重大质量安全事件的处置

药品上市许可持有人应立即开展重大质量安全事件信息与药品生产质量关联性分析，并启动调查和处置程序。

1. 信息收集　持有人多渠道获取产品质量方面存在的隐患。

2. 事件调查　持有人对重大质量安全事件立即开展调查，对可能存在的质量隐患，必须详细调查原因、评估危害后果等。

3. 事件处置　持有人应当视危害程度，及时采取有效风险控制措施并及时报告。

第二节　药品上市后再评价

药品上市后再评价是药品上市后管理的一部分，也是药品监督工作中的不可或缺的重要环节之一。通过药品上市后再评价可以发现在新药上市前研究中尚未发现的风险因素，也可以发现存在于上市药品生产、流通和使用等环节的风险因素，确保公众用药安全、有效，完善药品监督管理过程，规范药品市场秩序，促进药品开发。

一、药品上市后再评价的概念

《药品管理法》第八十三条规定："药品上市许可持有人应当对已上市药品的安全性、有效性和质量可控性定期开展上市后评价。"药品上市后再评价是指从临床医学、药物流行病学、药理学、药剂学、药物经济学及药物政策等方面，根据最新的研究成果对已正式批准上市的药品，在使用人群中的有效性、安全性、稳定性、用药方案及药物经济学等进行系统评估的科学过程。

药品上市后再评价是药品上市前评价的延续与完善，也是全面评估、验证变更事项对药品安全性、有效性和质量可控性的重要依据。

二、国内外药品上市后再评价制度与发展

◤（一）各国药品上市后再评价制度

1. 美国　美国上市后药品再评价分为 3 个部分：①药品不良反应（ADR）的监测与报告制度；②药品上市后研究制度；③药品安全风险主动监测系统。

美国上市后药品再评价制度具有以下三个特点：①主要以制药企业为再评价的实施主体，监管部门负责监督和处罚，同时积极调动公众、科研单位和行业组织等社会力量参与到再评价中，从而实现全社会参与与药品安全性再评价并共同进行治理；② FDA 会针对药品的不同风险级别、安全程度等实际情况制定特色化的上市后研究方案，并有针对性地开展上市后药品再评价工作；③在开展药品再评价工作的过程中，FDA 会充分利用信息化工具使再评价过程高度信息化，规范化数据管理系统以用于辅助监管。

2. 欧盟　欧盟是以欧洲议会和欧盟理事会（European Commission，EC）的 EC No.726/2004 条例和 2001/83/ EC 指令为主体，以 EU 1235/2010 号条例和 2010/84/EU 指令为补充建立的药物警戒制度，并以药物警戒为主体构建了药品再评价法律体系。同时对于安全风险高的药品，欧盟会有针对性地开展有效性评价和安全性研究，并以定期安全性更新报告（periodic safety update report，PSUR）作为药品再注册的依据。

欧盟药品再评价制度的特点：①欧盟将药品再评价与药物警戒体系紧密联系、相互依托，作为药品生命周期的一部分进行管理；②根据药品安全性风险等级的不同，欧盟建立了差异化的再评价制度，如对有条件批准上市的药品开展年度再评价及对特殊情况上市药品进行年度再评价等，既加强了药品监管的质量，又保证了监管的高效率，特别是对于风险等级较高药品的管理；③欧盟实施的药品再注册的模式大大简化了相关工作流程，对符合条件的药品仅需进行一次再注册；④欧盟针对不同阶段药品风险-收益的评估，将风险-收益理论作为药品再评价的重要根据，定期评估相关措施的实施效果，并根据结果而采取不同的监管措施。

3. 日本　日本的药品再评价是以再审查制度（reexamination system）为核心，依托药品上市后的安全性定期报告、Ⅳ期临床试验研究情况等信息源，通过收集药品被批准上市后一段时期内的安全性、有效性信息，重新确定药品的临床效用，并对上市后药品进行综合性审查，将药品再评价的结论作为决定该药品是否继续享有再审查期即数据保护期的依据。日本于 1980 年正式将药品再审查制度化，并由启动、运行、验收三步行动组成，最终由厚生劳动省负责该制度的实施。日本通过再审查制度将药品数据保护制度与药品上市后安全监测体系实现了有效衔接。再审查制度同时对不同创新程度的药品给予不同的审查期限：罕见病用药为 10 年，新化学实体药物（NCE）为 8 年，新剂型与新给药途径药物为 6 年，新适应证与新给药剂量药物为 4 年。

日本药品再评价制度的特点：①日本以保证患者用药安全、有效的宗旨，通过将常规性再评价、临时再评价及专项再评价等多种评价方式有效结合来实施药品再评价工作。②日本将再评价制度与激励措施有机结合，提高企业自愿进行药品再评价的积极性。

◤（二）我国的药品上市后再评价制度

中共中央办公厅、国务院办公厅在 2017 年 10 月 8 日印发的《关于深化审评审批制度改革鼓励药品医疗器械创新的意见》中提出"开展药品注射剂再评价"和"完善医疗器械再评价制度"，并且均对上市许可持有人开展药品再评价的要求进行了相关说明。为进一步完善药品不良反应监管制度，国家药品监督管理局于 2018 年 9 月 29 日发布了《关于药品上市许可持有人直接报告不

良反应事宜的公告》。我国目前已逐步建立了完整的药品再评价制度体系，其中包括与药品再评价密切相关的 ADR 报告与监测制度、IV 期临床试验制度、新药监测期制度等。

三、药品上市后再评价的主要内容

我国药品上市后再评价主要内容包括 4 方面的内容：安全性评价、有效性评价、经济性评价及药品的质量可控性评价。

（一）安全性评价

安全性评价即不良反应评价，是一个从实验室到临床，再从临床到实验室的多次往复过程。评价内容包括药品在广大人群中使用药品时发生新的、严重的不良反应及在长期使用条件下和停药后发生的不良反应，同时研究影响药品安全性的因素（如机体、药品、给药方法、药物相互作用等）、不良反应的发生率、特殊人群的用药等。可采取回顾性或前瞻性方法对药品不良反应病例进行分析，必要时采用流行病学方法进行研究，以便得出准确的结论，然后根据评价结果采取必要措施。

（二）有效性评价

鉴于上市前研究的局限性，药品上市后在广大人群中应用的有效率、长期效应和新的适应证及临床应用中影响药品疗效的各种因素的研究是上市后再评价的重要内容。药品上市后的有效性评价可以充分补充上市前研究的不足，对全面认识药物的性质、掌握应用规律具有重要意义。有效性评价的内容包括对现有临床疗效的再评价、新适应证疗效的再评价，并根据具体情况采取相应措施。可借助药效动力学、药代动力学、药剂学等方法和临床疗效的方法给予评价。

（三）经济性评价

经济性评价也称药物经济学评价，在药品上市前评审和上市后评价中均具有重要的应用意义。药品上市后经济性评价是从全社会角度出发，运用药物经济学的理论和方法，通过成本与收益来衡量效价关系，从而制定最佳医疗方案，优化药品资源配置。经济学评价的目的是如何合理地选择和利用药品，高效、安全又经济地提供医疗保健服务，使患者得到最佳的治疗效果和最小的经济负担，从而最大限度地合理利用现有药品资源。因此经济性评价也是药品上市后再评价的重要内容之一。

（四）药品的质量可控性评价

药品的质量评价是对上市药品进行质量跟踪与比较评价，主要通过制定控制标准和检测方法来控制药品生产质量，为药品上市后合理用药提供保障，如制剂稳定性、生物利用度、生物等效性研究等。

四、仿制药质量与疗效一致性评价

开展仿制药质量和疗效一致性评价（以下简称一致性评价）工作，对提升我国制药行业整体水平，保障药品安全性和有效性，促进医药产业升级和结构调整，增强国际竞争能力，都具有十分重要的意义。

（一）评价对象和时限

化学药品新注册分类实施前批准上市的仿制药，凡未按照与原研药品质量和疗效一致原则审批的，均须开展一致性评价。《国家基本药物目录》（2012 年版）中 2007 年 10 月 1 日前批准上市的化学药品仿制药口服固体制剂，应在 2018 年底前完成一致性评价，其中需开展临床有效性试验和存在特殊情形的品种，应在 2021 年底前完成一致性评价；逾期未完成的，不予再注册。

化学药品新注册分类实施前批准上市的其他仿制药，自首家品种通过一致性评价后，其他药品生产企业的相同品种原则上应在 3 年内完成一致性评价；逾期未完成的，不予再注册。

（二）参比制剂遴选原则

参比制剂原则上首选原研药品，也可以选用国际公认的同种药品。药品上市许可持有人可自行选择参比制剂，报国家药品监督管理局备案；国家药品监督管理局在规定期限内未提出异议的，药品上市许可持有人即可开展相关研究工作。行业协会可组织同品种药品生产企业提出参比制剂选择意见，报国家药品监督管理局审核确定。对参比制剂存有争议的，由国家药品监督管理局组织专家公开论证后确定。国家药品监督管理局负责及时公布参比制剂信息，药品上市许可持有人原则上应选择公布的参比制剂开展一致性评价工作。

（三）评价方法

药品上市许可持有人原则上应采用体内生物等效性试验的方法进行一致性评价。符合豁免生物等效性试验原则的品种，允许药品生产企业采取体外溶出度试验的方法进行一致性评价，具体品种名单由国家药品监督管理局另行公布。开展体内生物等效性试验时，药品上市许可持有人应根据仿制药生物等效性试验的有关规定组织实施。无参比制剂的，由药品上市许可持有人进行临床有效性试验。

（四）一致性评价工作的主体责任

药品上市许可持有人是一致性评价工作的主体，应主动选购参比制剂开展相关研究，确保药品质量和疗效与参比制剂一致。完成一致性评价后，可将评价结果及调整处方、工艺的资料，按照药品注册补充申请程序，一并提交药品监督管理部门。国内药品生产企业已在欧盟、美国和日本获准上市的仿制药，可以国外注册申报的相关资料为基础，按照化学药品新注册分类申报药品上市，批准上市后视同通过一致性评价；在中国境内用同一生产线生产上市并在欧盟、美国和日本获准上市的药品，视同通过一致性评价。

（五）一致性评价工作的管理

国家药品监督管理局负责发布一致性评价的相关指导原则，加强对药品生产企业一致性评价工作的技术指导；组织专家审核企业报送的参比制剂资料，分期分批公布经审核确定的参比制剂目录，建立我国仿制药参比制剂目录集；及时将按新标准批准上市的药品收入参比制剂目录集并公布；设立统一的审评通道，一并审评企业提交的一致性评价资料和药品注册补充申请。对药品生产企业自行购买尚未在中国境内上市的参比制剂，由国家药品监督管理局以一次性进口方式批准，供一致性评价研究使用。

（六）鼓励企业开展一致性评价工作

通过一致性评价的药品品种，由国家药品监督管理局向社会公布。药品上市许可持有人可在药品说明书、标签中予以标注。通过一致性评价的药品品种，在医保支付方面予以适当支持，医疗机构应优先采购并在临床中优先选用。同品种药品通过一致性评价的生产企业达到 3 家以上的，在药品集中采购等方面不再选用未通过一致性评价的品种。通过一致性评价药品生产企业的技术改造，在符合有关条件的情况下，可以申请中央基建投资、产业基金等资金支持。

综合审评通过的，由国家药品监督管理局药品审评中心核发批准证明文件，发布公告，收录入《中国上市药品目录集》，允许其使用"通过一致性评价"标识，享有通过一致性评价的相关政策。

"通过一致性评价"标识是用于通过或视同通过一致性评价药品的药品标签、说明书的标识。通过及视同通过一致性评价的药品，自国家药品监督管理局核发批准证明文件之日起，可在药品标签、说明书中使用"通过一致性评价"标识。标识的图样、颜色、字体必须与国家药品监督管理局公布的一致，不得擅自更改。

对由于通过一致性评价的生产企业数量少而影响市场供应的《国家基本药物目录》品种，由国家药品监督管理局会同相关部委发布清单，鼓励企业研发申报仿制药。药品清单将根据品种一致性评价通过情况进行动态调整。国家药品监督管理局鼓励具有上市许可持有人资格的企业，将通过一致性评价的药品委托其他生产企业生产，以扩大产量，满足市场需要。

第三节　药物警戒与药品不良反应监测报告制度

一、药物警戒的概念

药物警戒（pharmacovigilance，PV）一词源自法文，由构词成分"Pharmaco-"（药、药学）和名词"Vigilance"（警戒、警惕）组合而成。1974 年，该词首先由法国科学家提出，并赋予了药物安全新的内涵，理解为"监视、守卫，时刻准备应对可能来自药物的危害"。1992 年，药物流行病学家 Begaud 正式给出药物警戒的明确释义：防止和监测药品不良反应的所有方法，不应仅仅限于针对上市后的药品，应该包括上市前的临床试验甚至于临床前试验研究阶段。2002 年世界卫生组织进一步完善了药物警戒制度，将其定义为：发现、评价、认识和预防药品不良反应或其他任何与药物有关问题的科学研究和活动。2004 年 11 月，《药物警戒计划指南》正式将上市前药品安全评估与上市后监测整合到药物警戒活动范围中，药物警戒体系涵盖药品整个生命周期的全方位的安全监管，除了关注狭义上的药品不良反应外，还关注药品滥用、误用、药物相互作用等其他与用药有关的安全问题，同时药物警戒的监测时间范围贯穿于药品上市前研究、上市后安全性监测及评价，直至最后的撤市或淘汰的整个药品生命周期。

二、国内外药物警戒制度的发展

人类对药物安全与警戒的认识经历了一个漫长的历史过程。早在公元 131～201 年期间，希腊的医生盖伦（Galen）就注意到给患者使用的药物剂量和成分对患者都会有不同的不良反应，有轻微的也有严重的，甚至会造成死亡。公元 10 世纪，意大利就有了针对假劣药的处罚。18 世纪中后期英国皇家学会院士 William Withering 发现草药中的地高辛成分会造成患者中毒的现象，美国在 18 世纪时曾广泛使用甘汞（氯化亚汞）来治疗黄热病，造成患者汞中毒。1884 年，在墨西哥战争中美国军队进口的奎宁出现了掺假事件，由此促成了美国通过历史上的第一部药物质量监管的法规，用以禁止进口不纯的药物。1881 年西方医学史上第一部药品不良反应的著作《药物的不良反应》（Untoward Effects of Drugs）出版，使人们认识到药物在治疗疾病获益的同时还会有致病的风险。1960 年的沙利度胺（反应停）"海豹肢"药害事件，导致上万例的畸形婴儿出生，此事件引起了全球各国对药物安全性的重视，并促成了全球药品安全监测和药物警戒的监管快速发展。

美国 FDA 于 1961 年开始持续收集药品不良反应报告。英国自 1964 年开始实行黄卡系统（即药品不良反应监测自觉呈报制度）。WHO 也于 1968 年启动了有 10 个国家参与的国际药物监测合作计划，目的是收集和交流药品不良反应报告，同时标准化药品不良反应术语集，编制药品目录并开发计算机报告系统。1970 年 WHO 药物监测中心在瑞士日内瓦建立；1990 年，国际医学科学组织理事会（CIOMS）工作组和国际人用药品注册技术协调会（ICH）建立；1992 年国际药物警戒协会（International Society of Pharmacovigilance，ISoP）成立。2010 年，欧盟建立了系统的药物警戒制度体系。

我国国家药品监督管理局和卫生部于 1999 年联合发布了《药品不良反应监测管理办法（试行）》，开始实施药品不良反应报告和监测制度。2004 年卫生部和国家食品药品监督管理局发布了《药品不良反应报告和监测管理办法》，2011 年，卫生部修订发布了《药品不良反应报告和监测管理办法》，针对定期安全更新报告、个人不良反应、群体不良事件报告和处置、评价控制和监督管理的相关规定和重点监测做了详细的介绍与说明。2015 年国家食品药品监督管理总局发布《药品不良反应报告与监测检查指南（试行）》，2017 年中共中央办公厅、国务院办公厅印发《关于深化审评审批制度改革鼓励药品医疗器械创新的意见》，指出要加强药品医疗器械全生命周期管理，建立上市许可持有人直接报告不良反应和不良事件制度，并首次提出上市许可持有人应承担不良反应和不良事件报告的主体责任。2018 年国家食品药品监督管理总局发布《食品药品监管总局关于适用国际人用药品注册技术协调会二级指导原则的公告（2018 年第 10 号）》，决定适用《M4：人用药物注册申请通用技术文档（CTD）》《E2A：临床安全数据的管理：快速报告的定义和标准》《E2D：上市后安全数据的管理：快速报告的定义和标准》《M1：监管活动医学词典（MedDRA）》和《E2B（R3）：临床安全数据的管理：个例安全报告传输的数据元素》五个 ICH 二级指导原则。2018 年国家药品监督管理局为进一步完善药品不良反应监测制度，落实药品上市许可持有人不良反应报告主体责任，发布了《药品上市许可持有人直接报告不良反应事宜的公告（2018 年第 66 号）》，进一步完善了药品不良反应监测制度。2019 年随着新修订的《药品管理法》颁布，药物警戒首次写入基本法，同时再次强调上市许可持有人要加强上市后管理，并承担药物警戒的主体责任。

知识拓展	国外典型药物警戒数据库		
	数据库	数据来源	报告途径
美国药物警戒数据库	FDA Adverse Event Reporting System（FAERS）	消费者、医务人员、制药企业	MedWatch 网站、电子方式（E2B/SRP）
日本药物警戒数据库	Japanese Adverse Drug Event Report（JADER）	消费者、医务人员、制药企业	在线填报、电子邮件、纸质报告邮寄
欧盟药物警戒数据库	Eudra Vigilance（EV）	成员国药监部门、制药企业、临床试验申办者	EVWEB 为主
世界卫生组织	Vigi Base	各成员国	个例安全性报告

三、药物警戒质量管理规范

为规范和指导药品上市许可持有人和药品注册申请人的药物警戒活动，国家药品监督管理局组织制定了《药物警戒质量管理规范》（GVP），自 2021 年 12 月 1 日起实施。《药物警戒质量管理规范》共 9 章 134 条，其内容涵盖了质量管理，机构人员与资源，监测与报告，风险识别与评估，风险控制，文件、记录与数据管理，临床试验期间药物警戒等。

（一）总则

1. 适用范围 适用于药品上市许可持有人和获准开展药物临床试验的药品注册申请人开展的药物警戒活动。药物警戒活动是指对药品不良反应及其他与用药有关的有害反应进行监测、识别、评估和控制的活动。

2. 体系要求 持有人和申办者应当建立药物警戒体系，通过体系的有效运行和维护，监测、识别、评估和控制药品不良反应及其他与用药有关的有害反应。

3. 根本目标 应当基于药品安全性特征开展药物警戒活动，最大限度地降低药品安全风险，保护和促进公众健康。

4. 社会共治 应当与医疗机构、药品生产企业、药品经营企业、药物临床试验机构等协同开展药物警戒活动。

（二）质量管理

药物警戒体系包括与药物警戒活动相关的机构、人员、制度、资源等要素，并应与持有人的类型、规模、持有品种的数量及安全性特征等相适应。

1. 基本要求 持有人应当制定并适时更新药物警戒质量控制指标，控制指标应当贯穿到药物警戒的关键活动中，并分解落实到具体部门和人员。

2. 内部审核　持有人应当定期开展内部审核，评估药物警戒体系的适宜性、充分性、有效性。内部审核应当有记录，并形成书面报告。针对内部审核发现的问题，应当采取相应的纠正和预防措施。

3. 委托管理　受托方应当是具备保障相关药物警戒工作有效运行的中国境内企业法人，具备相应的工作能力，具有可承担药物警戒受托事项的专业人员、管理制度、设备资源等工作条件，应当配合持有人接受药品监督管理部门的延伸检查。

（三）机构人员与资源

1. 组织机构　持有人应当建立药品安全委员会，设置专门的药物警戒部门，明确药物警戒部门与其他相关部门的职责，建立良好的沟通和协调机制，保障药物警戒活动的顺利开展。

药品安全委员会负责重大风险研判、重大或紧急药品事件处置、风险控制决策及其他与药物警戒有关的重大事项。

2. 人员　持有人的法定代表人或主要负责人对药物警戒活动全面负责，应当指定药物警戒负责人，配备足够数量且具有适当资质的人员。药物警戒负责人应当是具备一定职务的管理人员，应当具有符合要求的专业背景，学历、能力和工作经历。

（四）监测与报告

1. 信息的收集　持有人应当建立并不断完善信息收集途径，主动、全面、有效地收集药品使用过程中的疑似药品不良反应信息。

对于创新药、改良型新药、省级及以上药品监督管理部门或药品不良反应监测机构要求关注的品种，持有人应当根据品种安全性特征加强药品上市后监测。

2. 报告的评价与处置　持有人应当对药品不良反应监测机构反馈的疑似不良反应报告进行分析评价，并按要求上报。

3. 报告的提交　个例药品不良反应报告应当按规定时限要求提交。

（五）风险识别与评估

1. 信号检测　持有人应当对各种途径收集的疑似药品不良反应信息开展信号检测，及时发现新的药品安全风险。对于新上市的创新药、改良型新药、省级及以上药品监督管理部门或药品不良反应监测机构要求关注的其他品种等，应当增加信号检测频率。

2. 风险评估　持有人应当及时对新的药品安全风险开展评估。持有人应当根据风险评估结果，对已识别风险、潜在风险等采取适当的风险管理措施。

3. 药品上市后安全性研究　持有人应当根据药品风险情况主动开展药品上市后安全性研究，或按照省级及以上药品监督管理部门的要求开展。药品上市后安全性研究及其活动不得以产品推广为目的。

4. 定期安全性更新报告　创新药和改良型新药应当自取得批准证明文件之日起每满1年提交一次定期安全性更新报告，直至首次再注册，之后每5年报告一次。其他类别的药品，一般应当自取得批准证明文件之日起每5年报告一次。

（六）风险控制

1. 风险控制措施　对于已识别的安全风险，持有人应当综合考虑药品风险特征、药品的可替代性、社会经济因素等，采取适宜的风险控制措施。

2. 药物警戒计划　持有人应当根据风险评估结果，对发现存在重要风险的已上市药品，制定并实施药物警戒计划，并根据风险认知的变化及时更新。

（七）文件、记录与数据管理

1. 制度和规程文件 持有人应当制定完善的药物警戒制度和规程文件。

2. 记录与数据 持有人应当规范记录药物警戒活动的过程和结果，妥善管理药物警戒活动产生的记录与数据。记录与数据应当真实、准确、完整，保证药物警戒活动可追溯。

（八）临床试验期间药物警戒

1. 基本要求 与注册相关的药物临床试验期间，申办者应当积极与临床试验机构等相关方合作，严格落实安全风险管理的主体责任。对于药物临床试验期间出现的安全性问题，申办者应当及时将相关风险及风险控制措施报告国家药品审评机构。

2. 风险监测、识别、评估与控制 申办者和研究者在不良事件与药物因果关系判断中不能达成一致时，其中任一方判断不能排除与试验药物相关的，都应当进行快速报告。申办者经评估认为临床试验存在的安全风险的差异，采取相应的风险控制措施，甚至主动终止临床试验。

四、药品不良反应监测与报告制度

为加强药品的上市后监管，规范药品不良反应报告和监测，及时、有效控制药品风险，保障公众用药安全，根据《药品管理法》制定了《药品不良反应监测和报告管理办法》。该办法规定，国家实行药品不良反应报告制度。药品生产企业、药品经营企业、医疗卫生机构应按规定报告所发现的药品不良反应。国家鼓励有关单位和个人报告药品不良反应。

（一）药品不良反应的定义及相关概念

1. 药品不良反应 是指合格药品在正常用法用量下出现的与用药目的无关的有害反应。

2. 药品不良反应报告和监测 是指药品不良反应的发现、报告、评价和控制的过程。

3. 新的药品不良反应 是指药品说明书中未载明的不良反应。说明书中已有描述，但不良反应发生的性质、程度、后果或者频率与说明书描述不一致或者更严重的，按照新的药品不良反应处理。

4. 严重药品不良反应 是指因使用药品引起以下损害情形之一的反应：①导致死亡；②危及生命；③致癌、致畸、致出生缺陷；④导致显著的或者永久的人体伤残或者器官功能的损伤；⑤导致住院或者住院时间延长；⑥导致其他重要医学事件，如不进行治疗可能出现上述所列情况的。

5. 药品群体不良事件 是指同一药品在使用过程中，在相对集中的时间、区域内，对一定数量人群的身体健康或者生命安全造成损害或者威胁，需要予以紧急处置的事件。

同一药品：指同一生产企业生产的同一药品名称、同一剂型、同一规格的药品。

6. 药品重点监测 是指为进一步了解药品的临床使用和不良反应发生情况，研究不良反应的发生特征、严重程度、发生率等，开展的药品安全性监测活动。

（二）药品不良反应报告的单位

药品上市许可持有人是药品安全责任的主体，应当建立药物警戒体系，通过体系的有效运行和维护，监测、识别、评估和控制药品不良反应及其他与用药有关的有害反应；获准开展药物临床试验的药品注册申请人、药品生产企业（包括进口药品的境外制药厂商）、药品经营企业、医疗机构应当按照规定报告所发现的药品不良反应。国家鼓励公民、法人和其他组织报告药品不良反应。

（三）药品不良反应监测管理机构职责

我国各级药品监督管理机构、卫生健康管理委员会、药品不良反应监测机构是负责药品不良反应报告和监测管理与技术支持的机构，在药品不良反应报告和监测工作中分别承担相应职责。

1. 药品不良反应监测管理行政部门 国家药品监督管理局主管全国药品不良反应报告和监测

工作，地方各级药品监督管理部门主管本行政区域内的药品不良反应报告和监测工作。各级卫生健康行政部门负责本行政区域内医疗机构与实施药品不良反应报告制度有关的管理工作。地方各级药品监督管理部门应当建立健全药品不良反应监测机构，负责本行政区域内药品不良反应报告和监测的技术工作。

2. 药品不良反应监测管理技术机构 国家药品不良反应监测中心负责全国药品不良反应报告和监测的技术工作，地方各级不良反应监测机构负责本行政区域内的药品不良反应报告和监测的技术工作。

（四）药品不良反应报告的基本要求

1. 药品不良反应报告途径 药品上市许可持有人发现或获知的药品不良反应，应当直接通过国家药品不良反应监测系统报告；医疗机构及个人保持原途径报告不良反应也可向持有人直接报告；药品经营企业直接向持有人报告。

2. 药品不良反应报告要求 报告的内容应当真实、完整、准确。真实性是对报告最基本、最核心的要求，严禁虚假报告。报告项目尽量填写完整，所提报的不良反应信息尽量准确，对报告当时无法获取全部信息的，可以在首次报告后，以跟踪报告的形式报送随访信息，进一步提高报告准确性和信息可利用性，更有利于各级评价人员给出正确的评价意见。药品上市许可持有人向国家药品不良反应监测系统提交的个例药品不良反应报告，应当至少包含可识别的患者、可识别的报告者、怀疑药品和药品不良反应的相关信息。

3. 药品不良反应报告原则 采取可疑即报的原则。报告单位发现可能与用药有关的不良反应，即使当时无法确定药品与不良反应的关联性，均应直接通过国家药品不良反应监测系统报告。

4. 药品不良反应报告评价部门 各级药品不良反应监测机构作为药品不良反应报告的评价部门，应当对本行政区域内的药品不良反应报告和监测资料进行评价和管理。

（五）药品不良反应报告及处置

1. 个例药品不良反应

（1）报告范围：①持有人应当报告患者使用药品出现的怀疑与药品存在相关性的有害反应，其中包括可能因药品质量问题引起的或可能与超适应证用药、超剂量用药等相关的有害反应。②应收集药物过量信息，并在定期安全性报告中进行分析，其中导致不良反应的药物过量应按个例不良反应进行报告。③持有人应当对国家药品不良反应监测系统反馈的不良反应信息进行分析评价，并按个例不良反应的报告程序和时限上报。④出口至境外的药品（含港、澳、台）及进口药品在境外发生的严重不良反应，无论患者的人种，持有人应当按照个例药品不良反应报告的要求提交。⑤对于药品上市后相关研究或有组织的数据收集项目中的疑似不良反应，持有人应当进行关联性评价。对可能存在关联性的，应当按照个例药品不良反应报告提交。⑥文献报道的药品不良反应，可疑药品为本持有人产品的，应当按个例药品不良反应报告。文献报告的不良反应，可疑药品如确定为本持有人产品，无论持有人是否认为存在因果关系，均应报告。

（2）报告时限：境内严重不良反应尽快报告，不迟于获知信息后的 15 日，其中死亡病例须立即报告；其他不良反应不迟于获知信息后的 30 日。境外发生的严重不良反应，自持有人发现或获知严重不良反应之日起 15 日内报告。跟踪报告按照个例药品不良反应报告的时限提交。报告时限的起始日期为持有人首次获知该个例药品不良反应且符合最低报告要求的日期。

获准开展药物临床试验的药品注册申请人对于致死或危及生命的可疑且非预期严重不良反应，应当在首次获知后尽快报告，但不得超过 7 日，并应在首次报告后的 8 日内提交信息尽可能完善的随访报告；对于死亡或危及生命之外的其他可疑且非预期严重不良反应，申办者应当在首次获知后尽快报告，但不得超过 15 日。提交报告后，应当继续跟踪严重不良反应，以随访报告的形式及时报送有关新信息或对前次报告的更改信息等，报告时限为获得新信息起 15 日内。

（3）报告的处置：①市级、县级药品不良反应监测机构应当对收到的药品不良反应报告的真实性、完整性和准确性进行审核。严重药品不良反应报告的审核和评价应当自收到报告之日起3个工作日内完成，其他报告的审核和评价应当在15个工作日内完成。②省级药品不良反应监测机构，应当在收到下一级药品不良反应监测机构提交的严重药品不良反应评价意见之日起，7个工作日内完成评价工作。

（4）对死亡病例的调查与处置：死亡是药品不良反应结果中最严重的一种，死亡报告是药品不良反应监测工作关注的重点，各相关单位对死亡病例调查应负有相应的责任和义务。①持有人、药品生产企业应当对获知的死亡病例进行调查，详细了解死亡病例的基本信息、药品使用情况、不良反应发生及诊治情况等，并在15日内完成调查报告，报药品生产企业所在地的省级药品不良反应监测机构。②市级、县级药品不良反应监测机构应当对死亡病例进行调查，详细了解死亡病例的基本信息、药品使用情况、不良反应发生及诊治情况等，自收到报告之日起15个工作日内完成调查报告，报同级市场监督管理部门和卫生健康行政部门，以及上一级药品不良反应监测机构。③对死亡病例，事件发生地和药品生产企业所在地的省级药品不良反应监测机构均应当及时根据调查报告进行分析、评价，必要时进行现场调查，并将评价结果报省级药品监督管理部门和卫生健康行政部门，以及国家药品不良反应监测中心。④国家药品不良反应监测中心应当及时对死亡病例进行分析、评价，并将评价结果报国家药品监督管理局和国家卫生健康委员会。

（5）药品不良反应报告表的填报：①药品上市许可持有人履行不良反应报告主体责任和直报要求，填报《上市许可持有人药品不良反应报告表（试行）》。②药品生产、经营企业和医疗机构应当主动收集药品不良反应，获知或者发现药品不良反应后应当详细记录、分析和处理，填写《药品不良反应/事件报告表》并报告。

2. 药品群体不良事件报告及处置

（1）报告方式与程序：药品上市许可持有人、药品生产企业、药品经营企业和医疗机构及相关部门获知或者发现药品群体不良事件后，应当立即通过电话或传真等方式以最快速、最有效的方式向所在地的县级市场监督管理部门、卫生健康行政部门和药品不良反应监测机构报告。药品群体不良事件原则上应逐级报告，但根据事件紧急程度和性质的严重程度，必要时可以越级报告。同时填写《药品群体不良事件基本信息表》，对每一病例还应当及时填写《药品不良反应/事件报告表》，通过国家药品不良反应监测信息网络报告。

（2）药品群体不良事件的调查：①药品上市许可持有人、生产企业获知药品群体不良事件后应当立即开展调查，详细了解药品群体不良事件的发生、药品使用、患者诊治及药品生产、储存、流通、既往类似不良事件等情况，在7日内完成调查报告，报所在地省级药品监督管理部门和药品不良反应监测机构。②市级、县级市场监督管理部门获知药品群体不良事件后，应当立即与同级卫生健康行政部门联合组织开展现场调查，并及时将调查结果逐级报至省级药品监督管理部门和卫生健康行政部门。③省级药品监督管理部门与同级卫生健康行政部门联合对设区的市级、县级的调查进行督促、指导，对药品群体不良事件进行分析、评价，对本行政区域内发生的影响较大的药品群体不良事件，还应当组织现场调查，评价和调查结果，应当及时报国家药品监督管理局和国家卫生健康委员会。④对全国范围内影响较大并造成严重后果的药品群体不良事件，国家药品监督管理局应当与国家卫生健康委员会联合开展相关调查工作。

（3）药品群体不良事件的处置：①药品上市许可持有人、药品生产企业将完成的药品群体不良事件调查报告，报所在地省级药品监督管理部门和药品不良反应监测机构。同时开展自查，分析事件发生的原因，必要时应当暂停生产、销售、使用或者召回药品，并报所在地省级药品监督管理部门。②药品经营企业发现药品群体不良事件应当立即告知持有人、药品生产企业，同时应对本单位药品进货渠道、储存情况等迅速开展自查，必要时应当暂停药品的销售，并协助药品生产企业采取相关控制措施。③医疗机构发现药品群体不良事件后应当积极救治患者，同时应当立即告知持有人、药品生产企业，迅速开展临床调查，分析事件发生的原因，必要时可采取暂停药品的使用等紧急措施。④药品监督管理部门可以采取暂停生产、销售、使用或者召回药品等控制措施。

3. 药品不良反应聚集性事件的处置　药品上市许可持有人发现或获知药品不良反应聚集性事件的，应当立即组织开展调查和处置，必要时应当采取有效的风险控制措施，并将相关情况向所在地省级药品监督管理部门报告。有重要进展的应当跟踪报告，采取暂停生产、销售及召回产品等风险控制措施的应当立即报告。委托生产的，持有人应当同时向生产企业所在地省级药品监督管理部门报告。

4. 境外发生的严重药品不良反应报告及处置　境外发生的药品严重不良反应，自持有人发现或获知严重不良反应之日起 15 日内报告。国家药品不良反应监测中心应当对收到的药品不良反应报告进行分析、评价，每半年向国家药品监督管理局和国家卫生健康委员会报告，发现提示药品可能存在安全隐患的信息应当及时报告，并填报《境外发生的药品不良反应/事件报告表》。

5. 定期安全性更新报告及处置

（1）报告期限：创新药和改良型新药应当自取得批准证明文件之日起每满 1 年提交一次定期安全性更新报告，直至首次再注册，之后每 5 年报告一次。其他类别的药品，一般应当自取得批准证明文件之日起每 5 年报告一次。药品监督管理部门或药品不良反应监测机构另有要求的，应当按照要求提交。首次进口的药品，自取得进口药品批准证明文件之日起每满 1 年提交一次定期安全性更新报告，直至首次再注册，之后每 5 年报告一次。定期安全性更新报告的数据汇总时间以首次取得药品批准证明文件的日期为起点计，也可以该药物全球首个获得上市批准日期（即国际诞生日）为起点计。上报日期应当在汇总数据截止日期后 60 日内。

（2）提交报告：定期安全性更新报告应当由药物负责人批准同意后，通过国家药品不良反应监测系统提交。国产药品的定期安全性更新报告向药品生产企业所在地省级药品不良反应监测机构提交。进口药品（包括进口分包装药品）的定期安全性更新报告向国家药品不良反应监测中心提交。定期安全性更新报告数据覆盖期应当保持完整性和连续性。

（3）报告评价与处置：省级药品不良反应监测机构应当对收到的定期安全性更新报告进行汇总、分析和评价，于每年 4 月 1 日前将上一年度定期安全性更新报告统计情况和分析评价结果报省级药品监督管理部门和国家药品不良反应监测中心。国家药品不良反应监测中心对收到的定期安全性更新报告进行汇总、分析和评价，于每年 7 月 1 日前将上一年度国产药品和进口药品的定期安全性更新报告统计情况和分析评价结果报国家药品监督管理局和国家卫生健康委员会。

（六）药品不良反应报告的评价及控制

1. 报告单位的评价与控制

（1）药品上市许可持有人、药品生产企业对收集到的不良反应报告和监测资料信息进行分析、评价，并对其真实性和准确性进行评估，对严重不良反应报告、非预期不良反应报告中缺失的信息进行随访。对不良反应的预期性和严重性进行评价，按照国家药品不良反应监测机构发布的不良反应关联性分级评价标准，对药品与疑似不良反应之间的关联性进行科学、客观的评价。对药品不良反应监测机构反馈的疑似不良反应报告进行分析评价，并按要求上报。

对已确认发生严重不良反应的药品，应当通过各种有效途径将不良反应、合理用药信息及时告知医务人员、患者和公众；采取修改标签和说明书，暂停生产、销售、使用和召回等措施，减少和防止不良反应的重复发生。对不良反应大的药品，应当主动申请注销其批准证明文件。

药品生产企业应当将药品安全性信息及采取的措施报所在地省级药品监督管理部门和国家药品监督管理部门。

（2）药品经营企业和医疗机构：应当对收集到的不良反应报告和监测资料进行分析和评价，并采取有效措施减少和防止不良反应的重复发生。

2. 技术监测机构的评价　省级药品不良反应监测机构应当每季度对收到的不良反应报告进行综合分析，提取需要关注的安全性信息，并进行评价，提出风险管理建议，及时报省级药品监督管理部门、卫生健康行政部门和国家药品不良反应监测中心。

国家药品不良反应监测中心应当每季度对收到的严重不良反应报告进行综合分析，提取需要关注的安全性信息，并进行评价，提出风险管理建议，及时报国家药品监督管理局和国家卫生健康委员会。

3. 行政监督部门的控制措施 省级药品监督管理部门根据分析评价结果，可以采取暂停生产、销售、使用和召回药品等控制措施，并监督检查，同时将采取的措施通报同级卫生健康行政部门。

国家药品监督管理局根据药品分析评价结果，可以要求企业开展药品安全性、有效性相关研究。必要时，应当采取责令修改药品说明书，暂停生产、销售、使用和召回药品等措施，对不良反应大的药品，应当撤销药品批准证明文件，并将有关措施及时通报国家卫生健康委员会。

（七）药品重点监测

1. 药品重点监测的内容 药品生产企业应当经常考察本企业生产药品的安全性，对新药监测期内的药品和首次进口 5 年内的药品，应当开展重点监测，并按要求对监测数据进行汇总、分析、评价和报告；对本企业生产的其他药品，应当根据安全性情况主动开展重点监测。

省级以上药品监督管理部门根据药品临床使用和不良反应监测情况，可以要求药品生产企业对特定药品进行重点监测；必要时，也可以直接组织药品不良反应监测机构、医疗机构和科研单位开展药品重点监测。

2. 药品重点监测的相关部门 省级以上药品不良反应监测机构负责对药品生产企业开展的重点监测进行监督、检查，并对监测报告进行技术评价。省级以上药品监督管理部门可以联合同级卫生行政部门指定医疗机构作为监测点，承担药品重点监测工作。

（八）信息管理

1. 信息发布 各级药品不良反应监测机构应当对收到的药品不良反应报告和监测资料进行统计和分析，并以适当形式反馈。国家药品不良反应监测中心应当根据对药品不良反应报告和监测资料的综合分析和评价结果，及时发布药品不良反应警示信息。省级以上药品监督管理部门应当定期发布药品不良反应报告和监测情况。

下列信息由国家药品监督管理局和国家卫生健康委员会统一发布：①影响较大并造成严重后果的药品群体不良事件；②其他重要的药品不良反应信息和认为需要统一发布的信息。

2. 信息保密管理 在药品不良反应报告和监测过程中获取的商业秘密、个人隐私、患者和报告者信息应当予以保密。

3. 信息利用 鼓励医疗机构、药品生产企业、药品经营企业之间共享药品不良反应信息。药品不良反应报告的内容和统计资料是加强药品监督管理、指导合理用药的依据。

五、药物警戒与药品不良反应监测的关系

药物警戒与药品不良反应监测两者均是以提高临床合理、安全用药水平，保障公众用药安全，改善公众身体健康状况、提高公众生活质量为最终目的。但是药物警戒不等于药品不良反应监测，药品不良反应监测只是药物警戒中的一项主要的工作内容，两者间的区别主要体现在以下几方面。

1. 监测对象不同 药品不良反应监测的对象是药品不良反应，而药物警戒监测的对象除药品不良反应，还包括与药品相关的其他安全问题，如药物与化合物、药物及食物的相互作用等。也就是说，药品不良反应监测属于药物警戒活动之一。

2. 工作内容不同 药物警戒贯穿于药品上市前研究、上市后安全性监测及再评价、最后的撤市和淘汰整个药品生命周期的全方位的安全监管；而药品不良反应监测一般在药品上市后进行。所以药物警戒工作包括药品不良反应监测工作及其他工作，如用药失误、缺乏疗效的报告、药品用于无充分科学依据并未经核准的适应证、急性与慢性中毒病例报告、药物相关死亡率的评价、药物滥用与误用等。

3. 工作本质不同　药品不良反应监测工作集中在药品不良反应信号的收集、分析与监测等方面，是一种相对被动的手段。而药物警戒则是积极主动地开展药物安全性相关的各项评价工作。药物警戒是对药品不良反应监测的进一步完善，也是药学监测更前沿的工作。

> 知识拓展　　　　　　　　　**药物警戒与风险管理**
>
> 　　药品风险管理包括风险预警、风险应急和风险救济，即事前、事中和事后管理。药物警戒与药品安全风险管理（预警、应急和救济）是被包含关系，仅与风险预警概念相一致，表现在风险信号的评估和控制流程设计方面，并更注重风险预警的数据集成和数据挖掘。
>
> 　　　　　　　　　　　　　　　**药物警戒与追溯管理**
>
> 　　药品追溯是通过记录和标识，正向追踪和逆向溯源药品的生产、流通和使用情况，获取药品全生命周期追溯信息的活动。药品追溯管理的全品种、全过程、可追溯的特征与药物警戒的全生命周期监管之间的关系，呈现为技术与应用、基础与目标的逻辑关系，即药物警戒是附着在追溯管理技术上的"保障公众用药安全"制度安排。药物警戒制度的建设与完善，涵盖了追溯管理体系和智慧监管的数据管理内涵。

第四节　药品召回管理

对上市后存在缺陷的药品实行药品召回制度，是国际上为保障公众用药安全常采用的一种药品监管措施。国家食品药品监督管理局发布的《药品召回管理办法》（2007 年版），标志我国药品召回制度正式开始实施。随着《药品管理法》、《疫苗管理法》、《药品管理法实施条例》等法律法规的颁布实施，为进一步加强药品质量监管，新修订的《药品召回管理办法》（2022 年版）于2022 年 11 月 1 日起施行，以防止存在缺陷的药品进一步产生危害性后果，敦促药品全生命周期中的相关主体履行社会责任，保障公众用药安全。

一、药品召回的概念

药品召回是指药品上市许可持有人按照规定的程序收回已上市的存在质量问题或者其他安全隐患药品，并采取相应措施，及时控制风险、消除隐患的活动。其中质量问题或者其他安全隐患是指由于研制、生产、储运、标识等原因导致药品不符合法定要求，或其他可能使药品具有的危及人体健康和生命安全的不合理危险。

二、药品安全性风险评价

药品上市许可持有人是控制风险和消除隐患的责任主体，应当建立并完善药品召回制度，收集药品质量和安全的相关信息，对可能存在的质量问题或者其他安全隐患进行调查、评估，及时召回存在质量问题或者其他安全隐患的药品。

药品生产企业、药品经营企业、药品使用单位应当积极协助持有人对可能存在质量问题或者其他安全隐患的药品进行调查、评估，主动配合持有人履行召回义务，按照召回计划及时传达、反馈药品召回信息，控制和收回存在质量问题或者其他安全隐患的药品。

对可能存在质量问题或者其他安全隐患的药品进行调查与评估的主要内容，见表 10-1。

表 10-1　可能存在质量问题或者其他安全隐患药品进行调查与评估的主要内容

序号	调查的内容	评估的内容
1	已发生药品不良反应/事件的种类、范围及原因	该药品引发危害的可能性，以及是否已经对人体健康造成了危害
2	药品处方、生产工艺等是否符合相应药品标准、核准的生产工艺要求	对主要使用人群的危害影响

续表

序号	调查的内容	评估的内容
3	药品生产过程是否符合《药品生产质量管理规范》；生产过程中的变更是否符合药品注册管理和相关变更技术指导原则等规定	对特殊人群，尤其是高危人群的危害影响，如老年人、儿童、孕妇、肝肾功能不全者、外科手术患者等
4	药品储存、运输等是否符合《药品经营质量管理规范》	危害的严重与紧急程度
5	药品使用是否符合药品临床应用指导原则、临床诊疗指南和药品说明书、标签规定等	危害导致的后果
6	药品主要使用人群的构成及比例	—
7	可能存在质量问题或者其他安全隐患的药品批次、数量及流通区域和范围	—
8	其他可能影响药品质量和安全的因素	—

三、药品召回的分类与管理

（一）药品召回的类型

根据召回活动发起主体不同，药品召回分为主动召回和责令召回两类。

1. 主动召回　药品上市许可持有人经调查评估后，确定药品存在质量问题或者其他安全隐患的，应当立即决定并实施召回。

2. 责令召回　药品监督管理部门经过调查评估，认为药品上市许可持有人应当召回药品而未召回的，或药品监督管理部门经对药品上市许可持有人主动召回结果审查，认为持有人召回药品不彻底的，应当责令药品上市许可持有人召回药品。

（二）药品召回的等级

根据药品质量问题或者其他安全隐患的严重程度，药品召回分为以下三级。

1. 一级召回　使用该药品可能或者已经引起严重健康危害的。

2. 二级召回　使用该药品可能或者已经引起暂时或者可逆的健康危害的。

3. 三级召回　使用该药品一般不会引起健康危害，但由于其他原因需要召回的。

药品上市许可持有人应当根据调查和评估结果和药品召回等级，形成调查评估报告，科学制定召回计划。调查评估报告和召回计划内容，见表10-2。

表 10-2　调查评估报告和召回计划内容

序号	调查评估报告内容	召回计划内容
1	召回药品的具体情况，包括名称、规格、批次等基本信息	药品生产销售情况及拟召回的数量
2	实施召回的原因	召回措施的具体内容，包括实施的组织、召回的范围和时限等
3	调查评估结果	召回信息的公布途径和范围
4	召回等级	召回的预期效果
5	—	药品召回后的处理措施
6	—	联系人的姓名及联系方式

（三）药品召回的管理制度

1. 药品召回的管理机构

（1）国家药品监督管理局负责指导全国药品召回的管理工作。

（2）省级药品监督管理部门负责本行政区域内药品召回的监督管理工作。

（3）市县级药品监督管理部门负责配合、协助做好药品召回的有关工作，负责行政区域内药品经营企业、药品使用单位协助召回情况的监督管理工作。

2. 主动召回中药品上市许可持有人的责任 药品上市许可持有人经调查评估后，确定药品存在质量问题或者其他安全隐患的，应当立即决定并实施召回，同时通过企业官方网站或者药品相关行业媒体向社会发布召回信息。实施一级、二级召回的，持有人还应当申请在所在地省级药品监督管理部门网站依法发布召回信息。省级药品监督管理部门网站发布的药品召回信息应当与国家药品监督管理局网站链接。

3. 主动召回程序 药品上市许可持有人对发现存在缺陷的药品，应当决定召回，并按规定程序实施药品召回，具体程序见表 10-3。药品上市许可持有人应当在药品年度报告中说明报告期内药品召回情况。

表 10-3 药品上市许可持有人三级主动召回过程中应采取的措施与召回时限

药品上市许可持有人主动召回采取的措施	一级召回	二级召回	三级召回
启动召回后，发出召回通知，通知到药品生产企业、药品经营企业、药品使用单位等，同时向所在地省级药品监督管理部门备案调查评估报告、召回计划和召回通知	1 日内	3 日内	7 日内
实施召回过程中，向所在地省级药品监督管理部门报告药品召回进展情况	每日	每 3 日	每 7 日
召回过程中，持有人应当及时评估召回效果，发现召回不彻底的，应当变更召回计划，扩大召回范围或者重新召回	及时	及时	及时
在召回完成后，将药品召回和处理情况向所在地省级药品监督管理部门和卫生健康主管部门报告	10 日内	10 日内	10 日内

4. 责令召回中药品监督管理部门的责任 作出决定的药品监督管理部门，应当：

（1）向社会公布药品召回信息。

（2）要求药品上市许可持有人、药品生产企业、药品经营企业和药品使用单位停止生产、放行、销售、使用该药品。

（3）将责令召回通知书送达药品上市许可持有人，药品上市许可持有人为境外企业的，应送达其在中国境内指定的企业法人。

5. 责令召回程序 药品上市许可持有人在收到责令召回通知书后，应当按照规定通知药品生产企业、药品经营企业和药品使用单位，制定、备案召回计划，并组织实施。具体程序见表 10-4。

表 10-4 药品上市许可持有人三级责令召回过程中应采取的措施与召回时限

药品上市许可持有人责令召回采取的措施	一级召回	二级召回	三级召回
在制定召回计划后，将调查评估报告和召回计划提交给所在地省级药品监督管理部门	1 日内	3 日内	7 日内
实施召回过程中，向所在地省级药品监督管理部门报告药品召回进展情况	每日	每 3 日	每 7 日
在完成召回和处理后，向所在地省级药品监督管理部门和卫生健康主管部门提交药品召回的总结报告	10 日内	10 日内	10 日内
省级药品监督管理部门应当对报告进行审查，并对召回效果进行评价，必要时组织专家进行审查和评价	自收到总结报告之日起 10 日内		

6. 境外生产药品涉及在境内实施召回 境外持有人指定的在中国境内履行持有人义务的企业法人应当按照《药品召回管理办法》组织实施召回，并向其所在地省级药品监督管理部门和卫生健康主管部门报告药品召回和处理情况。境外持有人在境外实施药品召回，其境内代理人应当于境外召回启动后 10 个工作日内，向所在地省级药品监督管理部门报告召回药品的名称、规格、批次、召回原因等信息。

本 章 小 结

本章介绍了药品上市后管理、药品上市后再评价、药物警戒制度、药品不良反应监测制度与药品召回管理等内容。主要内容为：

1. 药品上市后管理，是不断提高药品质量、持续保证药品安全有效、切合药品发展规律的重要环节。药品上市许可持有人应当制定药品上市后风险管理计划，主动开展药品上市后研究，包括与注册相关的风险管理、生产环节风险管理、储存运输环节风险管理、临床使用环节风险管理及监管和行业变化引发的风险管理五个部分。

2. 药品上市后再评价是药品上市后管理的一部分，其主要内容围绕药品的安全性评价、有效性评价、经济性评价及药品的质量可控性评价四个方面展开。目前我国正在实施的仿制药质量与疗效一致性评价工作，属于药品上市后再评价的措施之一。

3. 药物警戒制度是涵盖药品整个生命周期的全方位的安全监管。《药物警戒质量管理规范》规范和指导药品上市许可持有人和药品注册申请人的药物警戒活动，最大限度地降低药品安全风险，保护和促进公众健康。

4. 药品不良反应是指合格药品在正常用法用量下出现的与用药目的无关的有害反应。药品上市许可持有人是药品安全责任的主体，获准开展药物临床试验的药品注册申请人、药品生产企业、药品经营企业、医疗机构应当按照规定报告所发现的药品不良反应。

5. 药品召回是药品上市许可持有人按照规定的程序收回已上市的存在质量问题或者其他安全隐患的药品，并采取相应措施，及时控制风险、消除隐患的活动。根据召回活动发起主体不同，分为主动召回和责令召回两类；根据药品质量问题或者其他安全隐患的严重程度，分为一级召回、二级召回和三级召回。

思 考 题

1. 药品上市后管理的内涵。
2. 简述药品上市许可持有人对药品不良反应报告的职责。
3. 药品不良反应报告的途径及原则是什么？
4. 个例药品不良反应报告时限有何规定？
5. 药品召回的含义是什么？如何分类和分级？
6. 开展药品上市后评价有何必要性？

（刘　芳）

第十一章 特殊管理药品的管理

学习目标

1. 掌握：麻醉药品、精神药品、医疗用毒性药品的概念和品种，以及生产、经营、使用的管理要点。

2. 熟悉：麻醉药品、精神药品、医疗用毒性药品的科研、储备、运输的管理规定；药品类易制毒化学品、生物制品批签发的管理规定。

3. 了解：药物滥用和毒品，国际特殊管理药品的规定，放射性药品管理规定。

第一节 特殊管理药品概述

一、特殊管理药品的概况

特殊管理药品，是指根据国家法律法规对其种植、研制、生产、经营、使用、储存和运输等全过程实行比其他药品更为严格的监督管理的药品。我国《药品管理法》中指出，疫苗、血液制品、麻醉药品、精神药品、医疗用毒性药品、放射性药品、药品类易制毒化学品等是国家实行特殊管理的药品；其中国务院对麻醉药品、精神药品、医疗用毒性药品、放射性药品、药品类易制毒化学品等有其他特殊管理规定的，依照其规定。特殊管理药品本身具有重要的医疗和科学价值，在防治疾病、维护公众健康等方面起着积极的作用，但由于其具有独特的毒副作用，若管理、使用不当将危害使用者的身心健康，造成严重的公共卫生和社会问题。

二、药物滥用与毒品

（一）药物滥用

药物滥用（drug abuse），是指长期、过量地使用具有依赖性或潜在依赖性的药物，这种用药与公认的医疗需要无关，属于非医疗目的用药。滥用的药物包括禁止医疗使用的违禁物质和国家规定管制的药品。WHO将滥用药物分为三大类。

1. 麻醉药品 阿片类、可卡因类、大麻类等。

2. 精神药物 苯丙胺类中枢兴奋剂、镇静催眠药、致幻剂。

3. 其他 酒、烟草、挥发性有机溶剂。

"药物滥用"是20世纪60年代中期国际上开始采用的专用词汇，与药物不合理使用（drug misuse），即通常所说的滥用抗菌药物、滥用激素等的"滥用"概念截然不同。药物滥用可导致药物成瘾，以及其他行为障碍，已经严重危害人类健康、社会安定和经济发展，成为全世界共同面临的重大社会问题之一，有理由认为"药物滥用"与"吸毒"在本质上没有区别。

（二）毒品

根据国际公约的有关规定，不以医疗为目的，非法使用或滥用的麻醉药品和精神药品均属于毒品。《中华人民共和国刑法》第三百五十七条规定，毒品指鸦片、海洛因、甲基苯丙胺（冰毒）、吗啡、大麻、可卡因以及国家规定管制的其他能够使人形成瘾癖的麻醉药品和精神药品。毒品具有依赖性、非法性和危害性。

三、国内外特殊管理药品的管理概况

（一）国际上特殊管理药品的管理概况

国际上专门组建了麻醉药品和精神药品的管制机构，对世界范围内的麻醉药品、精神药品等特殊管理的药品进行全面监管。其管制机构主要设立在联合国及 WHO 等有关国际组织之中，包括联合国麻醉药品委员会（UNCND）、国际麻醉药品管制局（INCB）、联合国国际药物管制规划署（UNDCP）、国际刑警组织（ICPO）等，并先后签订了 3 个国际公约，具体如表 11-1 所示。

表 11-1　联合国麻醉药品与精神药品公约

时间	地点	名称	内容
1961 年 3 月	纽约	《麻醉品单一公约》	共 51 条：规定麻醉药品的品种范围、实行麻醉药品需要量的估计制度和使用量的统计制度、防止麻醉药品的滥用的措施、罚则等
1971 年 2 月	维也纳	《精神药物公约》	共 33 条：规定精神药物的范围（附表列出了四档被管制物质）、管制措施、罚则等，建立起了全新的国际精神药物管制体系
1988 年 12 月	维也纳	《禁止非法贩运麻醉药品和精神药物公约》	共 34 条：规定公约的范围、犯罪和制裁、各缔约国的管辖权及缔约国应通过没收犯罪收益、引渡、法律协助、执法合作、支援过境国、对特定化学品进行管制，根除非法种植和非法需求等方面的合作，打击贩毒犯罪等

（二）国内特殊管理药品的管理概况

在中国近现代史上，有过两次重大的禁毒行动，一次是 19 世纪 40 年代的鸦片战争，以清朝林则徐"虎门销烟"为代表；另一次是中华人民共和国成立后，政府对麻醉药品管理给予高度重视，颁布了一系列行之有效的查禁烟毒的法律法规，在全国范围内开展禁毒运动，使烟毒基本绝迹。但近年来，由于国际毒潮的泛滥与侵袭，国际国内的一些不法分子趁势而入，"毒祸"卷土重来，致使我国的禁毒任务更加艰巨。我国政府一直积极参与国际麻醉药品和精神药品管制事务，分别于 1985 年 9 月 21 日和 11 月 20 日成为《麻醉药品单一公约》（1961 年）和《精神药物公约》（1971 年）的缔约国，并当选为联合国麻醉品委员会成员国。中国管制特殊管理药品的主要法律法规见表 11-2。

表 11-2　中国管制特殊管理药品的主要法律法规

时间	名称	机构	内容
1950 年 2 月	《关于严禁鸦片烟毒的通令》	政务院	严禁吸食、贩卖、种植、私存鸦片、吗啡、海洛因等
1950 年 11 月	《麻醉药品临时登记处理办法》	政务院	限期对麻醉药品申报登记，逾期私藏不报者，一经查出，依法惩处
1950 年 11 月	《管理麻醉药品暂行条例》及施行细则	卫生部	规定麻醉药品品种范围与主管部门，以及对其生产、供应、使用实行定点管理
1964 年 4 月	《管理毒药、限制性剧药暂行规定》	卫生部、商业和化工部	确定毒药、剧药品种范围及其管理办法
1978 年 9 月	《麻醉药品管理条例》	国务院	麻醉药品品种范围、生产、供应、使用管理、处罚
1979 年 2 月	《麻醉药品管理条例实施细则》	卫生部	麻醉药品的生产、原植物种植、生产、经营、使用、处罚等
1979 年 6 月	《医疗用毒药、限制性剧药管理规定》	卫生部及国家医药管理总局	包括毒性药品及限制性剧药的管理规定
1984 年 9 月	《药品管理法》第七章"特殊管理的药品"	全国人大常务委员会	确定麻醉药品、精神药品、医疗用毒性药品、放射性药品实行特殊管理

续表

时间	名称	机构	内容
1987 年 11 月	《麻醉药品管理办法》	国务院	明确特殊管理的药品品种范围，对研制、生产、供应、进出口、运输、使用、包装标签等的管理规定，罚则
1988 年 12 月	《精神药品管理办法》	国务院	
1988 年 12 月	《医疗用毒性药品管理办法》	国务院	
1989 年 1 月	《放射性药品管理办法》	国务院	
1997 年 3 月	《中华人民共和国刑法》（修订）第六章第七节	全国人大	规定了走私、贩卖、运输、制造毒品罪的刑事责任
2005 年 8 月	《麻醉药品和精神药品管理条例》	国务院	进一步明确品种范围，对研制、生产、供应、进出口、运输、使用、包装标签等管理的规定，罚则
2005 年 8 月	《易制毒化学品管理条例》	国务院	规定了易制毒化学品的生产、经营、购买、运输和进出口管理
2010 年 3 月	《药品类易制毒化学品管理办法》	卫生部	规定了药品类易制毒化学品的生产、经营、购买、运输和进出口管理
2013 年 12 月	《麻醉药品和精神药品管理条例》（2013 年修订）	国务院	将《麻醉药品和精神药品管理条例》第二十六条第一款中的"国务院药品监督管理部门批准"修改为"企业所在地省（自治区、直辖市）人民政府药品监督管理部门批准。审批情况由负责审批的药品监督管理部门在批准后 5 日内通报医疗机构所在地省（自治区、直辖市）人民政府药品监督管理部门"
2016 年 2 月	《麻醉药品和精神药品管理条例》（2016 年修订）	国务院	将《麻醉药品和精神药品管理条例》第十六条修改为"从事麻醉药品、精神药品生产的企业，应当经所在地省（自治区、直辖市）人民政府药品监督管理部门批准"。第五十二条第一款、第五十四条第一款中的"省（自治区、直辖市）人民政府药品监督管理部门"修改为"设区的市级药品监督管理部门"
2019 年 12 月	《药品管理法》第一百一十二条	全国人大常务委员会	国务院对麻醉药品、精神药品、医疗用毒性药品、放射性药品、药品类易制毒化学品等有其他特殊管理规定的，依照其规定
2019 年 12 月	《中华人民共和国疫苗管理法》	全国人大常务委员会	规定了疫苗研制和注册，疫苗生产和批签发，疫苗流通，预防接种，异常反应监测和处理，疫苗上市后管理，保障措施，监督管理，法律责任等
2020 年 9 月	《关于加强医疗机构麻醉药品和第一类精神药品管理的通知》	国家卫生健康委员会办公厅	提出了七个方面具体要求：高度重视麻精药品管理工作；完善医疗机构麻精药品管理制度；强化麻精药品全流程各环节管理；规范麻精药品处方权限及使用操作管理；满足临床合理的麻精药品需求；提高麻精药品信息化管理水平；加强监督指导和责任追究
2020 年 12 月	《生物制品批签发管理办法》	国家市场监督管理总局	规定了批签发机构确定，批签发申请，审核、检验、检查与签发，复审，信息公开和法律责任

第二节　麻醉药品和精神药品的管理

一、概念、分类及管理机构

（一）药物依赖性

药物依赖性（drug dependence），是指反复地（周期性或连续性）用药所引起的人体心理上或生理上或两者兼有的对药物的依赖状态，表现出一种强迫性地要连续或定期用药的行为和其他反应。

WHO 将药物依赖性分为精神依赖性和身体依赖性。

1. 精神依赖性 又称心理依赖性，是指凡能引起令人愉快意识状态的药物即可引起精神依赖性，精神依赖者为得到欣快感而不得不定期或连续使用某些药物。其特征有：①追求药物所产生"舒适"效应（欣快感），有一种连续使用某种药物的要求（非强迫性）；②没有加大剂量的趋势或趋势很小；③停药后不会出现戒断症状；④所引起的危害主要是用药者本人。

2. 身体依赖性 又称生理依赖性，是指机体对药物产生的适应性改变，停药后产生戒断症状，使人非常痛苦，甚至危及生命。其特征有：①强迫性地要求连续使用该药，并且不择手段地获取药品；②有加大剂量的趋势；③停药后出现戒断症状；④对用药者本人及社会易产生危害。

（二）麻醉药品和精神药品的概念

根据《麻醉药品和精神药品管理条例》（2016 年修订），麻醉药品和精神药品是指列入麻醉药品目录、精神药品目录（以下称目录）的药品和其他物质。

麻醉药品（narcotic drugs），是具有依赖性潜力，连续使用、滥用或不合理使用，易产生身体依赖性和精神依赖性，能成瘾癖的药品、药用原植物或其他物质。这类药品具有明显的两重性，一方面有很强的镇痛等作用，是医疗上必不可少的药品，同时不规范地连续使用又易产生依赖性，若流入非法渠道则成为毒品，造成严重社会危害。麻醉药品与医疗上用于麻醉的麻醉药（anesthetics）不同，后者是指能使整个机体或局部暂时、可逆性失去知觉及痛觉的药物，如硫喷妥钠、利多卡因、普鲁卡因等；麻醉药虽具有麻醉作用，但不会成为瘾癖嗜好，所以不属于麻醉药品。

精神药品（psychotropic substances），是直接作用于中枢神经系统，使之兴奋或抑制，连续使用能产生药物依赖性的药品。临床上使用的某些中枢兴奋药（如尼可刹米、洛贝林）和某些中枢抑制药（如氯丙嗪、异丙嗪）等并不产生依赖性，因而未被列入精神药品管制范围。

（三）麻醉药品和精神药品的分类及品种

麻醉药品根据其来源可分为植物药及植物提取物、合成药或半合成药。精神药品根据对人体产生依赖性和危害健康的程度可分为两类，其中第一类精神药品比第二类精神药品更易产生依赖性，且毒性和成瘾性更强，因此对其管理更加严格。

2013 年 11 月 11 日，国家食品药品监督管理总局、公安部、国家卫生和计划生育委员会联合公布了麻醉药品和精神药品品种目录（麻醉药品 121 种、第一类精神药品 68 种、第二类精神药品 81 种），自 2014 年 1 月 1 日起施行。我国生产及使用的品种见表 11-3。

表 11-3 我国生产及使用的麻醉药品和精神药品品种

分类	品种数	品种
麻醉药品	22	可卡因、罂粟浓缩物、二氢埃托啡、地芬诺酯、芬太尼、氢可酮、氢吗啡酮、美沙酮、吗啡、阿片、羟考酮、哌替啶、瑞芬太尼、舒芬太尼、蒂巴因、可待因、右丙氧芬、双氢可待因、乙基吗啡、福尔可定、布桂嗪、罂粟壳
第一类精神药品	7	哌醋甲酯、司可巴比妥、丁丙诺啡、γ-羟丁酸、氯胺酮、马吲哚、三唑仑
第二类精神药品	27	异戊巴比妥、格鲁米特、喷他佐辛、戊巴比妥、阿普唑仑、巴比妥、氯硝西泮、地西泮、艾司唑仑、氟西泮、劳拉西泮、甲丙氨酯、咪达唑仑、硝西泮、奥沙西泮、匹莫林、苯巴比妥、唑吡坦、丁丙诺啡透皮贴剂、布托啡诺及其注射剂、咖啡因、安钠咖、地佐辛及其注射剂、麦角胺咖啡因片、氨酚氢可酮片、曲马多、扎来普隆

根据《关于将含可待因复方口服液体制剂列入第二类精神药品管理的公告》（2015 年第 10 号）和《关于加强含可待因复方口服液体制剂管理的通知》（食药监药化监〔2015〕46 号），含可待因

的复方口服液体制剂按第二类精神药品管理，自 2015 年 5 月 1 日起施行。

根据《关于将含羟考酮复方制剂等品种列入精神药品管理的公告》（2019 年第 63 号），口服固体制剂每剂量单位含羟考酮碱大于 5mg，且不含其他麻醉药品、精神药品或药品类易制毒化学品的复方制剂列入第一类精神药品管理；口服固体制剂每剂量单位含羟考酮碱不超过 5mg，且不含其他麻醉药品、精神药品或药品类易制毒化学品的复方制剂列入第二类精神药品管理；丁丙诺啡与纳洛酮的复方口服固体制剂列入第二类精神药品管理；本公告自 2019 年 9 月 1 日起施行。

根据《关于调整麻醉药品和精神药品目录的公告》（2023 年第 43 号），将奥赛利定列入麻醉药品目录。将苏沃雷生、吡仑帕奈、依他佐辛、曲马多复方制剂列入第二类精神药品目录；将每剂量单位含氢可酮碱大于 5mg，且不含其他麻醉药品、精神药品或药品类易制毒化学品的复方口服固体制剂列入第一类精神药品目录；将每剂量单位含氢可酮碱不超过 5mg，且不含其他麻醉药品、精神药品或药品类易制毒化学品的复方口服固体制剂列入第二类精神药品目录；本公告自 2023 年 7 月 1 日起施行。

（四）麻醉药品和精神药品的监督管理机构

根据《麻醉药品和精神药品管理条例》，麻醉药品和精神药品的原植物种植、试验研究、生产、经营、使用、储存、运输等方面的管理分别由各级监督管理机构负责，具体的职责见表 11-4。

表 11-4　麻醉药品和精神药品监督管理部门及其职责

监管管理机构	职责
国务院药品监督管理部门	负责全国麻醉药品和精神药品的监督管理工作，并会同国务院农业主管部门对麻醉药品药用原植物实施监督管理
国务院农业主管部门	会同国家药品监督管理局对麻醉药品药用原植物实施监督管理
国务院公安部门	负责对造成麻醉药品药用原植物、麻醉药品和精神药品流入非法渠道的行为进行查处
国家卫生健康委员会	负责医疗机构特殊管理药品的合理使用管理
国务院其他有关主管部门	在各自职责范围内负责与麻醉药品和精神药品有关的管理工作
省级药品监督管理部门	负责本行政区域内麻醉药品和精神药品的监督管理工作
县级以上地方公安机关	负责对本行政区域内造成麻醉药品和精神药品流入非法渠道的行为进行查处
县级以上地方人民政府其他有关主管部门	在各自职责范围内负责与麻醉药品和精神药品有关的管理工作

二、种植、实验研究和生产管理

国家根据麻醉药品和精神药品的医疗、国家储备和企业生产所需原料的需要确定需求总量，对麻醉药品药用原植物的种植、麻醉药品和精神药品的生产实行总量控制。

（一）麻醉药品的药用原植物种植管理

国务院药品监督管理部门根据麻醉药品和精神药品的需求总量制定年度生产计划，并会同国务院农业主管部门根据年度生产计划制定麻醉药品药用原植物年度种植计划。麻醉药品药用原植物种植企业应当根据年度种植计划，种植麻醉药品药用原植物，并向国务院药品监督管理部门和国务院农业主管部门定期报告种植情况。麻醉药品药用原植物种植企业由国务院药品监督管理部门和国务院农业主管部门共同确定，其他单位和个人不得种植麻醉药品药用原植物。

（二）麻醉药品和精神药品的试验研究管理

根据 2005 年 11 月国家食品药品监督管理局发布的《关于麻醉药品和精神药品实验研究管理规定的通知》（国食药监安〔2005〕529 号），开展麻醉药品和精神药品实验研究必须事先提出立项申请，报所在地省级药品监督管理部门。经省级药品监督管理部门初审后，连同申报资料报送国家药品监督管理局，经国家药品监督管理局全面审查后，符合规定的，由国家药品监督管理局发给《麻醉药品和精神药品实验研究立项批件》。申请人经批准开展麻醉药品和精神药品实验研究的，应当在 3 年内完成药物临床前研究，向国家药品监督管理局申报药品注册。因特殊原因，3 年内未完成临床前研究的，应当向国家药品监督管理局说明情况。国家药品监督管理局根据情况决定是否延长该品种《麻醉药品和精神药品实验研究立项批件》的有效期。

《麻醉药品和精神药品实验研究立项批件》不得转让。

开展麻醉药品和精神药品实验研究活动除必须经国务院药品监督管理部门批准，还需具备下列条件：①以医疗、科学研究或者教学为目的；②有保证实验所需麻醉药品和精神药品安全的措施和管理制度；③单位及其工作人员 2 年内没有违反有关禁毒的法律、行政法规规定的行为。

麻醉药品和精神药品的实验研究单位申请相关药品批准证明文件，应当依照《药品管理法》的规定办理；需要转让研究成果的，应当经国务院药品监督管理部门批准。药品研究单位在普通药品的实验研究过程中，产生《麻醉药品和精神药品管理条例》规定的管制品种的，应当立即停止实验研究活动，并向国务院药品监督管理部门报告。国务院药品监督管理部门应当根据情况，及时做出是否同意其继续实验研究的决定。

麻醉药品和第一类精神药品的临床试验，不得以健康人为受试对象。

（三）麻醉药品和精神药品的生产管理

1. 定点生产制度　国务院药品监督管理部门应当根据麻醉药品和精神药品的需求总量，按照合理布局、总量控制的原则，确定麻醉药品和精神药品定点生产企业的数量和布局，并根据年度需求总量对数量和布局进行调整、公布。

2. 定点生产企业的审批　从事麻醉药品、精神药品生产的企业，应当经所在地省级药品监督管理部门批准。

麻醉药品和精神药品的定点生产企业应当具备下列条件：①有药品生产许可证；②有麻醉药品和精神药品试验研究批准文件；③有符合规定的麻醉药品和精神药品生产设施、储存条件和相应的安全管理设施；④有通过网络实施企业安全生产管理和向药品监督管理部门报告生产信息的能力；⑤有保证麻醉药品和精神药品安全生产的管理制度；⑥有与麻醉药品和精神药品安全生产要求相适应的管理水平和经营规模；⑦麻醉药品和精神药品生产管理、质量管理部门的人员应当熟悉麻醉药品和精神药品管理及有关禁毒的法律、行政法规；⑧没有生产、销售假药、劣药或者违反有关禁毒的法律、行政法规规定的行为；⑨符合国务院药品监督管理部门公布的麻醉药品和精神药品定点生产企业数量和布局的要求。

3. 生产管理　定点生产企业生产麻醉药品和精神药品，应当依照《药品管理法》的规定取得药品批准文号；未取得药品批准文号的，不得生产麻醉药品和精神药品。国务院药品监督管理部门应当组织医学、药学、社会学、伦理学和禁毒等方面的专家成立专家组，对申请首次上市的麻醉药品和精神药品的社会危害性和被滥用的可能性进行评价，并提出是否批准的建议。

如发生重大突发事件，定点生产企业无法正常生产或不能保证供应麻醉药品和精神药品时，国务院药品监督管理部门可以决定其他药品生产企业生产麻醉药品和精神药品。重大突发事件结束后，国务院药品监督管理部门应当及时决定相应企业停止麻醉药品和精神药品的生产。

定点生产企业必须严格按照麻醉药品和精神药品年度生产计划安排生产，并依照规定向所在地省级药品监督管理部门报告生产情况。麻醉药品、精神药品不得委托生产；但是，国务院药品监督管理部门另有规定的除外。定点生产企业只能将定点生产的麻醉药品和精神药品销售给具有麻醉药品和精神药品经营资格的企业或者经批准的其他单位。

4. 定点生产企业的销售管理　定点生产企业生产的麻醉药品和第一类精神药品原料药只能按照计划销售给制剂生产企业和经批准购用的其他单位，小包装的上述药品可以由国务院药品监督管理部门规定的药品批发企业经营。制剂只能销售给定点全国性批发企业、区域性批发企业及经批准购用的其他单位。

定点区域性批发企业从定点生产企业购进麻醉药品和第一类精神药品制剂，须经所在地省级药品监督管理部门批准。

定点生产的第二类精神药品原料药只能销售给定点全国性批发企业、区域性批发企业、专门从事第二类精神药品批发业务的企业、第二类精神药品制剂生产企业及经备案的其他需用第二类精神药品原料药的企业，并应当按照备案的需用计划销售；制剂只能销售给全国性批发企业、区域性批发企业、专门从事第二类精神药品批发业务的企业、第二类精神药品零售连锁企业、医疗机构或经批准购用的其他单位。

麻醉药品和精神药品定点生产企业必须建立购买方的销售档案，且不得使用现金交易。

5. 专有标志管理 麻醉药品和精神药品的说明书和包装标签必须印有国务院药品监督管理部门规定的标志，如图 11-1 所示。

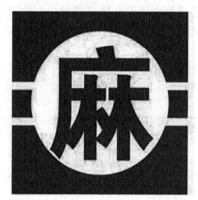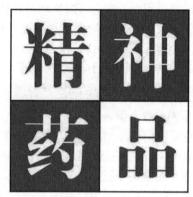

图 11-1 麻醉药品和精神药品专用标志

三、经营管理

（一）定点经营制度

国家对麻醉药品和精神药品实行定点经营制度。国务院药品监督管理部门应当根据麻醉药品和第一类精神药品的需求总量，确定麻醉药品和第一类精神药品的定点批发企业布局，并应当根据年度需求总量对布局进行调整、公布。

药品经营企业不得经营麻醉药品原料药和第一类精神药品原料药。但是，供医疗、科学研究、教学使用的小包装的上述药品可以由国务院药品监督管理部门规定的药品批发企业经营。

（二）定点经营企业的审批

全国性批发企业应当经国务院药品监督管理部门批准；国务院药品监督管理部门在批准全国性批发企业时，应当明确其所承担供药责任的区域。区域性批发企业应当经所在地省级药品监督管理部门批准。专门从事第二类精神药品批发业务的企业，须经所在地省级药品监督管理部门批准；第二类精神药品零售连锁企业须经所在地市级药品监督管理部门批准。

麻醉药品和精神药品定点批发企业除应当具备《药品管理法》第五十二条规定的药品经营企业的开办条件外，还应当具备下列条件：①有符合《麻醉药品和精神药品管理条例》规定的麻醉药品和精神药品储存条件；②有通过网络实施企业安全管理和向药品监督管理部门报告经营信息的能力；③单位及其工作人员 2 年内没有违反有关禁毒的法律、行政法规规定的行为；④符合国务院药品监督管理部门公布的定点批发企业布局。同时，还应当具有保证供应责任区域内医疗机构所需麻醉药品和第一类精神药品的能力，并具有保证麻醉药品和第一类精神药品安全经营的管理制度。

（三）购销管理

1. 麻醉药品和第一类精神药品的购销　全国性批发企业应当从定点生产企业购进麻醉药品和第一类精神药品。区域性批发企业可以从全国性批发企业购进麻醉药品和第一类精神药品；经所在地省级药品监督管理部门批准，也可以从定点生产企业购进麻醉药品和第一类精神药品。

全国性批发企业可以向区域性批发企业，或者可以向经省级药品监督管理部门批准已取得麻醉药品和第一类精神药品使用资格的医疗机构以及依照《麻醉药品和精神药品管理条例》规定批准的其他单位销售麻醉药品和第一类精神药品。区域性批发企业可以向本省行政区域内取得麻醉药品和第一类精神药品使用资格的医疗机构销售麻醉药品和第一类精神药品；由于特殊地理位置的原因，需要就近向其他省行政区域内取得麻醉药品和第一类精神药品使用资格的医疗机构销售的，应当经企业所在地省级药品监督管理部门批准。审批情况由负责审批的药品监督管理部门在批准后 5 日内通报医疗机构所在地省级药品监督管理部门。

麻醉药品和第一类精神药品不得零售。全国性批发企业和区域性批发企业向医疗机构销售麻醉药品和第一类精神药品，应当将药品送至医疗机构，医疗机构不得自行提货。

2. 第二类精神药品的购销　全国性批发企业和区域性批发企业可以从事第二类精神药品批发业务。第二类精神药品定点批发企业可向医疗机构、定点批发企业和经所在地市级药品监督管理部门批准的药品零售企业以及已经批准的其他单位销售第二类精神药品。从事第二类精神药品零售的连锁企业，应严格实行统一进货、统一配送、统一管理，由本企业直接配送，不得委托配送。

第二类精神药品零售企业应当凭执业医师出具的处方，按规定剂量销售第二类精神药品，并将处方保存 2 年备查；零售第二类精神药品时，处方应经执业药师或其他依法经过资格认定的药学技术人员复核，禁止超剂量或者无处方销售第二类精神药品；不得向未成年人销售第二类精神药品。

3. 其他销售规定　禁止使用现金进行麻醉药品和精神药品交易，但是个人合法购买麻醉药品和精神药品的除外。麻醉药品和精神药品实行政府定价，在制定出厂和批发价格的基础上，逐步实行全国统一零售价格。具体办法由国务院价格主管部门制定。

四、使用管理

（一）购用管理

1. 药品生产企业　药品生产企业需要以麻醉药品和第一类精神药品为原料生产普通药品的，应当向所在地省级药品监督管理部门报送年度需求计划，由省级药品监督管理部门汇总报国务院药品监督管理部门批准后，向定点生产企业购买；需要以第二类精神药品为原料生产普通药品的，应当将年度需求计划报所在地省级药品监督管理部门，并向定点批发企业或者定点生产企业购买。

2. 非药品生产企业　食品、食品添加剂、化妆品、油漆等非药品生产企业需要使用咖啡因作为原料的，应当经所在地省级药品监督管理部门批准，向定点批发企业或者定点生产企业购买。

3. 科学研究、教学单位　科学研究、教学单位需要使用麻醉药品和精神药品开展实验、教学活动的，应当经所在地省级药品监督管理部门批准，向定点批发企业或者定点生产企业购买。需要使用麻醉药品和精神药品的标准品、对照品的，应经所在地省级药品监督管理部门批准，向国务院药品监督管理部门批准的单位购买。

4. 医疗机构　医疗机构需要使用麻醉药品和第一类精神药品的，应当经所在地设区的市级卫生行政主管部门批准，取得麻醉药品、第一类精神药品购用印鉴卡（以下称印鉴卡）。设区的市级卫生主管部门发给医疗机构印鉴卡时，应将取得印鉴卡的医疗机构情况抄送所在地设区的市级药品监督管理部门，并报省级卫生主管部门备案。省级卫生主管部门应将取得印鉴卡的医疗机构名单向本行政区域内的定点批发企业通报。医疗机构应当凭印鉴卡向本省区域内的定点批发企业购买麻醉药品和第一类精神药品。

医疗机构取得印鉴卡应当具备下列条件：①有专职的麻醉药品和第一类精神药品管理人员；②有获得麻醉药品和第一类精神药品处方资格的执业医师；③有保证麻醉药品和第一类精神药品安全储存的设施和管理制度。

（二）医疗机构使用管理

1. 处方权和调剂资格　医疗机构应按照国务院卫生主管部门的规定，对本机构执业医师和药师进行麻醉药品和精神药品使用知识和规范化管理的培训、考核。执业医师经考核合格后取得麻醉药品和第一类精神药品的处方权，方可在本机构开具麻醉药品和第一类精神药品处方，但不得为自己开具该类药品处方；药师经考核合格后取得麻醉药品和第一类精神药品的调剂资格，方可在本机构调剂麻醉药品和第一类精神药品。

具有麻醉药品和第一类精神药品处方资格的执业医师，根据国务院卫生主管部门制定的临床应用指导原则，对确需使用麻醉药品或者第一类精神药品的患者，应当满足其合理用药需求。

2. 处方开具与调剂　医师应当按照麻醉药品和精神药品临床应用指导原则，开具麻醉药品和精神药品处方。门（急）诊癌症疼痛患者和中、重度慢性疼痛患者需长期使用麻醉药品和第一类精神药品的，首诊医师应当亲自诊查患者，建立相应的病历，要求其签署《知情同意书》，并每3个月复诊或者随诊一次。病历中应当留存下列材料复印件：①二级以上医院开具的诊断证明；②患者户籍簿、身份证或者其他相关有效身份证明文件；③为患者代办人员身份证明文件。

开具麻醉药品和精神药品应当使用专用处方，麻醉药品和第一类精神药品处方的印刷用纸为淡红色，处方右上角标注"麻、精一"；第二类精神药品处方的印刷用纸为白色，处方右上角标注"精二"。单张处方的最大用量应当符合《处方管理办法》的规定，详见表11-5。第二类精神药品一般每张处方不得超过7日常用量；对于慢性病或某些特殊情况的患者，处方用量可以适当延长，医师应当注明理由。

表 11-5　麻醉药品、第一类精神药品单张处方的最大用量及相关规定

	注射剂	控缓释制剂	其他剂型
门（急）诊患者	一次	7 日	3 日
门（急）诊癌症疼痛患者	3 日	15 日	7 日
门（急）诊中、重度慢性疼痛患者	3 日	15 日	7 日
住院患者		1 日	
特别加强管制的麻醉药品	盐酸二氢埃托啡：一次常用量，仅限于二级以上医院内使用 盐酸哌替啶：一次常用量，仅限于医疗机构内使用		
麻醉药品注射剂	除长期使用麻醉药品和第一类精神药品的门（急）诊癌症疼痛患者和中、重度慢性疼痛患者外，仅限于医疗机构内使用		

注：哌醋甲酯为第一类精神药品，用于治疗儿童多动症时，缓释剂每张处方不得超过30日常用量，其他剂型每张处方不得超过15日常用量。

调配麻醉药品和第一类精神药品处方时，处方的调配人、核对人应仔细核对，签署姓名，并予以登记；对不符合规定的，应当拒绝发药。

药师应当对麻醉药品和第一类精神药品处方，按年月日逐日编制顺序号。

医疗机构应当根据麻醉药品和精神药品处方开具情况，按照麻醉药品和精神药品品种、规格对其消耗量进行专册登记，登记内容包括发药日期、患者姓名、用药数量等；专册保存期限为3年。麻醉药品和第一类精神药品处方保存期限为3年，第二类精神药品处方保存期限为2年。处方保存期满后，经医疗机构主要负责人批准、登记备案，方可销毁。

3. 制剂配制管理　临床需要而市场无供应的麻醉药品和精神药品，医疗机构持医疗机构制剂许可证和印鉴卡自行配制制剂时，须经所在地省级药品监督管理部门批准。医疗机构配制的麻醉

药品和精神药品制剂只能在本医疗机构内使用，不得对外销售。

五、储存、运输管理及监督管理

（一）储存管理

麻醉药品药用原植物种植企业、定点生产企业、全国性批发企业和区域性批发企业、国家设立的麻醉药品储存单位及使用单位，应当设置储存麻醉药品和第一类精神药品的专库（柜）。专库应当安装防火、防盗设施并安装报警装置，报警装置应与公安机关报警系统联网；专柜应当使用保险柜。专库和专柜应当实行双人双锁管理，配备专人负责管理工作，建立专用账册，实行入库双人验收，出库双人复核，做到账物相符。专用账册的保存期限应当自药品有效期期满之日起不少于 5 年。

第二类精神药品经营企业应当在药品库房中设立独立的专库或者专柜储存第二类精神药品，并建立专用账册，实行专人管理。专用账册的保存期限应当自药品有效期期满之日起不少于 5 年。

（二）运输管理

托运或自行运输麻醉药品和第一类精神药品的单位，应当向所在地设区的市级药品监督管理部门申请领取运输证明。运输证明有效期为 1 年，应当由专人保管，不得涂改、转让、转借。通过铁路运输麻醉药品和第一类精神药品的，应当使用集装箱或者铁路行李车运输；没有铁路需要通过公路或者水路运输麻醉药品和第一类精神药品的，应当由专人负责押运。托运、承运和自行运输麻醉药品和精神药品时，应当采取安全保障措施，防止麻醉药品和精神药品在运输过程中被盗、被抢和丢失。

（三）监督管理

药品监督管理部门应当根据规定的职责权限，对麻醉药品药用原植物的种植及麻醉药品和精神药品的实验研究、生产、经营、使用、储存、运输活动进行监督检查。

省级以上药品监督管理部门根据实际情况建立监控信息网络，对定点生产企业、定点批发企业和使用单位的麻醉药品和精神药品生产、进货、销售、库存、使用的数量及流向实行实时监控，并与同级公安机关做到信息共享。设区的市级药品监督管理部门应当每 3 个月向上一级药品监督管理部门报告本地区麻醉药品和精神药品的相关情况。

对已经发生滥用，造成严重社会危害的麻醉药品和精神药品品种，国务院药品监督管理部门应当采取在一定期限内中止生产、经营、使用或者限定其使用范围和用途等措施。对不再作为药品使用的麻醉药品和精神药品，国务院药品监督管理部门应当撤销其药品批准文号和药品标准，并予以公布。

药品监督管理部门、卫生主管部门发现生产、经营企业和使用单位的麻醉药品和精神药品管理存在安全隐患时，应当责令其立即排除或者限期排除；对有证据证明可能流入非法渠道的，应当及时采取查封、扣押的行政强制措施，在 7 日内做出行政处理决定，并通报同级公安机关。

药品监督管理部门发现取得印鉴卡的医疗机构未依照规定购买麻醉药品和第一类精神药品时，应当及时通报同级卫生主管部门。接到通报的卫生主管部门应当立即调查处理。必要时，药品监督管理部门可以责令定点批发企业中止向该医疗机构销售麻醉药品和第一类精神药品。

麻醉药品和精神药品的生产、经营企业和使用单位对过期、损坏的麻醉药品和精神药品应当登记造册，并向所在地县级药品监督管理部门申请销毁。药品监督管理部门应当自接到申请之日起 5 日内到场监督销毁。医疗机构对存放在本单位的过期、损坏麻醉药品和精神药品，应当按照本条规定的程序向卫生主管部门提出申请，由卫生主管部门负责监督销毁。对依法收缴的麻醉药品和精神药品，除经国务院药品监督管理部门或者国务院公安部门批准用于科学研究外，应当依照国家有关规定予以销毁。

县级以上人民政府卫生主管部门应当对执业医师开具麻醉药品和精神药品处方的情况进行监督检查。

知识拓展　　医疗机构对麻醉药品和第一类精神药品"三级"和"五专"管理

1. 三级，是指库房、药房、临床科室，按照相关规定执行。

2. 五专，是指专人负责、专柜加锁、专用账册、专用处方、专册登记。

第三节　医疗用毒性药品的管理

一、医疗用毒性药品的概念与品种

（一）医疗用毒性药品的概念

医疗用毒性药品（medicinal toxic drug，以下称毒性药品），是指毒性剧烈、治疗剂量与中毒剂量相近，使用不当会致人中毒或死亡的药品。

（二）医疗用毒性药品的品种

医疗用毒性药品的品种见表 11-6。

表 11-6　医疗用毒性药品品种

分类	品种数	品种
毒性中药品种 （原药材和饮片）	28	砒石（红砒、白砒）、砒霜、水银、生马前子、生川乌、生草乌、生白附子、生附子、生半夏、生南星、生巴豆、斑蝥、青娘虫、红娘虫、生甘遂、生狼毒、生藤黄、生千金子、生天仙子、闹羊花、雪上一枝蒿、红升丹、白降丹、蟾酥、洋金花、轻粉、红粉、雄黄
毒性西药品种 * （仅指原料药，不包括制剂）	11	去乙酰毛花苷 C、阿托品、洋地黄毒苷、氢溴酸后马托品、三氧化二砷、毛果芸香碱、升汞、水杨酸毒扁豆碱、亚砷酸钾、氢溴酸东莨菪碱、士的宁

*：亚砷酸注射液、注射用三氧化二砷、A 型肉毒毒素及其制剂

二、毒性药品的生产管理

毒性药品年度生产、收购、供应和配制计划，由省级药品监督管理部门根据医疗需要制定，经省级卫生行政部门审核后，由药品监督管理部门下达给指定的毒性药品生产、收购、供应单位，并抄报国家卫生健康委员会、国家药品监督管理部门和国家中医药管理局。生产企业不得擅自改变生产计划，自行销售。

毒性药品生产企业必须由医药专业人员负责生产、配制和质量检验，并建立严格的管理制度，严防与其他药品混杂。每次配料，必须经 2 人以上复核无误，并详细记录每次生产所用原料和成品数，经手人要签字备查。所有工具、容器要处理干净，以防污染其他药品。标示量要准确无误，包装容器要有毒性药品专用标志，见图 11-2。必须严格执行生产工艺操作规程，在本单位药品检验人员的监督下准确投料，并建立完整的生产记录，保存 5 年备查。生产毒性药品过程中产生的废弃物，必须妥善处理，不得污染环境。

根据《药品管理法》规定，中药饮片应当按照国家药品标准炮制；国家药品标准没有规定的，应当按照省级药品监督管理部门制定的炮制规范炮制。省级药品监督管理部门制定的炮制规范应当报国务院药品监督管理部门备案。不符合国家药品标准或者不按照省级药品监督管理部门制定的炮制规范炮制的，不得出厂、销售。

凡加工炮制毒性中药，必须按照《中国药典》或省级药品监督管理部门制定的炮制规范的规定进行。药材符合药用要求，方可供应、配方和用于中成药生产。

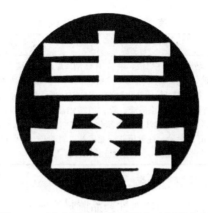

图 11-2 医疗用毒性药品标志（黑底白字）

三、毒性药品的经营和使用管理

毒性药品的收购、经营，由各级药品监督管理部门指定的药品经营企业负责，配方由零售药店、医疗机构负责。其他任何单位或个人均不得从事毒性药品的收购、经营和配方业务。收购、经营、加工、使用毒性药品的单位必须建立健全保管、验收、领发、核对等制度；严防收假、发错，严禁与其他药品混杂，做到划定仓间或仓位，专柜加锁并由专人保管。毒性药品的包装容器上必须印有毒药标志，在运输毒性药品的过程中，应当采取有效措施，防止发生事故。

科研和教学单位所需的毒性药品，必须持本单位的证明信，经单位所在地县级以上卫生行政部门批准后，供应部门方能发售。

医疗单位供应和调配毒性药品，必须凭执业医师签名的正式处方。零售药店供应和调配毒性药品，凭盖有医生所在的医疗单位公章的正式处方。每次处方剂量不得超过 2 日。

调配处方时必须认真负责，计量准确，按医嘱注明要求，并由配方人员及具有药师以上技术职称的复核人员签名盖章后方可发出。对处方未注明"生用"的毒性中药，应当付炮制品。如发现处方有疑问时，须经原处方医生重新审定后再行调配。处方一次有效，取药后处方保存 2 年备查。

四、主要法律责任

对违反《医疗用毒性药品管理办法》的规定，擅自生产、收购、经营毒性药品的单位或者个人，由县级以上药品监督管理部门没收其全部毒性药品，并处以警告或按非法所得的 5 至 10 倍罚款。情节严重、致人伤残或死亡，构成犯罪的，由司法机关依法追究其刑事责任。

第四节 其他特殊管理药品的管理

一、放射性药品的管理

（一）放射性药品的概念

放射性药品（radioactive pharmaceutical），是指用于临床诊断或治疗的放射性核素制剂或其标记药物，包括裂变制品、堆照制品、加速器制品、放射性同位素发生器及其配套药盒、放射免疫分析药盒等。

（二）放射性药品的品种

放射性药品的国家标准由国家药典委员会制定和修订。《中国药典》（2020 年版）共收载放射性药品 30 种，见表 11-7。

表 11-7   放射性药品品种

品种数	品种
30	碘 [^{125}I] 密封籽源、邻碘 [^{131}I] 马尿酸钠注射液、碘 [^{131}I] 化钠口服溶液、碘 [^{131}I] 化钠胶囊；锝 [^{99m}Tc] 甲氧异腈注射液、锝 [^{99m}Tc] 双半胱氨酸注射液、锝 [^{99m}Tc] 半胱乙酯注射液、高锝 [^{99m}Tc] 酸钠注射液、锝 [^{99m}Tc] 亚甲基二磷酸盐注射液、锝 [^{99m}Tc] 依替菲宁注射液、锝 [^{99m}Tc] 植酸盐注射液、锝 [^{99m}Tc] 喷替酸盐注射液、锝 [^{99m}Tc] 焦磷酸盐注射液、锝 [^{99m}Tc] 聚合白蛋白注射液、磷 [^{32}P] 酸钠盐口服溶液、磷 [^{32}P] 酸钠盐注射液、胶体磷 [^{32}P] 酸铬注射液；氙 [^{133}Xe] 注射液、枸橼酸镓 [^{67}Ga] 注射液、铬 [^{51}Gr] 酸钠注射液、氯化亚铊 [^{201}Tl] 注射液、氯化锶 [^{89}Sr] 注射液、氟 [^{18}F] 脱氧葡萄糖注射液、来昔决南钐 [^{153}Sm] 注射液、注射用亚锡亚甲基二磷酸盐、注射用亚锡依替菲宁、注射用亚锡喷替酸、注射用亚锡植酸钠、注射用亚锡焦磷酸钠、注射用亚锡聚合白蛋白

（三）放射性药品的生产、经营、包装、使用管理

国务院药品监督管理部门负责全国放射性药品监督管理工作。国务院国防科技工业主管部门依据职责负责与放射性药品有关的管理工作。国务院环境保护主管部门负责与放射性药品有关的辐射安全与防护的监督管理工作。

1. 放射性药品的生产、经营管理　国家根据需要，对放射性药品的生产企业实行合理布局。开办放射性药品生产、经营企业，必须具备《药品管理法》规定的条件，符合国家有关放射性同位素安全和防护的规定与标准，并履行环境影响评价文件的审批手续，开办放射性药品生产企业，经所在省级国防科技工业主管部门审查同意，所在省级药品监督管理部门审核批准后，由所在省级药品监督管理部门发给放射性药品生产企业许可证；开办放射性药品经营企业，经所在省级药品监督管理部门审核并征求所在省级国防科技工业主管部门意见后批准的，由所在省级药品监督管理部发给放射性药品经营企业许可证。无许可证的生产、经营企业，一律不准生产、销售放射性药品。放射性药品生产企业许可证、放射性药品经营企业许可证的有效期为 5 年。

放射性药品生产企业生产已有国家标准的放射性药品，必须经国务院药品监督管理部门征求国务院国防科技工业主管部门意见后审核批准，并发给批准文号。放射性药品生产、经营企业，必须配备与生产、经营放射性药品相适应的专业技术人员，具有安全、防护和废气、废物、废水处理等设施，并建立严格的质量管理制度；必须建立质量检验机构，严格实行生产全过程的质量控制和检验。产品出厂前，须经质量检验。符合国家药品标准的产品方可出厂，不符合标准的产品一律不准出厂。

2. 放射性药品的包装管理　放射性药品的包装必须安全实用，符合放射性药品质量要求，具有与放射性剂量相适应的防护装置。包装必须分内包装和外包装两部分，外包装必须贴有商标、标签、说明书和放射性药品标志（图 11-3），内包装必须贴有标签。标签必须注明药品品名、放射性比活度、装量。

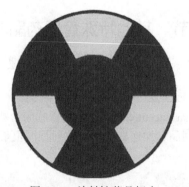

图 11-3   放射性药品标志

3. 放射性药品使用管理　医疗单位使用放射性药品，必须符合国家有关放射性同位素安全和防护的规定。所在地的省级药品监督管理部门，应当根据医疗单位核医疗技术人员的水平、设备

条件，核发相应等级的放射性药品使用许可证，许可证有效期为 5 年；无许可证的医疗单位不得临床使用放射性药品。持有放射性药品使用许可证的医疗单位，设置核医学科、室（同位素室），必须配备与其医疗任务相适应的并经核医学技术培训的技术人员；必须负责对使用的放射性药品进行临床质量检验，收集药品不良反应等项工作，并定期向所在地药品监督管理、卫生行政部门报告。由省级药品监督管理、卫生行政部门汇总后分别报国务院药品监督管理、卫生行政部门。放射性药品使用后的废物（包括患者排出物），必须按国家有关规定妥善处置。

二、药品类易制毒化学品的管理

（一）易制毒化学品

易制毒化学品分为三类，第一类是可以用于制毒的主要原料，第二类、第三类是可以用于制毒的化学配剂，具体品种见表 11-8。

表 11-8　易制毒化学品的分类和品种目录

分类	品种
第一类	1-苯基-2-丙酮、3,4-亚甲基二氧苯基-2-丙酮、胡椒醛、黄樟素、黄樟油、异黄樟素、N-乙酰邻氨基苯酸、邻氨基苯甲酸、麦角酸 *、麦角胺 *、麦角新碱 *、麻黄素 *、伪麻黄素 *、消旋麻黄素 *、去甲麻黄素 *、甲基麻黄素 *、麻黄浸膏 *、麻黄浸膏粉等麻黄素类物质 *、羟亚胺、1-苯基-2-溴-1-丙酮、3-氧-2-苯基丁腈、邻氯苯基环戊酮、N-苯乙基-4-哌啶酮、4-苯胺基-N-苯乙基哌啶、N-甲基-1-苯基-1-氯-2-丙胺
第二类	苯乙酸、醋酸酐、三氯甲烷、乙醚、哌啶、溴素、1-苯基-1-丙酮、α-苯乙酰乙酸甲酯、α-乙酰乙酰苯胺、3,4-亚甲基二氧苯基-2-丙酮缩水甘油酸、3,4-亚甲基二氧苯基-2-丙酮缩水甘油酯
第三类	甲苯、丙酮、甲基乙基酮、高锰酸钾、硫酸、盐酸、苯乙腈、γ-丁内酯

注：第一类、第二类所列物质可能存在的盐类，也纳入管制。带有 * 标记的品种为第一类中的药品类易制毒化学品，第一类中的药品类易制毒化学品包括原料药及其单方制剂。

（二）药品类易制毒化学品

1. 品种　药品类易制毒化学品包括《易制毒化学品管理条例》中所确定的麦角酸、麦角胺、麦角新碱和麻黄素类物质（麻黄素、伪麻黄素、消旋麻黄素、去甲麻黄素、甲基麻黄素、麻黄浸膏、麻黄浸膏粉）及可能存在的相应盐类。

2. 生产、经营许可　生产、经营药品类易制毒化学品，应当依照《易制毒化学品管理条例》和《药品类易制毒化学品管理办法》的规定取得药品类易制毒化学品生产、经营许可。生产药品类易制毒化学品中属于药品的品种，还应当依照《药品管理法》和相关规定取得药品批准文号。药品类易制毒化学品不得委托生产；特殊情况需要委托加工，须国务院药品监督管理部门批准。申请生产药品类易制毒化学品的，由省级药品监督管理部门审批。

药品类易制毒化学品的经营许可，国家药品监督管理局委托省级药品监督管理部门办理。药品类易制毒化学品单方制剂和小包装麻黄素，纳入麻醉药品销售渠道经营，仅能由麻醉药品全国性批发企业和区域性批发企业经销，不得零售。未实行药品批准文号管理的品种，纳入药品类易制毒化学品原料药渠道经营。

3. 购买许可　国家对药品类易制毒化学品实行购买许可制度。购买药品类易制毒化学品的，应当办理《药品类易制毒化学品购用证明》（以下称《购用证明》），药品类易制毒化学品生产企业自用药品类易制毒化学品原料药用于药品生产的，也应当按照《药品类易制毒化学品管理办法》规定办理《购用证明》。

《购用证明》由国家药品监督管理局统一印制，有效期为 3 个月。购买药品类易制毒化学品时必须使用《购用证明》原件，不得使用复印件、传真件。只能在有效期内一次使用，不得转借、转让。

豁免办理《购用证明》的情形：①医疗机构凭麻醉药品、第一类精神药品购用印鉴卡购买药品类易制毒化学品单方制剂和小包装麻黄素的；②麻醉药品全国性批发企业、区域性批发企业持麻醉药品调拨单购买小包装麻黄素以及单次购买麻黄素片剂 6 万片以下、注射剂 1.5 万支以下的；③按规定购买药品类易制毒化学品标准品、对照品的；④药品类易制毒化学品生产企业凭药品类易制毒化学品出口许可自营出口药品类易制毒化学品的。

4. 购销管理　药品类易制毒化学品生产企业应当将药品类易制毒化学品原料药销售给取得《购用证明》的药品生产企业、药品经营企业和外贸出口企业。

药品类易制毒化学品经营企业应当将药品类易制毒化学品原料药销售给本省（自治区、直辖市）行政区域内取得《购用证明》的单位。药品类易制毒化学品经营企业之间不得购销药品类制毒化学品原料药。

药品类易制毒化学品生产企业应当将药品类易制毒化学品单方制剂和小包装麻黄素销售给麻醉药品全国性批发企业。麻醉药品全国性批发企业、区域性批发企业应当按照《麻醉药品和精神药品管理条例》第三章规定的渠道销售药品类易制毒化学品单方制剂和小包装麻黄素。麻醉药品区域性批发企业之间不得购销药品类易制毒化学品单方制剂和小包装麻黄素。麻醉药品区域性批发企业之间因医疗急需等特殊情况需要调剂药品类易制毒化学品单方制剂的，应当在调剂后 2 日内将调剂情况分别报所在地省级药品监督管理部门备案。

药品类易制毒化学品生产企业、经营企业销售药品类易制毒化学品，应当逐一建立购买方档案；应当核查采购人员身份证明和相关购买许可证明，无误后方可销售，并保存核查记录。发货应当严格执行出库复核制度，认真核对实物与药品销售出库单是否相符，并确保将药品类易制毒化学品送达购买方药品生产许可证或者药品经营许可证所载明的地址或者医疗机构的药库。

药品类易制毒化学品禁止使用现金或者实物进行交易。

教学科研单位只能凭《购用证明》从麻醉药品全国性批发企业、区域性批发企业和药品类制毒化学品经营企业购买药品类易制毒化学品。

5. 安全管理　药品类易制毒化学品的使用（处方类型、处方用量等）及安全管理要求与麻醉药品和第一类精神药品管理要求基本相同。药品类易制毒化学品生产企业、经营企业、使用药品类易制毒化学品的药品生产企业和教学科研单位，应配备保障药品类易制毒化学品安全管理的设施，制定相应的管理制度；做到专库（柜）储存，实行双人双锁管理；入库双人验收，出库双人复核，做到账物相符；建立专用账册，专用账册保存至药品类易制毒化学品有效期满之后不少于 2 年。

三、生物制品批签发的管理

（一）生物制品批签发的概念及管理主体

生物制品批签发（以下简称批签发），是指国家药品监督管理局对获得上市许可的疫苗类制品、血液制品、用于血源筛查的体外诊断试剂及国家药品监督管理局规定的其他生物制品，在每批产品上市销售前或者进口时，经指定的批签发机构进行审核、检验，对符合要求的发给批签发证明的活动。未通过批签发的产品，不得上市销售或者进口。依法经国家药品监督管理局批准免予批签发的产品除外。

批签发申请人应当是持有药品批准证明文件的境内外药品上市许可持有人。境外药品上市许可持有人应当指定我国境内企业法人办理批签发证明。

国家药品监督管理局主管全国生物制品批签发工作，负责规定批签发品种范围，指定批签发机构，明确批签发工作要求，指导批签发工作的实施。省级药品监督管理部门负责本行政区域批签发申请人的监督管理、组织对本行政区域内批签发产品的现场检查等。

国家药品监督管理局指定的批签发机构负责批签发的受理、资料审核、样品检验等工作，并依法做出批签发决定。

（二）实施国家批签发的生物制品品种

已实施国家批签发的生物制品品种目录包括以下几种。

1. 疫苗制品共 57 个，其中细菌类疫苗 20 个，病毒类疫苗 37 个。

2. 血液制品 12 个，包括人血白蛋白、冻干静注人免疫球蛋白（pH4）、静注人免疫球蛋白（pH4）、冻干静注乙型肝炎人免疫球蛋白（pH4）、静注乙型肝炎人免疫球蛋白（pH4）、人免疫球蛋白、乙型肝炎人免疫球蛋白、狂犬病人免疫球蛋白、破伤风人免疫球蛋白、人凝血酶原复合物、人凝血因子Ⅷ、人纤维蛋白原。

3. 体外诊断试剂 9 个，包括梅毒快速血浆反应素诊断试剂、梅毒甲苯胺红不加热血清试验诊断试剂、梅毒螺旋体抗体诊断试剂盒（酶联免疫法）、乙型肝炎病毒表面抗原诊断试剂盒（酶联免疫法）、丙型肝炎病毒抗体诊断试剂盒（酶联免疫法）、人类免疫缺陷病毒抗体诊断试剂盒（酶联免疫法）、人类免疫缺陷病毒抗原抗体诊断试剂盒（酶联免疫法）、抗 A 血型定型试剂（单克隆抗体）、抗 B 血型定型试剂（单克隆抗体）。

（三）批签发的申请

1. 批签发首次申请建档 新批准上市的生物制品首次申请批签发前，批签发申请人应当在生物制品批签发管理系统内登记建档。登记时应当提交以下资料：①生物制品批签发品种登记表；②药品批准证明文件；③合法生产的相关文件。相关资料符合要求的，中国食品药品检定研究院（以下称中检院）应当在 10 日内完成所申请品种在生物制品批签发管理系统内的登记确认。登记信息发生变化时，批签发申请人应当及时在生物制品批签发管理系统内变更。

2. 批签发的申请概述 按照批签发管理的生物制品，批签发申请人在生产、检验完成后，应当在生物制品批签发管理系统内填写生物制品批签发申请表，并根据申请批签发产品的药品上市许可持有人所在地或者拟进口口岸所在地批签发机构设置情况，向相应属地的批签发机构申请批签发。

批签发申请人申请批签发时，应当提供以下证明性文件、资料及样品：①生物制品批签发申请表；②药品批准证明文件；③合法生产的相关文件；④上市后变更的批准或者备案文件；⑤质量授权人签字并加盖企业公章的批生产及检验记录摘要；⑥数量满足相应品种批签发检验要求的同批号产品，必要时提供与检验相关的中间产品、标准物质、试剂等材料；⑦生产管理负责人、质量管理负责人、质量授权人等关键人员变动情况的说明；⑧与产品质量相关的其他资料。

申请疫苗批签发的，还应当提交疫苗的生产工艺偏差、质量差异、生产过程中的故障和事故以及采取措施的记录清单和对疫苗质量影响的评估结论；可能影响疫苗质量的，还应当提交偏差报告，包括偏差描述、处理措施、风险评估结论、已采取或者计划采取的纠正和预防措施等。对可能影响质量的重大偏差，应当提供所在地省（自治区、直辖市）药品监督管理部门的审核评估报告。预防、控制传染病疫情或者应对突发事件急需的疫苗，经国家药品监督管理局批准，免予批签发。进口疫苗类制品和血液制品应当同时提交生产企业所在国家或者地区的原产地证明及药品管理当局出具的批签发证明文件。进口产品在本国免予批签发的，应当提供免予批签发的证明性文件。相关证明性文件应当同时提供经公证的中文译本。相关证明性文件为复印件的，应当加盖企业公章。

批签发机构应当在 5 日内决定是否受理。同意受理的，出具批签发受理通知书；不予受理的，予以退回，发给不予受理通知书并说明理由。

对于国家疾病防控应急需要的生物制品，经国家药品监督管理局批准，企业在完成生产后即可向批签发机构申请同步批签发。在批签发机构作出批签发合格结论前，批签发申请人应当将批签发申请资料补充完整并提交批签发机构。

（四）审核、检验、检查与签发

疫苗批签发应当逐批进行资料审核和抽样检验，其他生物制品批签发可以采取资料审核的方式，也可以采取资料审核和样品检验相结合的方式进行，并可根据需要进行现场核实。

1. 资料审核　资料审核的内容包括：①申请资料内容是否符合要求；②生产用原辅材料、菌种、毒种、细胞等是否与国家药品监督管理局批准的一致；③生产工艺和过程控制是否与国家药品监督管理局批准的一致并符合国家药品标准要求；④产品原液、半成品和成品的检验项目、检验方法和结果是否符合国家药品标准和药品注册标准的要求；⑤产品关键质量指标趋势分析是否存在异常；⑥产品包装、标签及说明书是否与国家药品监督管理局核准的内容一致；⑦生产工艺偏差等对产品质量影响的风险评估报告；⑧其他需要审核的项目。

2. 检验　有下列情形之一的，产品应当按照注册标准进行全部项目检验，至少连续生产的三批产品批签发合格后，方可进行部分项目检验：①批签发申请人新获国家药品监督管理局批准上市的产品；②生产场地发生变更并经批准的；③生产工艺发生重大变更并经批准的；④产品连续两年未申请批签发的；⑤因违反相关法律法规被责令停产后经批准恢复生产的；⑥有信息提示相应产品的质量或者质量控制可能存在潜在风险的。

3. 现场检查　有下列情形之一的，批签发机构应当通报批签发申请人所在地和生产场地所在地省级药品监督管理部门，提出现场检查建议，并抄报国家药品监督管理局：①无菌检验不合格的；②效力等有效性指标连续两批检验不合格的；③资料审核提示产品生产质量控制可能存在严重问题的，或者生产工艺偏差、质量差异、生产过程中的故障和事故需进一步核查的；④批签发申请资料或者样品可能存在真实性问题的；⑤其他提示产品存在重大质量风险的情形。在上述问题调查处理期间，对批签发申请人相应品种可以暂停受理或者签发。进口生物制品批签发中发现上述情形的，批签发机构应当报告国家药品监督管理局，并提出现场检查等相关建议。

4. 签发　批签发机构根据资料审核、样品检验或者现场检查等结果做出批签发结论。符合要求的，签发生物制品批签发证明，加盖批签发专用章，发给批签发申请人。批签发机构签发的批签发电子证明与印制的批签发证明具有同等法律效力。按照批签发管理的生物制品在销售时，应当出具加盖企业印章的该批产品的生物制品批签发证明复印件或者电子文件。

本 章 小 结

本章详细介绍了特殊管理药品的概念及其特殊性，麻醉药品、精神药品、医疗用毒性药品的概念、分类、品种及其生产、经营、使用、储存等环节的管理规定；简要介绍了放射性药品、药品类易制毒化学品和生物制品批签发的管理。

1. 特殊管理药品，是指根据国家法律法规对其种植、研制、生产、经营、使用、储存和运输等全过程实行比其他药品更为严格的监督管理的药品。我国《药品管理法》中指出，疫苗、血液制品、麻醉药品、精神药品、医疗用毒性药品、放射性药品、药品类易制毒化学品等是国家实行特殊管理的药品；其中国务院对麻醉药品、精神药品、医疗用毒性药品、放射性药品、药品类易制毒化学品等有其他特殊管理规定的，依照其规定。特殊管理药品本身具有重要的医疗和科学价值，在防治疾病、维护公众健康等方面起着积极的作用，但由于其具有独特的毒副作用，若管理、使用不当将危害使用者的身心健康，造成严重的公共卫生和社会问题。

2. 麻醉药品和精神药品，是指列入麻醉药品和精神药品目录的药品和其他物质。精神药品，根据对人体产生依赖性和危害健康的程度，分为第一类精神药品和第二类精神药品。

3. 国家对麻醉药品和精神药品实行定点生产、定点经营制度；医疗机构使用麻醉药品和第一类精神药品须取得印鉴卡，处方的开具、调剂、保存等应符合《处方管理办法》的规定。

4. 医疗用毒性药品，是指毒性剧烈、治疗剂量与中毒剂量相近，使用不当会致人中毒或死亡的药品。

5. 药品类易制毒化学品，是指《易制毒化学品管理条例》中所确定的麦角酸、麦角胺、麦角新碱和麻黄素类物质（麻黄素、伪麻黄素、消旋麻黄素、去甲麻黄素、甲基麻黄素、麻黄浸膏、麻黄浸膏粉）及可能存在的相应盐类。

6. 生物制品批签发，是指国家药品监督管理局对获得上市许可的疫苗类制品、血液制品、用于血源筛查的体外诊断试剂及国家药品监督管理局规定的其他生物制品，在每批产品上市销售前或者进口时，经指定的批签发机构进行审核、检验，对符合要求的发给批签发证明的活动。未通过批签发的产品，不得上市销售或者进口。

思　考　题

1. 什么是特殊管理药品？为何需要对其实行特殊管理？

2. 在医疗机构，医生开具麻醉药品和第一类精神药品时单张处方的最大用量是如何规定的？

3. 精神药品分为几类？阐述分类的依据和各类的特点。

4. 麻醉药品和精神药品实行"五专"管理，请阐述"五专"的具体内容。

5. 什么是医疗用毒性药品？

（罗宏丽）

第十二章　中药管理

学习目标

1. 掌握：中药的基本概念，中药品种保护的等级划分、保护措施和国家重点保护野生药材物种名录及管理规定。

2. 熟悉：中药材GAP的概念、制定原则、修订思路、实施意义及主体框架并深入了解其章节内容，对其整体有自己的思考和理解。

3. 了解：西部野生药材资源现状和国家关于加强野生中药材品种的保护及采取保护性发展所做出的努力。

【引导案例】

2022年，某区药品监督管理局在4月19日收到该区食品药品检验所的《检验报告》，该报告表明：A公司抽样标示生产单位为B公司生产的冠脉宁胶囊，经检验发现按《中国药典》（2015年版）第一增补本及国家药品监督管理局标准，薄层色谱未检出与丹参对照药材和丹参酮ⅡA对照品相应的斑点，而《中国药典》规定为"薄层色谱应检出与丹参对照药材和丹参酮ⅡA对照品相应的斑点"，这与标准不符合。经调查，A公司当事人经营该药品前，按相关规定走正确的流程并提供了相关证据文件，A公司当事人从供应商B公司购进上述冠脉宁胶囊400盒，共卖出300盒。在A公司当事人确认召回程序结束后，召回及库存的该药品共223盒，实际销售177盒共获利722.16元。该区药品监督管理局认为，当事人上述行为违反了《药品管理法》第九十八条第三款第七项的规定，该药品依法认定为劣药，当事人行为为销售劣药。依据《中华人民共和国行政处罚法》第二十八条和《中华人民共和国药品管理法实施条例》第七十五条的规定，责令当事人立即改正上述违法行为，并给予以下行政处罚：

1. 没收上述库存及召回的冠脉宁胶囊（批号20201004）223盒；
2. 没收销售上述药品违法所得柒佰贰拾贰元壹角陆分（￥722.16）。

【案件剖析】

随着国家大力发展中医药行业，我国的中药产量出现了供不应求的问题，这就导致市场上出现了大量不符合《中国药典》（2020年版）规范的中药饮片，中药质量严重下降，这也间接导致了市面上出现大量中药制品的劣药。中药材GAP是《中药材生产质量管理规范》的简称，最早由国家药品监督管理局于2002年4月17日颁布试行版，同年6月1日实施，是规范中药材生产，保证中药材质量，促进中药材标准化、现代化的基本准则。2022年，我国现行发布实施了《中药材生产质量管理规范》，GAP是从保证中药材质量出发，控制影响药材生产质量的各种因子，规范药材生产各环节乃至全过程，以保证中药材的真实、安全、有效和质量稳定，是中药材生产和质量管理的基本准则，也是中药材规范化生产和质量管理的基本要求。《国家药监局 农业农村部 国家林草局 国家中医药局关于发布〈中药材生产质量管理规范〉的公告》（2022年第22号）提出了"延伸检查"。并且"延伸检查"对象是应当使用或者标示使用符合GAP要求中药材的中药生产企业。延伸检查的主要目的是检查中药材生产企业及其基地的管理是否符合GAP的要求。所以，2022年施行的GAP有助于保证中药质量，提高中药的地位与声誉，创立品牌，是我国实现中药现代化的必由之路，从而保证中药材质量达到"安全、有效、稳定、可控"的要求。

思考题：

1. 中药材GAP的实施有什么重要意义？

2. 中药材 GAP 的主要内容包括什么?

3. 中药材 GAP 中 "延伸检查" 有什么重要意义?

第一节　中药管理概述

一、中药的概念及分类

（一）中药的概念

中药是按中医药学理论体系的术语表述药物的性能、功效和使用规律,并在该理论指导下用于防治疾病和医疗保健的药物。民族药在管理上参照中药管理的相关规定执行,因此,在本书中将民族药归为中药的范畴。

中医药理论体系是我国劳动人民在几千年与疾病做斗争中逐步形成并不断丰富发展的智慧结晶,中药的功能主治与使用规律具有独特的术语表达形式。药性表达有四气五味、升降浮沉、归经;药效表述有解表、凉血、平肝、清热解毒、软坚散结、活血化瘀等;药物配伍有君臣佐使、七情配伍、十八反、十九畏等。

（二）中药的分类

中药可以按药物功能分为解毒药、清热药、理气药、活血化瘀药等;也可按药用部分分为根类、叶类、花类、皮类等;也可按有效成分分为含生物碱中药、含挥发油中药、含苷类中药等;还可按监管分为中药材、中药饮片、中成药和民族药。以下为按监管分类进行具体介绍。

1. 中药材　指药用植物、动物、矿物等的药用部分采收后经产地初加工炮制形成的、符合药品标准的、用于制作中药饮片的原料药材。未按炮制要求进行处理的药用植物、动物、矿物等原药材,不能称为药品概念下的中药材。

2. 中药饮片　指中药材经过炮制后可直接用于中医临床或制剂生产使用的处方药品。即中药材通过净制、切制或炮制,制成一定规格、直接供配方、制剂使用的加工药材。

3. 中成药　指以中医处方为依据,以中药材或中药饮片为原料,由药品生产企业按照规定的生产工艺和质量标准批量生产的,具有一定规格、剂型、用法用量的药品。

原药材、中药材和中药饮片虽有各自的界定范围,但并没有绝对的界限,存在互相交叉情况。有些原药材如蒲黄、菊花、枸杞、全蝎,它们只要经原产地净制后即可直接用于调配、制剂,既符合中药材和中药饮片的定义,也符合原药材的特征。界定原药材、中药材、中药饮片的关键在于药品流通领域环节,凡是作为药品用途进入药品流通领域,都应作为中药进行管理。既是原药材又是中药材的按中药材监管;既是中药材又是中药饮片的按中药饮片监管;既是原药材又是中药材、中药饮片的按中药饮片管理。对于最终作为药品用途,但未达到药品标准,未进入药品流通环节的,应按原药材即农副产品进行管理。

4. 民族药　指以本民族传统医药理论和实践为指导,用于防病治病和医疗保健的植物、动物及矿物类药物,还包括少数民族习用天然药物。例如,藏药的 "六味" "八性" "十七效",蒙药的 "五元" "六味" "八性" "十七效",傣药的 "人塔" 等理论。民族药主要代表有藏药、蒙药、维药、傣药、壮药等,具有鲜明的地域性和民族特色。

四川、重庆、云南、贵州、西藏、广西、陕西、青海、甘肃、宁夏、新疆、内蒙古 12 个省(自治区、直辖市),是我国少数民族人口分布最多的地区,全国 55 个少数民族人口(1.06 亿人)中,有 50 个集中分布在上述 12 个地区,少数民族人口占全国少数民族人口的 72%,包括蒙古族、回族、藏族、维吾尔族、苗族、彝族、壮族等。民族药是我国少数民族在长期历史变迁中孕育的灿烂的医药文化,具有民族性、地域性、多元性和原生态性,是我国医药体系的重要组成部分。

（三）中药的品种

2020 年出版的《中药大辞典》收载品种为 5767 种，而 1984~1995 年全国药材资源普查，有药用价值的原药材品种有 12 807 种，其中药用植物 11 146 种，药用动物 1581 种，药用矿物 80 种。全国用于饮片和中成药的中药材有 1000~1200 种，其中野生中药材种类约占 80%，栽培药材种类约占 20%；植物类药材有 800~900 种，约占 90%，动物类药材有 100 多种，矿物类药材有 70~80 种。另据国家卫生行政部门统计，目前中药剂型已达 40 多种，市售中成药有 8500 多种。

2016 年出版的《中国民族药辞典》共收载各民族使用传统药物的总数为 7736 种，其中植物类占 7022 种，动物类占 551 种，矿物类占 163 种，有 657 种民族药与《中药大辞典》收载的品种基源相同。收载藏药 3105 种左右，蒙药 1234 种，维药 600 余种，傣药 1200 种，壮药 709 种，瑶药 1230 种。目前，国家药品标准共收载民族药 1220 种（单味药和成方制剂），其中《卫生部药品标准》（藏、蒙、维药分册）共收载民族药 740 种；地方标准上升为国家标准民族药共 435 种。

二、中药管理现状

中药管理是我国药事管理的重要组成部分，其核心内容是保证和提高药品质量，维护人民身体健康。由于中药与西药所运用的医药理论是两套独立的体系，因此中药管理具有独特性。中医药事业一直得到党和国家的高度重视，国家制定出台了一系列扶持、保护和促进中医药事业发展的方针政策，如《中华人民共和国中医药条例》、《中华人民共和国中医药法》、《中共中央 国务院关于促进中医药传承创新发展的意见》（2019 年 10 月 20 日）、《关于加快中医药特色发展若干政策措施》（国办发〔2021〕3 号）、《"十四五"中医药发展规划》（国办发〔2022〕5 号）、《中医药发展战略规划纲要》（2016—2030 年），为中药管理提供法律法规政策保障。国务院发布或修订《药品管理法》《中药品种保护条例》《药品注册管理办法》等与中药管理相关的法律规范部（件），已建立涉及政、产、学、研、用的中药监管体系及配套法律法规体系。

（一）中药注册管理

中药注册管理依据的是《药品注册管理办法》（2020 年版），为突出中药优势，充分考虑中药特点，这次修订的《药品注册管理办法》明确了国家鼓励运用现代科学技术和传统研究方法研制中药，建立和完善中药特点的注册分类和技术评价体系，促进中药传承创新，同时注重对中药资源的保护，促进资源可持续利用。《药品注册管理办法》规定药品注册按照中药、化学药和生物制品等进行分类注册管理。中药注册按照中药创新药、中药改良型新药、古代经典名方中药复方制剂、同名同方药等进行分类。中药、化学药和生物制品等药品的细化分类和相应的申报资料要求，由国家药品监督管理局根据注册药品的产品特性、创新程度和审评管理需要组织制定，并向社会公布。到目前为止，仍在使用 2008 年的《中药注册管理补充规定》，《中药注册管理补充规定》进一步明确了中药研制必须以中医药理论为指导，质量方面强调药材基原、产地、关键工艺等的重要性，突出中药复方制剂在中医治病中的整体观及辨证施治的特点，鼓励创新和扶持民族医药等。国外植物药注册也有相类似的法律文件，如欧盟《传统植物药注册程序指令》和美国《植物药产品工业指南》的实施。我国中药的注册管理从初始的学习与借鉴逐渐发展到现在的吸收与融合，已形成比较完善的中药注册管理体系。后续，将会在《药品注册管理办法》的基础上制定中药注册管理的专门规定，更好地促进中药产业高质量发展。

（二）中药标准管理

《中国药典》是国家保证药品质量、维护公众利益的重要法典，是药品生产、经营、使用、检验和监督管理部门共同遵循的法定依据，是国家药品标准体系的核心。我国 1953~2020 年间共编印发布了 11 版药典。现行版为 2020 年版《中国药典》，共收载品种 5911 种。此药典分为四部，其中第一部收载中药，共收载中药品种 2711 种。除药典标准外，还有国家药品监督管理局颁布的

《国家中成药标准汇编》的"局标";1992 年,卫生部颁布的《卫生部药品标准》中药材第一册、《卫生部药品标准》中药成制剂、《全国中药炮制规范》等"部标";国家卫生部门发布的单篇标准、国家药品监督管理部门颁布的未收录成册的单篇标准,包括"试行"标准、"转正"标准、药典业发函及修订批件等"单篇"标准;以及《西藏自治区藏药材标准》(2013 年)、《四川省中药材标准》(2023 年)、《云南省中药材标准》(2005 年)、《贵州省中药、民族药饮片标准》(2019 年)等"地方标准",这些标准为中药管理提供科学的尺度与依据。

由中国专家担任项目负责人主持制定的《中医药-中草药重金属限量》国际标准,于 2015 年 8 月 1 日在国际标准化组织(ISO)网站上公布出版。该标准是继《中医药——人参种子种苗——第一部分:亚洲人参》后,由我国主导制定的第二个中药相关国际标准,也是国际标准化组织/中医药技术委员会(ISO/TC249)发布的第三个中医药国际标准。标准的发布将有助于提高中药材质量、促进中药产业规范化、打破中药材重金属含量国际贸易壁垒,促进中药走向国际市场。

(三)中药生产管理

中药生产管理包括中药材种植、中药饮片生产、中成药生产、医疗机构中药生产、配制等方面的管理。在 2022 年 3 月 17 日国家药品监督管理局(NMPA)、农业农村部、国家林草局、国家中医药局联合发布了《中药材生产质量管理规范》的公告。我国中药材 GAP 制度将在原来实行的基础上积极推进,响应"十四五"发展规划提高中药产业高质量发展,提升中药产业发展水平,健全中药材种植、养殖、仓储、物流初加工规范标准体系,鼓励中药材产业化、商品化和适度规模化发展,推进中药材规范化种植、养殖,鼓励创建以中药材为主的优势特色产业集群,以中药材为主导的农业产业强镇。

《药品生产质量管理规范》(2010 年修订)中药饮片附录(简称:中药饮片 GMP 附录),于 2014 年 7 月 1 日正式实施,填补了我国 GMP 关于中药饮片生产管理的空白。该附录在体例上与已制定的其他附录相同,分为范围、原则、人员、厂房与设施、设备、物料和产品、确认与验证、文件管理、生产管理、质量管理、术语等 11 章共 56 条,共计约 4000 字,使中药饮片生产管理和质量控制有规可依,有助于整体提升中药饮片生产质量管理水平。

(四)中药流通使用管理

2007 年 3 月,国家中医药管理局会同卫生部制定下发了《医院中药饮片管理规范》,对各级各类医院中药饮片的采购、验收、保管、调剂、临方炮制、煎煮及人员管理作了详细的规定。这是提高中药饮片质量,促进合理用药和用药安全的有力保障。2000 年 1 月 1 日实施的《处方药与非处方药分类管理办法》(试行),提出药品分类管理工作的指导思想即是以保障公众用药安全、有效为目的,严格处方药管理,规范非处方药管理。2015 年 10 月 29 日,全国中药标准化技术委员会和国家中医药管理局联合发布了《中药方剂编码规则及编码》《中药编码规则及编码》《中药在供应链管理中的编码与表示》3 项中医药国家标准,标志着全国将实施统一的中药、中药方剂、中药供应链编码体系。这 3 项标准于 2015 年 12 月 1 日起实施,将推动全国实现中药方剂、中药名称、品种及其规格"一名、一方、一物、一码","以方统药",可以有效避免"同方异名""异方同名""同物异名""异物同名"混淆的现象,防止中药材、中药饮片以假充真、以劣充优,使鱼目混珠的中医药市场得到净化。

(五)其他关于中药的相关规定

《药品管理法》《药品管理法实施条例》《药品经营质量管理规范》《药品经营许可证管理办法》及一些部门规章对中药的管理提出了相应的要求。

1. 中药材方面 国家保护野生药材资源和中药品种,鼓励培育道地中药材,在中国境内上市的药品,应当经国务院药品监督管理部门批准,取得药品注册证书;但是,未实施审批管理的中药材和中药饮片除外。实施审批管理的中药材、中药饮片品种目录由国务院药品监督管理部门会同国务院中医药主管部门制定。药品经营企业销售中药材，应当标明产地。新发现和从国外引种的药材必须经国家药品监督管理部门审核批准后，方可销售。城乡集市贸易市场可以出售除国家另行规定外的中药材，限制销售的中药材包括罂粟壳、27 种毒性中药材和 42 种国家重点保护的野生动植物药材品种。发运中药材必须有包装。每件包装上，必须注明品名、产地、日期、调出单位，并附有质量合格的标志。中药材种植、采集和饲养的管理，依照有关法律、法规的规定执行。

2. 中药饮片方面 中药饮片应当按照国家药品标准炮制；国家药品标准没有规定的，应当按照省（自治区、直辖市）人民政府药品监督管理部门制定的炮制规范炮制。省（自治区、直辖市）人民政府药品监督管理部门制定的炮制规范应当报国务院药品监督管理部门备案。不符合国家药品标准或者不按照省（自治区、直辖市）人民政府药品监督管理部门制定的炮制规范炮制的，不得出厂、销售。中药饮片的标签必须注明品名、规格、产地、生产企业、产品批号、生产日期，实施批准文号管理的中药饮片还必须注明药品批准文号。中药饮片生产企业履行药品上市许可持有人的相关义务，对中药饮片生产、销售实行全过程管理，建立中药饮片追溯体系，保证中药饮片安全、有效、可追溯。生产、销售的中药饮片不符合药品标准，尚不影响安全性、有效性的，责令限期改正，给予警告；可以处十万元以上五十万元以下的罚款。国家药品监督管理部门对毒性中药材的饮片，实行统一规划，合理布局，定点生产。

三、我国中药行业发展规划

《中华人民共和国中医药法》《中共中央　国务院关于促进中医药传承创新发展的意见》（2019年 10 月 20 日）《国务院办公厅印发关于加快中医药特色发展若干政策措施的通知》（国办发〔2021〕3 号）《"十四五"中医药发展规划》（国办发〔2022〕5 号）都从总体上明确了我国中医药发展政策。国家对中药行业发展的总体方针是保护与扶持，中西药并重。发展的原则是继承、发扬与创新相结合。西部各省（自治区、直辖市）也制定了相应的行业发展条例，如《甘肃省中医药条例》《广西壮族自治区中医药条例》《贵州省中医药条例》《内蒙古自治区蒙医药中医药条例》《宁夏回族自治区发展中医中药条例》《青海省中医药条例》《四川省中医药条例》《云南省中医药条例》等，提出了本地区的中药（包括民族药）发展方针政策。

（一）《中华人民共和国中医药法》

为继承和弘扬中医药，保障和促进中医药事业发展，保护人民健康，2016 年 12 月 25 日，第十二届全国人民代表大会常务委员会第二十五次会议通过了《中华人民共和国中医药法》（以下简称《中医药法》），自 2017 年 7 月 1 日起施行。这是我国第一部全面、系统体现中医药特点的综合性法律。《中医药法》以保护、扶持、发展中医药为宗旨，着眼继承和弘扬中医药，强化政策支持与保障，坚持规范与扶持并重，注重体制机制和制度创新，在很大程度上解决了制约中医药发展的重点、难点问题，有利于促进中医药的继承和发展，有利于建设中国特色医药卫生制度、推进健康中国建设，有利于充分发挥中医药在经济社会中的重要作用，有利于保持我国作为传统医药大国在世界传统医药发展中的领先地位。

（二）《中共中央　国务院关于促进中医药传承创新发展的意见》（2019 年 10 月 20 日）

为贯彻落实《中共中央　国务院关于促进中医药传承创新发展的意见》，推进中药材规范化生产，加强中药材质量控制，促进中药高质量发展，依据《药品管理法》《中医药法》，2022 年 3月 17 日，国家药监局、农业农村部、国家林草局、国家中医药局四部门联合发布《中药材质量管理规范》的公告（2022 年第 22 号）。首次引入"六统一"，围绕"写我要做，做我所写，记我所做"的流程来加强道地药材良种繁育基地和生产基地建设，制定中药材采收、产地初加工、生态种植、野生抚育、仿野生栽培技术规范，推进中药材规范化种植，鼓励发展中药材种植专业合作社和联合社。引导医疗机构、制药企业、中药饮片厂采购有质量保证、可溯源的中药材。深入实施中药标准化项目，加强中药材质量安全风险评估与风险监测，促进快速检测装备研发和技术创新，建设第三方检测平台。

（三）《国务院办公厅印发关于加快中医药特色发展若干政策措施的通知》（国办发〔2021〕3号）

为遵循中医药发展规律，更好发挥中医药特色和比较优势，推动中医药和西医药相互补充、协调发展。国务院办公厅于2021年1月22日印发《关于加快中医药特色发展若干政策措施》，措施中强调，要夯实中医药人才基础，提高中医药教育整体水平，坚持发展中医药师承教育，加强中医药人才评价和激励。要提高中药产业发展活力，优化中药审评审批管理，完善中药分类注册管理。要提高中医药发展效益，完善中医药服务价格政策，健全中医药医保管理措施，合理开展中医非基本服务。要营造中医药发展良好环境，加强中医药知识产权保护，优化中医药科技管理，加强中医药文化传播，提高中医药法治化水平，加强对中医药工作的组织领导。

（四）《"十四五"中医药发展规划》（国办发〔2022〕5号）

为增强中医药健康服务能力，使中医药高质量发展政策和体系进一步完善和中医药振兴发展取得积极成效，国务院在2022年3月3日印发了《"十四五"中医药发展规划》。本规划中提到推动中药产业高质量发展相关内容，强调要提升中药产业发展水平并发展少数民族医药。加强少数民族医疗机构建设，提高民族地区基层医疗卫生机构少数民族医药服务能力。鼓励和扶持少数民族医药院校教育、师承教育和继续教育。加大对少数民族医药的传承保护力度，持续开展少数民族医药文献抢救整理工作，推动理论创新和技术创新。在科技创新2030——重大项目、重点研发计划等国家科技计划中加大对中医药科技创新的支持力度。深化中医原创理论、中药作用机制等重大科学问题研究。

（五）《中医药发展战略规划纲要（2016—2030年）》

为促进中医药事业健康发展和我国未来十五年的中医药发展方向和工作重点，国务院于2016年2月22日发布《中医药发展战略规划纲要（2016—2030年）》。本纲要提出要坚持中西医并重，落实中医药与西医药的平等地位，遵循中医药发展规律，以推进继承创新为主题，以提高中医药发展水平为中心，以完善符合中医药特点的管理体制和政策机制为重点；着力推进中医药创新、全面提升中药产业发展水平、加强中药资源保护利用。同时为鼓励和引导中药新药的研发创新，中共中央办公厅、国务院办公厅还印发了《关于深化审评审批制度改革鼓励药品医疗器械创新的意见》，明确提出支持中药创新的思路和举措。重视中药注册管理工作，遵循中医药研究规律，有力促进了中药研发创新，2018年发布的《古代经典名方中药复方制剂简化注册审批管理规定》，简化经典名方制剂注册审批，有力促进了传承和发展中医药事业。

第二节 中药材生产质量管理

一、《中药材生产质量管理规范》概述

《中药材生产质量管理规范（试行）》于2002年3月18日由国家药品监督管理局发布，2022年3月17日，国家药品监督管理局联合农业农村部、国家林业和草原局、国家中医药管理局发布了《中药材生产质量管理规范》及其公告。GAP是中药材生产企业规范化生产的技术指导原则，是中药生产企业供应商质量审核的技术标准，也是药品监督管理部门GAP延伸检查的技术依据。

（一）《中药材生产质量管理规范》的概念

GAP是从保证中药材质量出发，控制影响药材生产质量的各种因子，规范药材生产各环节乃至全过程，以保证中药材的真实、安全、有效和质量稳定。GAP是中药材生产和质量管理的基本准则，此规范是中药材规范化生产和质量管理的基本要求，适用于中药材生产企业（以下简称企

业）采用种植（含生态种植、野生抚育和仿野生栽培）、养殖方式规范生产中药材的全过程管理、野生中药材的采收加工。

GAP 的制定虽然是针对中药材生产质量管理，但药材来源于药用动、植物，因此 GAP 的一大部分内容是针对生活的药用植物、药用动物及其赖以生存的环境而制定的，其中包括人类的干预如引种、驯化、栽培、饲养、野生药用植动物的抚育等。GAP 既适用于栽培、饲养的物种，也适用于野生物种和外来物种。

（二）《中药材生产质量管理规范》制定的原则

1. 以质量为核心 GAP 内容广泛、复杂，涉及药学、生物学、农学及管理科学，是一个复杂的系统工程，但 GAP 的核心是"规范生产过程以保证药材质量的稳定、可控"，因此各条款均是紧紧围绕药材质量及可能影响药材质量的内在因素（如种质资源）和外在因素（如环境、生产技术等）的调控而制定。

2. 经验与实践相统一 GAP 的制定既要认真汲取国外先进经验，尽量与国际接轨，又必须与中国实际情况相结合。例如，欧盟 GAP 禁用人的排泄物作肥料，我国则允许使用农家肥，但强调"应充分腐熟，达到无害化卫生标准"；欧盟 GAP 仅包括药用植物和芳香植物，我国 GAP 概念涵盖的不仅是栽培的药用植物，还包括药用动物及野生的药用植物和动物。

3. 继承与发扬相结合 既要保持中国传统医药特色，如强调道地药材和传统的栽培技术和加工方法等；又提出继承不拘泥于传统，在保证质量的前提下，学习世界先进生产技术和管理经验。

4. 以安全、有效为前提 药材是防病治病的重要物质基础，选用新技术、新工艺，吸取新品种一定要符合安全、有效的原则。生物技术、转基因品种的应用要经过认真鉴定和安全性评价。

（三）《中药材生产质量管理规范》的修订思路

1. 坚持风险管控理念，突出关键环节的重点管理 中药材生产涉及多个环节，企业只有抓关键环节，才能合理地控制生产、管理成本。GAP 坚持关键环节风险管控理念，明确提出企业应当"明确影响中药材质量的关键环节""实现关键环节的现场指导、监督和记录"，并首次引入"六统一"概念，同时还首次提出要保证中药材生产全过程关键环节可追溯。

2. 强调高标准严要求，兼顾生产实际降低生产成本 中药高质量发展是中医药健康持续发展的基础和保证。促进中药高质量发展，提升中药材质量是关键。GAP 强调，对影响中药材质量的重大关键环节如产地、种质、产地加工等，应高标准严要求，以促进中药材质量稳步提升。同时，为提升标准可行性，GAP 对受技术或经济条件限制实际难以实现的生产管理环节作出调整，以降低企业建设规范化中药材生产基地的成本，提升企业实践新标准的积极性。

3. 立足中医药特色，鼓励采用适宜的新技术新方法 GAP 充分体现了传承和创新的中医药发展路径。在生产基地选址方面，GAP 明确提出，"一般应当选址于道地产区"，但考虑到有些药材的道地产区存在争议，又补充规定可在非道地产区选址，但"应当提供充分文献或者科学数据证明其适宜性"。

（四）实施《中药材生产质量管理规范》的意义

1. 是实现中药现代化的必由之路 实施和推进 GAP 有助于保证中药质量，提高中药的地位与声誉，创立品牌，是我国实现中药现代化的必由之路。

2. 是推进中药现代化产业的战略出发点 实施 GAP 抓住了中药产业的源头，把 GAP 基地建成中药饮片、中成药工业企业的"第一车间"和中药材经营公司的"第一分公司"，通过企业实施 GAP 赋予传统药材的现代内涵，从而保证中药材质量达到"安全、有效、稳定、可控"的要求。

3. 是中药国际化的迫切需要 医药行业中，有希望取得竞争优势的产品是中药，特别是中成药和中药保健品。但是由于中药生产没有实现规范化，难以被国际社会所接受，只有实施 GAP，中药材才能被国际社会与国际市场所接受。

4. 是中药产业可持续发展的客观要求　通过科学地建设 GAP 基地，改变落后、分散的药材生产（采集）方式，充分利用不同地区的地理、气候和资源条件，合理发展药材生产，从而保护野生植物药材资源和生态环境，促进中药产业的可持续发展。

（五）GAP 框架

GAP 共十四章、一百四十四条，其内容涵盖了中药材生产的全过程，是中药材生产和质量管理的基本准则。适用于中药材生产企业生产中药材（含植物药及动物药）的全过程。其框架为：

第一章　总则	第二章　质量管理
第三章　机构与人员	第四章　设施、设备与工具
第五章　基地选址	第六章　种子种苗或其他繁殖材料
第七章　种植与养殖	第八章　采收与产地加工
第九章　包装、放行与储运	第十章　文件
第十一章　质量检验	第十二章　内审
第十三章　投诉、退货与召回	第十四章　附则

二、《中药材生产质量管理规范》主要内容

（一）质量管理

我国中药材生产组织模式较多，但最小生产单元多为农户，质量管理和风险管控偏弱。GAP 基地建设的质量管理主要包括 3 个方面的要求：一是明确影响中药材质量关键环节；二是开展质量风险评估；三是制定有效的生产管理、质量控制和预防措施。

（二）机构与人员

企业应当建立相应的生产和质量管理部门；生产管理负责人负责种子种苗或其他繁殖材料繁育、田间管理或者药用动物饲养、农业投入品使用、采收与加工、包装与储存等生产活动；质量管理负责人负责质量标准与技术规程制定及监督执行、检验和产品放行。企业应当配备足够数量并具有和岗位职责相对应资质的生产和质量管理人员。

（三）设施、设备与工具

企业应当配备必要的设施，包括种植或者养殖设施、产地加工设施、中药材储存仓库、包装设施等；选用与配置相应的生产设备、工具。

（四）基地选址

生产基地选址和建设应当符合国家和地方生态环境保护要求，企业应当根据种植或养殖中药材的生长发育习性和对环境条件的要求，制定产地和种植地块或者养殖场所的选址标准。

（五）种子种苗或其他繁殖材料

应明确包括种、亚种、变种或者变型、农家品种或者选育品种，明确生产基地使用种子种苗或其他繁殖材料的等级，并建立相应检测方法，用作繁殖材料的药用动物应当按国家要求实施检疫，引种后进行一定时间的隔离、观察确定适宜条件，保证质量可控应建立，保证繁殖的种子种苗或其他繁殖材料符合质量标准。使用列入《国家重点保护野生植物名录》的药用野生植物资源的，应当符合相关法律法规规定。

（六）种植与养殖

1. 种植　应当根据药用植物生长发育习性和对环境条件的要求等制定种植技术规程，根据种

植中药材营养需求特性和土壤肥力,科学制定肥料使用技术规程。防治病虫害等应当遵循"预防为主、综合防治"原则,优先采用生物、物理等绿色防控技术;制定突发性病虫害等的防治预案。

2. 养殖 应当根据药用动物生长发育习性和对环境条件的要求等制定养殖技术规程,根据药用动物生长、疾病发生等情况,及时实施养殖措施,及时建设、更新和维护药用动物生长、繁殖的养殖场所,及时调整养殖分区,并确保符合生物安全要求。

(七)采收与产地加工

1. 采收 应当制定种植、养殖、野生抚育或仿野生栽培中药材的采收与产地加工技术规程,明确采收的部位、采收过程中需除去的部分、采收规格等质量要求,采用适宜方法保存鲜用药材。

2. 产地加工 按照统一的产地加工技术规程开展产地加工管理,保证加工过程方法的一致性,避免品质下降或者外源污染。拣选、清洗、去除非药用部位、干燥或保鲜,以及其他特殊加工的流程和方法。涉及特殊加工要求的中药材,应根据传统加工方法,结合国家要求,制定相应的加工技术规程。毒性、易制毒、按麻醉药品管理中药材的采收和产地加工,应当符合国家有关规定。

(八)包装、放行与储运

1. 包装 包装材料应当符合国家相关标准和药材特点,采用可较好保持中药材质量稳定的包装方法,有清晰标签,不易脱落或者损坏,确保包装操作不影响中药材质量,防止混淆和差错。

2. 放行 对每批药材进行质量评价,审核生产、检验等相关记录;由质量管理负责人签名批准放行,确保每批中药材生产、检验符合标准和技术规程要求;不合格药材应当单独处理,并有记录。

3. 储运 分区存放中药材,保证储存所需要的条件,建立中药材储存定期检查制度,有产品发运的记录,按技术规程要求开展养护工作,并由专业人员实施。

(九)文件

建立文件管理系统,全过程关键环节记录完整,制定规程,规范文件的起草、修订、变更、审核、批准、替换或撤销、保存和存档、发放和使用。记录保存至该批中药材销售后至少3年。

(十)质量检验

建立质量控制系统,包括相应的组织机构、文件系统及取样、检验等,确保中药材质量符合要求。对繁育并在生产基地使用的种子种苗或其他繁殖材料、生产的中药材实行按批检验。用于检验用的中药材、种子种苗或其他繁殖材料,应当按批取样和留样。

(十一)内审

定期组织对本规范实施情况的内审,对影响中药材质量的关键数据定期进行趋势分析和风险评估,确认是否符合本规范要求,采取必要改进措施对质量管理、机构与人员、设施设备与工具、生产基地、种子种苗或其他繁殖材料、种植与养殖、采收与产地加工、包装放行与储运、文件、质量检验等项目进行检查。

(十二)投诉、退货与召回

建立标准操作规程,规定投诉登记、评价、调查和处理的程序;规定因中药材缺陷发生投诉时所采取的措施,包括从市场召回中药材等。指定专人负责组织协调召回工作,确保召回工作有效实施。

三、《中药材生产质量管理规范》实施方式

《中药材生产质量管理规范》采用新的实施方式——"延伸检查"。

此次在发布 GAP 同时，国家药品监督管理局等通过公告方式同步明确了 GAP 的实施方式为"延伸检查"。2022 年版 GAP 公告中有 2 处提及"延伸检查"：一是"省级药品监督管理部门必要时对相应的中药材生产企业开展延伸检查，重点检查是否符合本规范。发现不符合的，应当依法严厉查处，责令中药生产企业限期改正、取消标示等，并公开相应的中药材生产企业及其中药材品种，通报中药材产地人民政府"；二是"药品监督管理部门对相应的中药材生产企业开展延伸检查，做好药用要求、产地加工、质量检验等指导"。

2022 年版 GAP 公告明确延伸检查由省级药品监督管理部门实施而不是直接由国家药品监督管理部门实施。"延伸检查"的对象是中药生产企业药品标示了"药材符合 GAP 要求"来源的中药材生产企业。延伸检查的主要目的是检查中药材生产企业及其基地的管理是否符合GAP 的要求。

第三节　野生药材资源管理

野生药材资源是指在一定区域或范围内分布的非人工种植、圈养或养殖的各种药用植物、动物和矿物及其蕴藏量的总和。我国现有野生药材资源 12 807 种，其中药用植物 11 146 种，药用动物 1581 种，药用矿物 80 种。根据第四次全国中药资源普查工作推进调查，已汇总近 1.3 万种野生药用资源信息，发现 79 个新物种，其中近六成有潜在药用价值。西部地区由于独特而多样的自然条件，具有丰富的药材资源，约有野生药材资源 9400 多种，占全国药材资源的 80% 左右，其中西南片区（包括贵州、四川、云南的大部分、湖北及湖南西部、甘肃东南部、陕西南部、广西北部及西藏东部）的野生药材资源近 5000 种，占全国品种近一半。西部许多著名的道地药材在全国占有重要而特殊的地位，如宁夏的枸杞，甘肃的白条党参、西党、岷当归，青海的大黄、青贝，新疆的紫草、阿魏，陕西的独活、附子、山茱萸，四川的川芎、麦冬、附子、黄连、川牛膝，云南的三七、云苓（茯苓）、云木香，贵州的杜仲、天麻及西藏的贝母、冬虫夏草、麝香、红花等。

由于过去很长一段时间对中药材资源保护认识不足，有些野生中药材品种遭到滥采滥挖、过度采收。同时，医药工业的高速发展和人们对卫生保健需求提高，中药材过度消耗，野生药材资源逐年减少。由于生态环境与中药材资源正向影响，如西部荒漠地区盛产的甘草、麻黄、防风等固沙中药，形成环境恶化导致中药资源破坏，中药资源破坏进一步使环境恶化的恶性循环，约100 种贵重中药材已变成珍稀濒危物种、2000 余种中药材处于资源衰竭状态，现实情况要求我们必须对野生中药材进行合理利用与保护。为此《药品管理法》第四条规定"国家发展现代药和传统药，充分发挥其在预防、医疗和保健中的作用。国家保护野生药材资源，鼓励培育中药材"。国务院于 1987 年 10 月 30 日发布《野生药材资源保护管理条例》，自 1987 年 12 月 1 日起施行。

一、野生药材资源保护的目的及其原则

1. 保护目的　为了保护和合理利用野生药材资源，适应人民医疗保健事业的需要。

2. 适用范围　在我国境内采猎、经营野生药材的任何单位或个人，除国家另有规定外，都必须遵守《野生药材资源保护管理条例》。

3. 保护原则　国家对野生药材资源实行保护、采猎相结合的原则，并创造条件开展人工种养。《野生药材资源保护管理条例》颁布后，各省（自治区、直辖市）结合当地需要制定了相应的地方性法规，如《新疆维吾尔自治区甘草资源保护管理暂行规定》《宁夏回族自治区甘草资源保护管理办法》《湖南省野生植物资源保护条例》《吉林省野生动植物保护管理暂行条例》等，对我国野生中药材资源开发、利用和保护起到积极作用。

二、野生药材物种的分级及其品种名录

▶（一）重点保护的野生药材物种分级

国家重点保护的野生药材物种分为三级。

1. 一级　濒临灭绝状态的稀有珍贵野生药材物种（以下简称一级保护野生药材物种）。

2. 二级　分布区域缩小、资源处于衰竭状态的重要野生药材物种（以下简称二级保护野生药材物种）。

3. 三级　资源严重减少的主要常用野生药材物种（以下简称三级保护野生药材物种）。

（二）国家重点保护的野生药材名录

国家重点保护野生药材物种的名录，由国务院药品监督管理部门会同野生动物、植物管理部门制定。除国家重点保护野生药材物种名录内的物种，需要增加的野生药材保护物种，由省级人民政府制定并抄送国务院药品监督管理部门备案。国家重点保护的野生药材物种实行分级保护，一、二、三级保护野生药材物种分别为 4 种、27 种、45 种共 76 种，中药材分别为 4 种、17 种、21 种，共 42 种。

1. 一级保护药材名称　虎骨（已被禁止贸易）、豹骨（已禁止使用）、羚羊角、鹿茸（梅花鹿）。

2. 二级保护药材名称　鹿茸（马鹿）、麝香（3 个品种）、熊胆（2 个品种）、穿山甲、蟾酥（2 个品种）、蛤蟆油、金钱白花蛇、乌梢蛇、蕲蛇、蛤蚧、甘草（3 个品种）、黄连、人参、杜仲（2 个品种）、厚朴、黄柏（2 个品种）、血竭。

3. 三级保护药材名称　川贝母（4 个品种）、伊贝母（2 个品种）、刺五加、黄芩、天冬、猪苓、龙胆（4 个品种）、防风、远志（2 个品种）、胡黄连、肉苁蓉、秦艽（4 个品种）、细辛（3 个品种）、紫草、五味子（2 个品种）、蔓荆子（2 个品种）、诃子（2 个品种）、山茱萸、石斛（5 个品种）、阿魏（2 个品种）、连翘、羌活（2 个品种）。

> **知识扩展**　　　　　　　　　　　　**速记歌诀**
>
> 　一马牧草射蟾涂，二黄双蛤穿厚杜。三蛇狂饮人熊血，虎豹羚羊梅花鹿。①马：马鹿茸。②草射蟾：甘草、麝香、蟾酥。③二黄：黄连、黄柏。④双蛤：蛤蚧、蛤蟆油。⑤穿厚杜：穿山甲片、厚朴、杜仲。⑥三蛇：蕲蛇、乌梢蛇、金钱白花蛇。⑦人熊血：人参、熊胆、血竭。⑧虎豹羚羊梅花鹿：指 4 种一级保护野生药材品种虎骨、豹骨、羚羊角、梅花鹿茸。

三、野生药材资源保护管理规定

（一）对一级保护野生药材物种的管理

禁止采猎一级保护野生药材物种。一级保护野生药材物种属于自然淘汰的，其药用部分由各级药材公司负责经营管理，但不得出口。

（二）对二、三级保护野生药材物种的管理

采猎、收购二、三级保护野生药材物种必须按照批准的计划执行。采猎者必须持有采药证，需要进行采伐或狩猎的，必须申请采伐证或狩猎证。不得在禁止采猎区、禁止采猎期采猎二、三级保护野生药材物种，并不得使用禁用工具进行采猎。二、三级保护野生药材物种属于国家计划管理的品种，由中国药材公司统一经营管理，其余品种由产地县药材公司或其委托单位按照计划收购。二、三级保护野生药材物种的药用部分，除国家另有规定外，实行限量出口。

（三）对违反管理条例的处罚

违反采猎、收购、保护野生药材物种规定的单位或个人，由当地县以上医药管理部门会同同级有关部门没收其非法采猎的野生药材及使用工具，并处以罚款。对于违反规定，未经野生药材资源保护管理部门批准进入野生药材资源保护区从事科研、教学、旅游等活动者，当地县以上医药管理部门和自然保护区主管部门有权制止，造成损失的，必须承担赔偿责任。违反保护野生药材物种管理规定进行收购、经营、出口的单位或个人，由工商行政管理部门或有关部门没收其野

生药材和全部违法所得，并处以罚款。保护野生药材资源管理部门工作人员存在徇私舞弊行为的，由所在单位或上级管理部门给予行政处分；造成野生药材资源损失的，必须承担赔偿责任。破坏野生药材资源情节严重，构成犯罪的，由司法机关依法追究刑事责任。

（四）关于加强野生中药材品种的保护及采取保护性发展

中药材是中医药事业发展的重要物质基础，促进中药材生产健康发展，对振兴中医药、保障人民健康至关重要。

国家中医药管理局主要开展了以下工作。一是组织实施 2011～2020 年的第四次中药资源调查，摸清了中药资源的家底；二是初步建成中药资源保存体系，在 20 个省（自治区）建立了 28 个繁育基地，在四川、海南建成 2 个中药材种质资源库，建设了 31 个珍稀濒危药用植物种质资源保存圃。

国家林业和草原局作为陆生野生动植物资源的主管部门，将从以下几方面开展工作。一是严厉打击乱捕、滥采、非法种养殖、非法交易等各类不法行为；二是推动修订《野生动物保护法》《野生植物保护条例》等法律法规；三是修订发布《国家重点保护野生动物名录》《国家重点保护野生植物名录》等物种监管目录；四是推进人工种植养殖标准的制修订工作，完善资源保护和产业发展的政策措施；五是拓展资金筹措渠道，加大对野生中药材物种的救护、培植、繁育、种质资源保存和开发利用等支持力度。

第四节　中药品种保护条例

为了提高中药品种的质量，保护中药生产企业的合法权益，促进中药事业的发展，国务院于 1992 年颁布了《中药品种保护条例》。条例明确指出："国家鼓励研制开发临床有效的中药品种，对质量稳定、疗效确切的中药品种实行分级保护制度。"

一、中药品种保护的目的和意义

（一）制定中药保护条例的背景

中药材是中医药事业传承和发展的物质基础，是关系国计民生的战略性资源。保护和发展中药材，对于深化医药卫生体制改革、提高人民健康水平，对于发展战略性新兴产业、增加农民收入、促进生态文明建设，具有十分重要的意义。1985 年 7 月 1 日至 2001 年 11 月 30 日期间，我国药品标准实行两级制即国家和地方标准，各地审批的中成药存在同名异方和同方异名，以及审批标准不统一等问题。1986 年卫生部出台《关于全面开展中成药品种整顿的通知》（〔86〕卫药字第 84 号），经整顿由地方标准上升为国家药品标准的品种有 4022 个，全部收载入卫生部中药成方制剂部颁药品标准第 1～20 册中，随着 1991 年版《中药成方制剂部颁药品标准》陆续发布实施，出现了众多的移植仿制生产者，一些移植仿制厂商采用劣质药材投料生产，导致中成药质量和疗效的下降，一些热销中成药出现了严重的市场混乱局面。为此，很多中成药原研企业开始通过各种途径，呼吁政府出台对名优中成药的保护措施，并引起国家领导人的重视。于是，卫生部起草了《中药保密、保护品种管理办法》，并在此基础上由国务院法制局牵头主持修改审定，形成了中华人民共和国成立以来第一部关于保护中药品种的行政法规《中药品种保护条例》。1992 年 10 月 14 日，国务院以第 106 号令予以发布，自 1993 年 1 月 1 日起施行。随着形势的发展，中药企业的生产条件、经营管理方式和经济运行模式等情况与十几年前相比已发生了巨大变化，有关的中药监管法律、法规环境等也已发生了较大改变。国家药品监督管理部门会同中药品种保护审评委员会，在总结《中药品种保护条例》执行过程中积累的经验与存在问题的基础上，于 2009 年 2 月 3 日发布了《中药品种保护指导原则》，目的是使中药品种保护审评工作更具有可操作性。

（二）中药品种保护的目的和意义

国家鼓励研制开发临床有效的中药品种，对质量稳定、疗效确切的中药品种实行分级保护制度，其目的是提高中药品种的质量，保护中药生产企业的合法权益，促进中药事业的发展。中药品种保护法规的颁布实施，标志着我国对中药的研制生产、管理工作走上了法制化轨道；对保护中药名优产品，保护中药研制生产的知识产权，提高中药质量和信誉，推动中药制药企业的科技进步，开发临床安全有效的新药和促进中药走向国际医药市场均具有重要的意义。截至 2018 年 11 月底，共有中药保护品种证书 192 个，其中初次品种 99 个，同品种 4 个，延长保护期 89 个。

二、《中药品种保护条例》的适用范围及管理部门

（一）《中药品种保护条例》适用范围

本条例属国务院颁发的行政法规，适用于中国境内生产制造的中药品种，包括中成药、天然药物的提取物及其制剂和中药人工制品。申请专利的中药品种，依照专利法的规定办理，不适用本条例。

（二）监督管理部门

国家药品监督管理局负责全国中药品种保护的监督管理工作。国家中医药管理部门协同管理全国中药品种的保护工作。国家药品监督管理部门组织成立国家中药品种保护审评委员会，该委员会是审批中药保护品种的专业技术审查和咨询机构。委员会下设办公室，在国家药品监督管理局领导下负责日常管理和协调工作。

三、中药保护品种的范围和等级划分

（一）中药保护品种的范围

受保护的中药品种必须是列入国家药品标准的品种。经国务院药品监督管理部门认定，列为省（自治区、直辖市）药品标准的品种，也可以申请保护。

（二）中药保护品种的等级划分

受保护的中药品种分为一、二级。

1. 申请中药一级保护品种应具备的条件 符合下列条件之一的中药品种，可以申请一级保护。①对特定疾病有特殊疗效的；②相当于国家一级保护野生药材物种的人工制成品；③用于预防和治疗特殊疾病的。

对特定疾病有特殊疗效，是指对某一疾病在治疗效果上能取得重大突破性进展。例如，对常见病、多发病等疾病有特殊疗效；对既往无有效治疗方法的疾病能取得明显疗效；或者对改善重大疑难疾病、危急重症或罕见疾病的终点结局（病死率、致残率等）取得重大进展。

相当于国家一级保护野生药材物种的人工制成品是指列为国家一级保护物种药材的人工制成品；或目前虽属于二级保护物种，但其野生资源已处于濒危状态物种药材的人工制成品。

用于预防和治疗特殊疾病中的特殊疾病，是指严重危害人民群众身体健康和正常社会生活经济秩序的重大疑难疾病、危急重症、烈性传染病和罕见病。如恶性肿瘤、终末期肾病、脑卒中、急性心肌梗死、艾滋病、严重急性呼吸综合征、人禽流感、苯丙酮尿症、地中海贫血等疾病。

用于预防和治疗重大疑难疾病、危急重症、烈性传染病的中药品种，其疗效应明显优于现有治疗方法。

2. 申请中药二级保护品种应具备的条件 符合下列条件之一的中药品种，可以申请二级保护。①符合上述一级保护的品种或者已经解除一级保护的品种；②对特定疾病有显著疗效的；③从天然药物中提取的有效物质及特殊制剂。

对特定疾病有显著疗效，是指能突出中医辨证用药理法特色，具有显著临床应用优势，或对

主治的疾病、证候或症状的疗效优于同类品种。

从天然药物中提取的有效物质及特殊制剂，是指从中药、天然药物中提取的有效成分、有效部位制成的制剂，且具有临床应用优势。

四、中药品种保护的申请

（一）申请中药品种保护类别

1. 初次保护申请 是指首次提出的中药品种保护申请；其他同一品种生产企业在该品种保护公告前提出的保护申请，按初次保护申请管理。

2. 同品种保护申请 是指初次保护申请品种公告后，其他同品种生产企业按规定提出的保护申请。同品种，是指药品名称、剂型、处方都相同的品种。

3. 延长保护期申请 是指中药保护品种生产企业在该品种保护期届满前六个月，按规定提出延长保护期的申请。

4. 补充申请 是指中药保护品种生产企业变更保护审批件及证书中有关事项，按规定向国家药品监督管理局行政受理服务中心（以下简称局受理中心）提出中药保护品种补充申请。

（二）申请中药品种保护的程序

按《关于印发中药品种保护指导原则的通知》（国食药监注〔2009〕57 号）要求，申请办理中药品种保护的程序（图 12-1）如下所述。

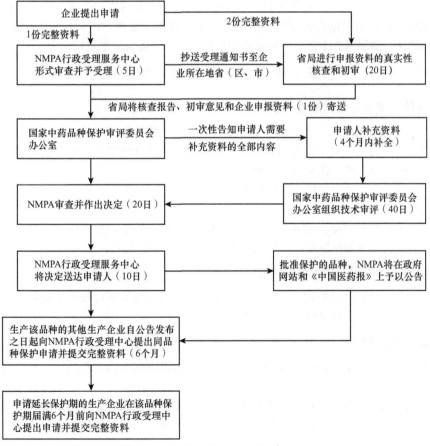

图 12-1 中药品种保护申报审批流程

1. 申请中药品种保护的企业，向局受理中心报送 1 份完整资料，并将 2 份相同的完整资料报送申请企业所在地省级药品监督管理部门。

2. 局受理中心在收到企业的申报资料后，在 5 日内完成形式审查，对同意受理的品种出具中药品种保护申请受理通知书，同时抄送申请企业所在地省级药品监督管理部门，并将申报资料转送国家中药品种保护审评委员会。

3. 对已受理的中药品种保护申请，将在国家药品监督管理局政府网站予以公示。自公示之日起至作出行政决定期间，各地一律暂停受理该品种的仿制申请。

4. 省级药品监督管理部门在收到企业的申报资料及局受理中心受理通知书后，在 20 日内完成申报资料的真实性核查和初审工作，并将核查报告、初审意见和企业申报资料（1 份）一并寄至国家中药品种保护审评委员会。国家中药品种保护审评委员会在收到上述资料后，开始进行审评工作。

5. 国家中药品种保护审评委员会办公室组织委员按照有关的技术审评原则，在 120 日内完成技术审评。对于需要补充资料再审的，发给补充资料通知，申请人在 4 个月内补充资料；国家中药品种保护审评委员会办公室收到补充资料后，组织委员在 40 日内完成对补充资料的审评。未能在规定的时限补充资料的，对该申请予以退审。

6. 在收到国家中药品种保护审评委员会办公室的资料后，国家药品监督管理局在 20 日内作出许可决定。20 日内不能作出决定的，经主管局领导批准，可以延长 10 日。自行政许可决定作出之日起 10 日内，局受理中心将行政许可决定送达申请人。对批准保护的品种，国家药品监督管理局将在政府网站和《中国医药报》上予以公告。

7. 生产该品种的其他生产企业应自公告发布之日起 6 个月内向局受理中心提出同品种保护申请并提交完整资料；对逾期提出申请的，局受理中心将不予受理。申请延长保护期的生产企业，应当在该品种保护期届满 6 个月前向局受理中心提出申请并提交完整资料。

五、中药保护品种的保护措施

（一）中药一级保护品种的保护措施

1. 该品种的处方组成、工艺制法在保护期内由获得《中药保护品种证书》的生产企业和有关的药品监督管理部门、单位和个人负责保密，不得公开。负有保密责任的有关部门、企业和单位应按照国家有关规定，建立必要的保密制度。

2. 向国外转让中药一级保护品种的处方组成、工艺制法，应当按照国家有关保密的规定办理。

3. 中药一级保护品种的保护期限分别为 30 年、20 年、10 年，因特殊情况需要延长保护期的，由生产企业在该品种保护期满前 6 个月，依照中药品种保护的申请办理程序申报。由国家药品监督管理部门确定延长的保护期限，不得超过第一次批准的保护期限。

（二）中药二级保护品种的保护措施

中药二级保护品种的保护期限为 7 年，在保护期满后可以申请延长保护期限，由生产企业在该品种保护期满前 6 个月依据规定的程序申报。

（三）其他保护措施

1. 除临床用药紧张的中药保护品种另有规定外，被批准保护的中药品种在保护期内仅限于已获得《中药保护品种证书》的企业生产。

2. 对已批准保护的中药品种，如果在批准前是由多家企业生产的，其中未申请《中药保护品种证书》的企业应当自公告发布之日起 6 个月内向国家药品监督管理部门申报，按规定提交完整的资料，经指定的药品检验机构对申报品种进行质量检验，达到国家药品标准的，经国家药品监督管理部门审批后，补发批准文件和《中药保护品种证书》，对未达到国家药品标准的，国家药品监督管理部门依照药品管理的法律、行政法规的规定，撤销该中药品种的批准文号。

3. 生产中药保护品种的企业及有关主管部门应当重视生产条件的改进，提高品种的质量。

4. 中药保护品种在保护期内向国外申请注册时，必须经过国家药品监督管理部门批准同意后才能办理。

（四）终止保护情况

在保护期内的品种，有下列情形之一的，国家药品监督管理局将提前终止保护，收回其保护审批件及证书。

1. 保护品种生产企业的药品生产许可证被撤销、吊销或注销的。

2. 保护品种的药品批准文号被撤销或注销的。

3. 申请企业提供虚假的证明文件、资料、样品或者采取其他欺骗手段取得保护审批件及证书的。

4. 保护品种生产企业主动提出终止保护的。

5. 累计 2 年不缴纳保护品种年费的。

6. 未按照规定完成改进提高工作的。

7. 其他不符合法律、法规规定的。

8. 已被终止保护的品种的生产企业，不得再次申请该品种的中药品种保护。

（五）违反《中药品种保护条例》规定的处罚

1. 对中药一级保护品种的处方组成、工艺制法造成泄密的责任人员，由其所在单位或者上级机关给予行政处分；构成犯罪的，依法追究刑事责任。

2. 擅自仿制中药保护品种的单位或个人，由县级以上药品监督管理部门以生产假药依法论处。

3. 伪造《中药品种保护证书》及有关证明文件进行生产、销售的，由县级以上药品监督部门没收其全部有关药品及违法所得，并可以处以有关药品正品价格三倍以下罚款。

4. 对违反《中药品种保护条例》规定、构成犯罪的，由司法机关依法追究刑事责任。

知识扩展　　　　　　　　　**专利与品种保护的区别**

1. 法律效力不同　《中华人民共和国专利法》属于国家法律，《中药品种保护条例》属于国家法规，在法律效力上前者大于后者。

2. 权利性质不同　专利是以法律形式保护专利权人具有专有权，以及限制或许可他人使用其专利权的权利。中药品种保护是国家药品监督管理部门行政许可独家或一家以上生产企业生产中药保护品种的资格。

3. 客体范围不同　专利保护的客体包括在药物研究任何阶段的组成、工艺和用途；中药品种保护的客体是符合国家药品标准的中药。

4. 保护期限不同　药品发明专利保护的期限统一为 20 年；中药一级保护品种分别为 30 年、20 年、10 年，中药二级保护品种为 7 年。

本 章 小 结

本章介绍了中药的概念、中药的管理现状；我国中药行业发展规划；中药材生产质量管理；野生药材资源管理；中药品种保护等内容。主要内容为：

1. 中药是按中医药学理论体系的术语表述药物的性能、功效和使用规律，并在该理论指导下用于防治疾病和医疗保健的药物。民族药在管理上参照中药管理的相关规定执行，因此，在本书中将民族药归为中药的范畴。

2. 中药管理是我国药事管理的重要组成部分，其核心内容是保证和提高药品质量，维护人民身体健康。由于中药与西药所运用的医药理论是两套独立的体系，中药管理具有独特性。我国已建立涉及政、产、学、研、用的中药监管体系及配套法律法规体系。

3. 国家对中药行业发展的总体方针是保护与扶持，中西药并重。发展的原则是继承、发扬与创新相结合。

4. 中药材生产质量管理着眼于中药材生产环节的全过程，以保证中药材的真实、安全、有效和质量稳定。其核心内容和最终目标是生产优质、高效的药材。

5. 国家重点保护的野生药材物种分为三级共 76 个物种，42 种中药。一级保护物种禁止采猎，二、三级物种采猎、收购必须按照批准的计划执行。

6. 中药保护品种分为一级和二级。一级保护期限为 30 年、20 年、10 年；二级保护期限为 7 年。擅自仿制和生产中药保护品种，以生产假药论处。

思 考 题

1. 中药、中药材、中药饮片、中成药的概念是什么？

2. GAP 的定义、实施意义及我国现行 GAP 是由哪些部门联合发布的？

3. 中药材 GAP 基地建设的基本思路是什么？

4. 国家重点保护的野生药材等级分类和数量是多少？

5. 中药保护品种的等级、期限及保护措施是什么？终止保护情况有哪些？

6. 综合本章内容，结合国家目前的新政策和国情谈谈你对中药未来的发展的畅想。

（张文平）

第十三章 药品信息管理

学习目标

1. **掌握**：药品信息的特征、药品信息追溯制度的内容；药品说明书、药品标签的内容，药品广告发布要求。
2. **熟悉**：药品信息管理的内容、药品安全信息发布与管理的内容、药品说明书、药品标签、药品说明书和药品标签的管理原则、药品广告申请与审查、互联网药品信息服务概述。
3. **了解**：国内外药品信息管理制度与发展、药品信息追溯制度的分类、药品广告概述，互联网药品信息服务的审批流程。

第一节 药品信息管理概述

信息（information）作为组成物质世界的三大要素之一，在大千世界无处不在，是人类在适应外部环境时，以及在感知外部环境时而作出协调时与外部环境交换内容的总称。现在，信息化水平的高低已经成为衡量一个国家或地区经济水平、科技发展和管理水平的重要标志。在药品与药事活动中信息也同样具有巨大的作用，因此对药品信息管理也至关重要。

一、药品信息与药品信息管理

（一）药品信息的含义

药品信息（drug information，DI）是指有关药品和药品活动的特征和变化。药品信息包括两个方面：一是药品特征、特性和变化方面的信息，如药品的理化性质、安全性、有效性等；二是药品活动方面的信息，如药品的研发、生产、销售、使用、监督管理和药学教育等方面的信息。

（二）药品信息的特征

1. 无限性和有限性 药品是不断产生信息的，它源于事物本身的无限性和事物之间联系的无限性，因此药品信息在不断扩展成为无限的信息。同时，药品信息又是有限的，源于对药品认知的局限性，以及人们在一定时间内能够处理的信息是有限性的，故药学工作者在实践中应关注对工作目标最有价值的信息。

2. 真实性和虚假性 药品信息是通过一定形式对药品和药品活动信息的客观反映，不以人的意志为转移。但由于药品信息在生产、流通过程中受到诸多因素的影响，如为牟取私利虚构药效、伪造试验结果等现象，所以在收集、处理、利用药品信息时首先要区分其真假，确保药品信息的真实性和准确性。

3. 系统性和片面性 系统性的药品信息是指有关药品及药品活动的全面信息；片面性的药品信息是从局部或某个角度反映出的信息。一般零散的、个别的信息都不足以把握事物的发展情况，只有全面、系统、完整地反映事物及其变化规律的信息才有价值。因此，对信息的掌握要尽可能地做到全面、完整。

4. 动态性和时效性 随着人们对药品的深入探索和了解，药品信息也在不断地变化和更新。脱离母体信息的变化就不再会反映母体的实际情况，其效用就会降低，此为药品信息的时效性。因此，在收集、利用药品信息时必须要与时俱进，关注前沿的药品信息。

5. 依附性和传递性 药品信息反映了药品的特征和运动状态，但其本身却不能独立存在，需依附于一定的载体时才可能被表达、识别、传递、存储、显示与利用。因此，要根据信息的特点选择合适的、有效的载体和传播途径。

6. 目的性和价值性　药品信息的收集、利用都是有目的的，在一定程度上解决面临的问题。药品信息的价值性体现在它能实现各自的目的，并且很多药品信息的收集、整理、储存、传递、利用也是有成本的，使用它就需要付出相应的酬劳，从而形成了价值；同时，药品信息的价值还取决于人们对它的认识和重视程度。

（三）药品信息的分类和收集

1. 药品信息的分类　依照不同的标准，可以将药品信息划分为不同的类型。按照药品信息内容划分，可分为药品科技信息、药品经济信息、药品政策法规信息和药品教育信息等。按照药品信息阶段划分，可分为上市前药品信息、注册中药品信息和上市后药品信息等。按照药品信息的来源划分，可分为内部信息和外部信息（如药品生产企业内部、外部）等。按照药品信息的载体形式划分，可分为图像信息、数字信息、语音信息和计算机信息等。

2. 药品信息的收集　药品信息的收集通过多种渠道获得，主要包括：①权威参考书是全面掌握药品信息的基础，从中可以了解药品各方面的理论、现象、观点和评价；②专业期刊可以获取最新药学信息；③文献检索工具是查询药学信息的重要手段，可以查询到全面的相关信息；④学术会议、继续教育讲座是获取药学信息的途径之一，可以弥补参考书、期刊的不足；⑤从药品研发、生产、经营企业获得具体药品信息，有些信息是它特有的，很难从其他途径获得；⑥从药学实践中获得药品信息，药学临床实践活动中所观察的药学信息，也是药品信息获得的直接途径；⑦法律或行政手段获取药品信息，如药品监督部门日常检查所获得药品信息，是药品监督部门获取药品信息的重要途径。

（四）药品信息管理

1. 药品信息管理的内涵和目的　药品信息管理包括对药品信息活动的管理和国家对药品信息的监督管理。药品信息活动是指对药品信息的收集、保管、评价、整理、传递、提供和利用的过程。药品信息活动管理的基本目标是以最少的人力和时间的成本，充分开发和利用药品信息，保证药品信息的客观、及时和准确，促使药事目标的实现；药品信息监督管理的基本目标是保证药品信息的真实性、全面性、准确性，保障患者用药安全有效，维护百姓健康。

2. 国家对药品信息监督管理的措施　措施方法有以下几方面：①组织制定并颁布药品标准，保证药品信息的真实、可靠；②通过立法程序制定发布有关药品信息管理的法规，对违反者给予相应的惩罚；③通过药学行业组织规定药师职业道德规范，要求药师提供真实、准确、全面的药品信息，绝不从事任何可能损坏职业荣誉的活动；④通过药学教育改革，培养临床药师、信息药师，从专业上提高药品信息的水平；⑤建立健全药品监督信息化系统。

二、国内外药品信息管理制度与发展

1. 美国　美国十分重视药品信息的管理，美国《食品、药品和化妆品法》第二条违标药品和违标用品列出 16 种情况为违标药品，并规定了处罚标准。另外美国国会还颁发了《正确包装和标签法》《防毒包装法》。在《联邦法典》第 1 章 20 书"药品标识物"中对药品说明书的格式和内容书写要求作了详尽规定。FDA 于 2006 年 1 月 18 日颁布了《人用处方药及生物制品说明书格式及内容管理条例》，同时还发布了《药品说明书不良反应内容格式撰写指导》《药品说明书临床研究内容格式撰写指导》《药品说明书新版内容格式管理条例指导原则》（意见稿）和《药品说明书【警告/注意事项】、【禁忌证】、【黑框警告】内容格式撰写指导》（意见稿）。由于美国药品在国际贸易中的作用和地位，其药品信息管理在全球影响很大。

2. 英国　英国现行《1968 年药品法》第一部分"容器、包装和药品的识别标"中，分别规定了药品的标签和包装上的标志，药品说明书，药品容器要求，药品的颜色、性状及标志，以及自动售药机上的药品说明资料等应遵守的内容。

3. 日本 日本《药事法》第七章"药品的管理"明确规定,药品在其直接容器或直接包装上必须记载的 10 项内容,药品附属标签和说明书上必须记载的 4 项内容,以及药品附属标签和说明书禁止记载的事项。

4. 欧盟 欧盟委员会于 2001 年 7 月开始对药品管理法开展全面修改,旨在保证欧洲人民的健康,加强欧盟药品市场的管理,增加欧洲医药工业的竞争力,迎接欧盟扩大和全球化的挑战。药品管理法的修订工作于 2004 年上半年完成,最终颁布了《欧盟人用兽用药注册管理法》[Regulation(EC)No.726/2004] 和三项指导原则,即《传统草药管理指导原则》(Directive2004/24/EC)、《人用药管理指导原则》(Directive2004/27/EC)和《兽用药管理指导原则》(Directive2004/28/EC)。新的药品管理法规对各成员国药品说明书的申报流程、内容格式要求统一规定,力图高度保证消费者的权益,以确保消费者在丰富、详实的用药信息基础上正确、合理地使用药品。

5. 中国 中国现行《药品管理法》是 1984 年 9 月 20 日颁布,2019 年 8 月 26 日第二次修订。对药品研制和注册、药品上市许可持有人、药品、药品经营、医疗机构药事管理、药品上市后管理、药品价格和广告、药品储备和供应、监督管理、法律责任等方面做出了明确规定。

三、药品信息追溯制度

(一)药品信息追溯制度建立概况

1. 药品信息追溯制度建立的背景 2019 年 8 月 26 日,新修订的《药品管理法》审议通过,提出"药品上市许可持有人、药品生产企业、药品经营企业和医疗机构应建立并实施药品追溯制度,按照规定提供追溯信息,保证药品可追溯"。我国制定了《药品信息化追溯体系建设导则》《药品追溯码编码要求》《药品追溯系统基本技术要求》《疫苗追溯基本数据集》《疫苗追溯数据交换基本技术要求》《药品上市许可持有人和生产企业追溯基本数据集》《药品经营企业追溯基本数据集》《药品使用单位追溯基本数据集》《药品追溯消费者查询基本数据集》《药品追溯数据交换基本技术要求》10 个标准,并已于 2020 年 3 月全部发布实施。汇编了《疫苗信息化追溯体系建设技术指南》《药品追溯法规与标准规范》2 本标准相关技术著作。

2. 药品信息追溯制度建立的依据 制度的编制严格依据《中华人民共和国疫苗管理法》《药品管理法》《关于加快推进重要产品追溯体系建设的意见》(国办发〔2015〕95 号)《关于推动食品药品生产经营者完善追溯体系的意见》(食药监科〔2016〕122 号)《关于药品信息化追溯体系建设的指导意见》(国药监药管〔2018〕35 号)等法规文件,遵循追溯相关国家标准和行业标准,紧密结合当前药品追溯系统的建设和使用情况以及各追溯参与方工作现状和实际需求。

3. 药品信息化追溯制度建立的意义 建设药品信息化追溯体系是党中央、国务院做出的重大决策部署,药品追溯标准规范是药品信息化追溯体系建设的重要组成部分,是强化追溯信息互通共享的重要基础。新制定的《中华人民共和国疫苗管理法》明确提出"国务院药品监督管理部门会同国务院卫生健康主管部门制定统一的疫苗追溯标准和规范",2019 年新修订的《药品管理法》明确要求"国务院药品监督管理部门应当制定统一的药品追溯标准和规范"。

4. 药品信息追溯体系(drug traceability information system) 药品上市许可持有人、生产企业、经营企业、使用单位、监管部门、消费者等药品追溯参与方,通过信息化手段,对药品生产、流通、使用等各环节的信息进行追踪、溯源的有机整体。

(二)药品信息追溯制度的分类

已发布的 10 个药品追溯标准可分为药品追溯基础通用标准、疫苗追溯数据及交换标准、药品(不含疫苗)追溯数据及交换标准三大类(图 13-1)。三大类标准既相互协调,又各有侧重。

第一类,药品追溯基础通用标准,从药品追溯统筹指导、夯实基础角度出发,提出了药品信息化追溯体系建设总体要求、药品追溯码编码要求和药品追溯系统基本技术要求,包括《药品信息化追溯体系建设导则》《药品追溯码编码要求》《药品追溯系统基本技术要求》3 个标准。

第二类，疫苗追溯数据及交换标准，考虑到疫苗单独立法的情况及其管理的特殊性，从疫苗生产、流通到接种等环节，提出了追溯数据采集、存储及交换的具体要求，包括《疫苗追溯基本数据集》《疫苗追溯数据交换基本技术要求》2 个标准。

第三类，药品（不含疫苗）追溯数据及交换标准，从药品（不含疫苗）生产、经营、使用和消费者查询等环节，提出了追溯数据采集、存储和交换的具体要求，包括《药品上市许可持有人和生产企业追溯基本数据集》《药品经营企业追溯基本数据集》《药品使用单位追溯基本数据集》《药品追溯消费者查询基本数据集》《药品追溯数据交换基本技术要求》5 个标准。

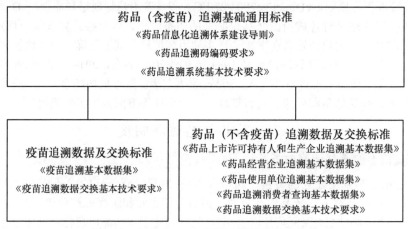

图 13-1　已发布 10 个药品追溯标准规范分类

（三）药品信息追溯制度的主要内容

1.《药品信息化追溯体系建设导则》　规定了药品信息化追溯体系建设基本要求和药品信息化追溯体系各参与方基本要求。适用于追溯体系参与方协同建设药品信息化追溯体系。

（1）药品信息化追溯体系建设基本要求：包含药品追溯系统、药品追溯协同服务平台（以下简称协同平台）和药品追溯监管系统（图 13-2），由药品信息化追溯体系参与方分别负责，共同建设。

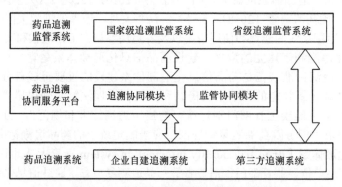

图 13-2　药品信息化追溯体系基本构成

1）药品追溯系统：应包含药品在生产、流通及使用等全过程追溯信息，并具有对追溯信息的采集、存储和共享功能，可分为企业自建追溯系统和第三方机构提供的追溯系统两大类。

2）药品追溯协同服务平台：应包含追溯协同模块和监管协同模块，追溯协同模块服务企业和消费者，监管协同模块服务监管工作。应提供准确的药品品种及企业基本信息、药品追溯码编码规则的备案和管理服务及不同药品追溯系统的地址服务，辅助实现不同药品追溯系统互联互通。

3）药品追溯监管系统：包括国家和各省药品追溯监管系统，根据各自监管需求采集数据，监控药品流向，应包含追溯数据获取、数据统计、数据分析、智能预警、召回管理、信息发布等功能。

（2）药品信息化追溯体系各参与方基本要求

1）参与方构成：药品信息化追溯体系参与方主要包括药品上市许可持有人、生产企业、经营企业、使用单位、监管部门和社会参与方。

2）参与方基本要求：药品信息化追溯体系参与方要按照有关法规和标准，积极参与药品信息化追溯体系的建设和维护。药品上市许可持有人和生产企业承担药品追溯系统建设的主要责任，可以自建药品追溯系统，也可以采用第三方技术机构提供的药品追溯系统。药品经营企业和药品使用单位应配合药品上市许可持有人和生产企业建设追溯系统，并将相应追溯信息上传到追溯系统。药品上市许可持有人、生产企业、经营企业和使用单位应当按照质量管理规范要求对相关活动进行记录，记录应当真实、准确、完整、防篡改和可追溯，并应按照监管要求，向监管部门提供相关数据，追溯数据字段应符合追溯基本数据集相关技术标准的规定。药品追溯数据记录和凭证保存期限应不少于五年。

2.《药品追溯码编码要求》 规定了药品追溯码的术语和定义、编码原则、编码对象、基本要求、构成要求、载体基本要求、发码机构基本要求及药品上市许可持有人、生产企业基本要求。适用于追溯体系参与方，针对在中国境内销售和使用的药品选择或使用符合本标准的药品追溯码。

（1）术语和定义：①药品追溯码：用于唯一标识药品各级销售包装单元的代码，由一列数字、字母和（或）符号组成。②药品标识码：用于标识特定于某种与药品上市许可持有人、生产企业、药品通用名、剂型、制剂规格和包装规格对应的药品的唯一性代码。③生产标识码：用于识别药品在生产过程中相关数据的代码。

（2）编码原则：①实用性：药品追溯码应保证其科学合理，满足药品追溯业务实际需求和监管要求。②唯一性：药品追溯码的唯一性应指向单个药品销售包装单元；药品标识码的唯一性应指向特定于某种与药品上市许可持有人、生产企业、药品通用名、剂型、制剂规格、包装规格和（或）包装级别对应的药品。③可扩展性：药品追溯码应可根据实际使用需求进行容量扩充。④通用性：药品追溯码应基于药品上市许可持有人、生产企业、经营企业、使用单位广泛使用的编码规则进行设计或选择，并充分考虑与之相关的上下游企业、第三方或监管部门信息系统对接的技术需求。

（3）编码对象：编码对象应为药品各级销售包装单元。

（4）基本要求：药品追溯码应关联药品上市许可持有人名称、药品生产企业名称、药品通用名、药品批准文号、药品本位码、剂型、制剂规格、包装规格、生产日期、药品生产批号、有效期和单品序列号等信息；应符合以下两项要求中的一项：——代码长度为20个字符，前7位为药品标识码；——符合ISO相关国际标准（如，ISO/IEC 15459系列标准）的编码规则。

（5）构成要求：药品追溯码的构成应满足以下要求。

1）可由数字、字母和（或）符号组成，包括GB/T1988—1998表2中的所有字符。

2）包含药品标识码，并确保药品标识码在各级别的药品销售包装上保持唯一。

3）包含生产标识码：生产标识码应包含单品序列号，并可根据实际需求，包含药品生产批号、生产日期、有效期或失效期等。

4）包含校验位，以验证药品追溯码的正确性。

（6）载体基本要求：根据实际需要，药品追溯码的载体可以选择一维条码、二维条码或RFID标签等，药品追溯码应可被设备和人眼识读。

（7）发码机构基本要求：应有明确的编码规则，并应配合药品上市许可持有人和生产企业将本发码机构的基本信息、编码规则和药品标识码相关信息向协同平台备案，确保药品追溯码的唯一性。

（8）药品上市许可持有人及生产企业基本要求：应选择符合本标准要求的发码机构，根据其编码规则编制或获取药品追溯码，对所生产药品的各级销售包装单元赋码，并做好各级销售包装单元药品追溯码之间的关联。在赋码前，应向协同平台进行备案，服从协同平台统筹，保证药品追溯码的唯一性。

3.《药品追溯系统基本技术要求》 规定了药品追溯系统的通用要求、功能要求、存储要求、安全要求和运维要求等内容。适用于追溯体系参与方建设和使用药品追溯系统。

（1）通用要求

1）药品追溯系统应包含药品在生产、流通及使用等全过程的追溯信息，并具有对追溯数据的采集、存储、管理和共享功能，满足药品信息化追溯体系各参与方的不同追溯业务需求。

2）药品追溯系统应对接药品追溯协同服务平台，实现药品相关信息备案、数据上报、信息查询等功能。

3）药品追溯系统应支持界面输入、系统对接、文件导入、物联网终端设备读取等多种追溯信息采集方式。

4）药品追溯系统应对接药品追溯监管系统，满足监管数据交换要求。

5）药品追溯系统应建立追溯数据存储和管理机制，确保数据完整、有效、不可篡改和可追溯。

6）药品追溯系统应建立数据授权使用和安全监测机制，有效地保护数据安全，防止追溯数据被非法使用。

（2）功能要求

1）基本信息管理要求

参与方基本信息管理要求：药品追溯系统应根据药品上市许可持有人、生产企业、经营企业、疾病预防控制机构、使用单位等药品追溯参与方的业务需求，并按照药品追溯数据和交换相关标准的规定，提供药品追溯参与方基本信息数据管理的功能。药品追溯参与方可使用该功能对其自身基本信息进行登记、查询、修改等操作。

药品基本信息数据管理要求：药品追溯系统应根据药品上市许可持有人、生产企业等药品追溯参与方的业务需求，并按照药品追溯数据和交换相关标准的规定，提供国产和进口药品基本信息数据管理的功能。药品上市许可持有人和生产企业可使用该功能对其生产的药品基本信息进行登记、查询、修改等操作。

2）信息备案管理要求：药品追溯系统应根据国家药品信息化追溯体系建设相关要求，提供由药品上市许可持有人和生产企业批量向协同平台备案药品追溯有关信息的功能，备案内容包括包装规格、药品标识条码及其对应的药品名称和制剂规格、其生产每种产品所在的药品追溯系统的链接地址等相关信息。

3）药品追溯条码管理要求：药品追溯系统应根据药品上市许可持有人、生产企业等药品追溯参与方的业务需求，并按照 NMPAB/T 1002—2019 的规定，提供药品追溯条码管理功能。药品上市许可持有人及生产企业可使用该功能导入来自发码机构的药品追溯条码，并根据实际业务需要进行维护。

4）追溯应用信息管理要求

生产信息管理要求：药品追溯系统应根据药品上市许可持有人、生产企业等药品追溯参与方的业务需求，并按照药品追溯数据和交换相关标准的规定，提供药品基本生产信息、进口信息、生产企业自检信息、批签发信息等与生产过程相关信息管理的功能。

流通信息管理要求：药品追溯系统应根据药品上市许可持有人、生产企业、经营企业、疾病预防控制机构、使用单位等药品追溯参与方的业务需求，并按照药品追溯数据和交换相关标准的规定，提供药品进口信息、发货信息、收货信息、配送信息等流通过程相关信息管理的功能。

使用信息管理要求：药品追溯系统应根据药品使用单位、药品上市许可持有人和生产企业的业务需求，并按照药品追溯数据和交换相关标准的规定，提供药品使用过程相关信息管理的功能。

召回信息管理要求：药品追溯系统应根据药品上市许可持有人、生产企业等药品追溯参与方的业务需求，并按照药品追溯数据和交换相关标准的规定，提供药品召回相关信息管理的功能。

5）追溯信息共享要求

追溯信息上传要求：药品追溯系统应根据药品流通监管的业务需求，以及药品追溯数据和交换相关标准的规定，提供向药品追溯协同服务平台上传数据的功能，并与药品追溯协同服务平台进行数据对接。

基础数据接收要求：药品追溯系统应根据药品上市许可持有人、生产企业、经营企业、疾病预防控制机构、使用单位等药品追溯参与方的业务需求，按照药品流通管理的相关规定要求，提供接收药品追溯协同服务平台分发的药品追溯相关数据的功能。

追溯信息传递要求：药品追溯系统应根据药品上市许可持有人、生产企业、经营企业、疾病预防控制机构、使用单位等药品追溯参与方的业务需求，按照药品追溯数据和交换相关标准的规定，提供向追溯相关参与方传递追溯信息的功能。

追溯信息验证：药品追溯系统应具有对接收的追溯信息进行核对，并将核对信息反馈上游企业/机构的功能。

6）追溯信息查询要求

消费者查询：药品追溯系统应具有向消费者提供药品追溯信息查询功能。消费者查询功能应满足以下要求：①能配合药品追溯协同服务平台提供和自行提供基于网页和移动终端的追溯结果展示；②药品追溯查询时，追溯展示内容应遵照药品追溯数据消费者查询相关标准的规定。

监管方查询：药品追溯系统应具备根据监管需求，为监管方提供追溯数据查询的功能。

（3）存储要求：支持存储调度，根据药品追溯系统使用单位需求有计划地对存储节点的迁移、扩容、复制、更改、删除等操作进行规划和自动执行。提供存储资源调度管理策略，并能够将存储资源合理、按需提供给药品追溯系统使用单位。支持实例运行的容错机制，支持多实例并行运行；宕机不会影响应用可用性，系统自动完成运行实例与数据恢复。支持集中控制和分布自主控制的数据备份，应对追溯数据制定具体的数据备份策略。提供对结构化数据、半结构化数据和非结构化数据的存储功能。按相关规定期限保存追溯数据。提供数据导入/导出和数据迁移功能。

（4）安全要求

1）权限管理：药品追溯系统的权限管理应满足以下要求。①药品追溯系统应具有用户身份注册、审核、管理的功能；②用户身份验证应支持 CA 证书和（或）用户密码两种验证方式；③应具有用户权限配置功能，可根据业务需要设定访问控制策略。

2）安全管理：药品追溯系统应参照 GB/T 22239—2019 和 GB/T 28452—2012 的相关规定，达到相应的信息系统安全等级保护要求，符合三级及以上保护级别的药品追溯系统应通过相关机构认证。

（5）运维要求：应明确药品追溯系统运维人员，落实运维责任，确保药品追溯系统的稳定运行。应制定系统运行故障应急处理预案，确保故障发生时及时响应。

四、药品安全信息发布与管理

为加强药品安全监管信息公开，保障公众的知情权、参与权、表达权和监督权，根据《药品管理法》《中华人民共和国政府信息公开条例》等法律法规，结合实际制定《食品药品安全监管信息公开管理办法》，2018 年 3 月 1 日起施行，本文主要论述药品安全信息发布与管理。

（一）适用范围与适用原则

1. 适用范围 适用于药品监督管理部门在药品的产品（配方）注册、生产经营许可、广告审查、监督检查、监督抽检、行政处罚及其他监管活动中形成的以一定形式制作保存的信息的主动公开。

2. 适用原则　药品安全监管信息公开应当遵循全面、及时、准确、客观、公正的原则。涉及国家秘密、商业秘密和个人隐私的，不得公开。经权利人同意公开，或者药品监督管理部门认为不公开可能对公共利益造成重大影响的商业秘密、个人隐私，可以公开。

（二）药品安全信息发布要求

药品监督管理部门依职责建立药品安全监管信息公开清单，并及时公布、更新，接受社会监督。药品安全监管信息公开清单包括公开事项、具体内容、公开时限、公开部门等。药品监督管理部门负责信息公开的具体部门，负责监管信息公开的日常管理工作。

（三）药品安全信息公开范围

1. 药品审评审批服务指南、产品（配方）注册证书（批件）、标签和说明书样稿等信息。

2. 药品生产经营许可服务指南、生产经营许可证等信息。

3. 药品广告审查服务指南、审查结果等信息。

4. 其他行政审批事项服务指南、批准文件等相关信息。

（四）药品安全信息的行政处罚

药品监督管理部门依职责在其政府网站公开药品的行政处罚决定的下列信息：行政处罚案件名称、处罚决定书文号；被处罚的自然人姓名、被处罚的企业或其他组织的名称、统一社会信用代码（组织机构代码、事业单位法人证书编号）、法定代表人（负责人）姓名；违反法律、法规和规章的主要事实；行政处罚的种类和依据；行政处罚的履行方式和期限；作出行政处罚决定的行政执法机关名称和日期。

（五）药品安全信息公开要求

1. 监管部门　药品监督管理部门主要负责人对药品安全监管信息公开工作负总责，建立健全的监管信息公开工作机制，加快信息化建设，推进药品安全监管信息公开工作。没有政府网站的，应当在上级药品监督管理部门政府网站或者同级人民政府的政府网站公开。

2. 时限要求　药品监督管理部门应当在行政许可、行政处罚等行政决定 7 个工作日内，在政府网站公开其信息。因特殊情形需要延长期限的，经本部门负责人批准，可以延长至 20 个工作日。法律、法规和规章另有规定的，从其规定。

（六）药品安全信息监督管理处罚

违反《食品药品安全监管信息公平管理办法》规定，有下列情形之一的，由药品监督管理部门予以警告并责令限期改正；情节严重的，对直接负责的主管人员和其他直接责任人员给予行政处分：未公开应当公开的药品安全监管信息的；未按时限履行药品安全监管信息公开义务的；未及时更新药品安全监管信息公开清单的；未进行药品安全监管信息保密审查的；未及时更新或者撤除相关药品安全监管信息的；法律、法规和规章规定的其他情形。

第二节　药品说明书和标签的管理

药品因其理化性质、质量规格和卫生要求各不相同，其运输、储存、销售和使用必须有相应的信息指导。药品说明书、标签正是指导如何储运和使用药品等信息的重要来源。它们可用于指导人们正确地经销、保管和使用药品，向用户介绍药品的重要信息。而药品说明书和标签提供的药品信息一旦有误，必将产生严重后果。因此，各国均将药品说明书、标签作为药品法制管理的重要内容加以规范。

一、药品说明书和标签管理概述

（一）我国药品说明书和标签的法制化管理

1984年以前，有关药品包装标签和说明书管理的规定分散在相关的药事管理法规中。1984年公布的《药品管理法》第三十六至三十八条明确规定了药品标签、说明书的管理，这标志着我国对药品信息管理进入法制化管理新阶段。2001年我国修改实施的《药品管理法》第六章第五十四条对此又作了明确的规定。2001年6月22日，国家药品监督管理局以国药监注〔2001〕294号通知下发了《药品说明书规范细则（暂行）》；2001年11月7日，国家药品监督管理局以国药监注〔2001〕482号通知下发了《药品包装、标签规范细则（暂行）》，明确了药品说明书和标签的书写规定。为了进一步规范药品说明书和标签的管理，根据《药品管理法》及其实施条例，国家食品药品监督管理局于2006年3月10日公布了《药品说明书和标签管理规定》（国家食品药品监督管理局令第24号），自2006年6月1日起施行。

（二）药品说明书和标签管理的原则

药品说明书是指药品生产企业印制并提供的，包含药理学、毒理学、药效学、医学等涉及药品安全性、有效性的重要科学数据和结论，用以指导临床正确使用药品的技术性资料。药品标签是指药品包装上印有或者贴有的内容。

1. 国家审批制度 在中华人民共和国境内上市销售的药品，其说明书和标签由国家药品监督管理局予以核准。

2. 内容书写原则

（1）药品说明书：内容应当以国家药品监督管理局核准或获准修改的药品说明书为准，不得擅自增加和删改原批准的内容。药品生产企业生产的供上市销售的最小包装必须附有说明书。

（2）药品标签：应当以说明书为依据，其内容不得超出说明书的范围，不得印有暗示疗效、误导使用和不适当宣传产品的文字和标志。药品包装必须按照规定印有或贴有标签，不得夹带其他任何介绍或宣传产品、企业的文字、音像及其他资料。

（3）文字和用语要求：药品说明书和标签的文字表述应当科学、规范、准确。非处方药说明书还应使用容易理解的文字表述，以使患者自行判断、选择和使用。药品说明书和标签应当使用国家语言文字工作委员会公布的规范化汉字，增加其他文字对照的，应当以汉字表述为准。药品说明书和标签中的文字应当清晰易辨，标志应当清楚醒目，不得有印字脱落或粘贴不牢等现象，不得以粘贴、剪切、涂改等方式进行修改或补充。出于保护公众健康和指导正确合理用药的目的，可以在药品说明书或者标签上加注警示语。国家药品监督管理局也可以要求药品生产企业在说明书或者标签上加注警示语。

知识拓展　　　　　　　　　**药品说明书内容夸大疗效案**

某药业股份有限公司生产的蒲地蓝消炎片，注册商标为"三抗"。此药品规定的功能主治为"清热解毒，抗炎消肿"。该公司在蒲地蓝消炎片外包装上将注册商标"三抗"注明为"抗细菌，抗病毒，抗炎症"于显著位置，企业认为该包装已经在所在地省级药品监督管理局备案，是经过国家批准的。

问题讨论：

1. 药品的外标签应该遵循哪些原则？

2. 依据相关法律规定，分析该药品标签的违规之处。

二、药品说明书的管理规定

药品说明书（package insert）是药品信息最基本、最重要的来源，它与药品的研制、生产、销售、储存、运输、使用等众多环节密切相关。在药品流通领域，药品说明书可指导人们正确储存和使用药品；在临床治疗上，经药品监督管理部门审核批准的药品说明书是药品的法定文件，是医生、药师、护士指导患者合理用药的科学依据，是宣传合理用药和普及医药知识的指南。

（一）药品说明书内容要求

1. 药品说明书的编写依据　药品说明书应当包含药品安全性、有效性等重要科学数据、结论，用以指导安全、合理使用药品。

药品说明书对疾病名称、药学专业名词、药品名称、临床检验名称和结果的表述，应当采用国家统一颁布或规范的专用词汇，度量衡单位应当符合国家标准的规定。

2. 列出全部活性成分　药品说明书应当列出全部活性成分或组方中的全部中药饮片。注射剂和非处方药应列出所用的全部辅料名称。药品处方中含有可能引起严重不良反应成分或者辅料的，应当予以说明。

3. 药品说明书修改注意事项　根据药品不良反应监测和药品再评价结果，需要对药品说明书进行修改的，药品生产企业应主动提出修改药品说明书，国家药品监督管理局也可要求企业修改药品说明书。修改的药品说明书经国家药品监督管理局审核批准后方有效。对于获准修改的药品说明书内容，药品生产企业应立即通知相关的药品经营企业、使用单位及其他部门，并按要求及时使用修改后的说明书。

药品说明书核准日期和修改日期应在说明书中醒目标示。

4. 详细注明药品不良反应　药品说明书应充分包含药品不良反应信息，详细注明药品不良反应。药品生产企业未将药品不良反应在说明书中充分说明的，或者未根据药品上市后的安全性、有效性情况及时修改说明书并充分说明不良反应的，引起的不良后果由该生产企业承担。

5. 药品名称和标志　药品说明书使用的药品名称，必须符合国家药品监督管理局公布的药品通用名称和商品名称的命名原则，并与药品批准证明文件的相应内容一致。禁止使用未经国家药品监督管理局批准的药品名称和未经注册的商标。

麻醉药品、精神药品、毒性药品、放射性药品、外用药品和非处方药的说明书必须印有特殊管理的药品、外用药或非处方药等专用标志。

（二）药品说明书的格式

1. 化学药品和治疗用生物制品说明书格式

核准日期（国家药品监督管理局批准药品注册时间）

修改日期（按历次修改的时间顺序逐行书写）

特殊药品、外用药品标识位置

×××（通用名称）说明书

请仔细阅读说明书并在医师指导下使用。

（警示语位置）

【药品名称】

【成分】

【性状】

【适应证】

【规格】

【用法用量】

【不良反应】

【禁忌】

【孕妇及哺乳期妇女用药】

【儿童用药】

【老年用药】

【药物相互作用】

【药物过量】

【临床试验】

【药理毒理】

【药代动力学】

【贮藏】

【包装】

【有效期】

【执行标准】

【批准文号】

【生产企业】

2. 中药、天然药物处方药说明书格式

核准日期和修改日期

特殊药品、外用药品标识位置

×××说明书

请仔细阅读说明书并在医师指导下使用。

（警示语位置）

【药品名称】

【成分】

【性状】

【功能主治】/【适应证】

【规格】

【用法用量】

【不良反应】

【禁忌】

【注意事项】

【孕妇及哺乳期妇女用药】

【儿童用药】

【老年用药】

【药物相互作用】

【临床试验】

【药理毒理】

【药代动力学】

【贮藏】

【包装】

【有效期】

【执行标准】

【批准文号】

【生产企业】

企业名称：

生产地址：

邮政编码：

电话号码：

传真号码：

注册地址：

网址：

（三）药品说明书各项内容书写要求

2006 年 5 月 10 日，国家食品药品监督管理局以国食药监注〔2006〕202 号文下发了《关于印发化学药品和生物制品说明书规范细则的通知》，对化学药品和生物制品说明书各项内容书写要求作了明确的规定。2006 年 6 月 22 日，国家食品药品监督管理局以国食药监注〔2006〕283 号文下发了《关于印发中药、天然药物处方药说明书格式内容书写要求及撰写指导原则的通知》，对中药、天然药物处方药说明书各项内容书写要求作了明确规定。

三、药品标签的管理规定

（一）药品标签的内容

1. 药品标签的分类　药品标签是指药品包装上印有或者贴有的内容，分为内标签和外标签。药品内标签指直接接触药品包装的标签，外标签指内标签以外的其他包装的标签。

2. 药品内、外标签标示的内容

（1）内标签：药品的内标签应当包含药品通用名称、适应证或者功能主治、规格、用法用量、生产日期、产品批号、有效期、生产企业等内容。包装尺寸过小无法全部标明上述内容的，至少应当标注药品通用名称、规格、产品批号、有效期等内容。

（2）外标签：药品外标签应当注明药品通用名称、成分、性状、适应证或者功能主治、规格、用法用量、不良反应、禁忌、注意事项、贮藏、生产日期、产品批号、有效期、批准文号、生产企业等内容。适应证或者功能主治、用法用量、不良反应、禁忌、注意事项不能全部注明的，应当标出主要内容并注明"详见说明书"字样。

3. 用于运输、贮藏包装的标签的内容　用于运输、贮藏的包装的标签，至少应当注明药品通用名称、规格、贮藏、生产日期、产品批号、有效期、批准文号、生产企业，也可以根据需要注明包装数量、运输注意事项或者其他标记等必要内容。

4. 原料药标签的内容　原料药的标签应当注明药品名称、贮藏、生产日期、产品批号、有效期、执行标准、批准文号、生产企业，同时还需注明包装数量及运输注意事项等必要内容。

5. 药品标签中药品名称　药品标签中标注的药品名称必须符合国家药品监督管理局公布的药品通用名称和商品名称的命名原则，并与药品批准证明文件的相应内容一致。

（二）药品标签书写印制要求

1. 药品名称

（1）药品标签中标注的药品名称，必须符合国家药品监督管理局公布的药品通用名称和商品名称的命名原则，并与药品批准证明文件的相应内容一致。禁止使用未经国家药品监督管理局批准的药品名称。

（2）药品通用名称应当显著、突出，其字体、字号和颜色必须一致，并符合以下要求：① 对于横版标签，必须在上 1/3 范围内显著位置标出；对于竖版标签，必须在右 1/3 范围内显著位置标出。② 不得选用草书、篆书等不易识别的字体，不得使用斜体、中空、阴影等形式对字体进行修饰；③ 字体颜色应当使用黑色或者白色，与相应的浅色或者深色背景形成强烈反差。④ 除因包装尺寸的限制而无法同行书写的，不得分行书写。

（3）药品商品名称不得与通用名称同行书写，其字体和颜色不得比通用名称更突出和显著，其字体以单字面积计算不得大于通用名称所用字体的 1/2。

2. 注册商标　药品标签使用注册商标的，应当印刷在药品标签的边角，含文字的，其字体以单字面积计算不得大于通用名称所用字体的 1/4。

药品标签中禁止使用未经注册的商标及其他未经国家药品监督管理局批准的药品名称。

3. 有效期　药品标签中的有效期应当按照年、月、日的顺序标注，年份用四位数字表示，月、日用两位数表示。其具体标注格式为"有效期至 ×××× 年 ×× 月"或者"有效期至 ×××× 年 ×× 月 ×× 日"；也可以用数字和其他符号表示为"有效期至 ××××.××."或者"有效期至 ××××/××/××"等。

预防用生物制品有效期的标注按照国家药品监督管理局批准的注册标准执行，治疗用生物制品有效期的标注自分装日期计算，其他药品的有效期的标注自生产日期计算。

4. 专用标志　麻醉药品、精神药品、毒性药品、放射性药品、外用药品和非处方药品等国家规定有专用标志的，在药品标签上必须印有规定的标识。

5. 贮藏要求　有特殊要求的药品，应当在标签的醒目位置注明。

6. 同一药品生产企业的同一药品的标签规定

（1）同一药品生产企业生产的同一药品，药品规格和包装规格均相同的，其标签的内容、格式及颜色必须一致；药品规格或者包装规格不同的，其标签应当明显区别或者规格明显标注。

（2）同一药品生产企业生产的同一药品，分别按处方药与非处方药管理的，两者的包装颜色应当明显区别。

第三节　药品广告管理

一、药品广告管理概述

（一）药品广告概述

《中华人民共和国广告法》（2021 年修正）中对广告的界定是：商品经营者或者服务提供者通过一定媒介和形式直接或者间接地介绍自己所推销的商品或者服务的商业广告活动。由此可知，药品广告是指药品生产者或药品经营者通过一定媒介和形式，直接或间接地介绍其生产或经营的药品的商业广告活动。药品广告行为的主体即药品生产者、经营者，推销的商品为其生产或经营的药品。

（二）药品广告管理的变迁

生活中随处可见广告，一条合格的广告应当真实、合法，以健康的表现形式表达广告内容，符合社会主义精神文明建设和弘扬中华优秀传统文化的要求，不得含有虚假或者引人误解的内容，不得欺骗、误导消费者。然而，在利益的驱使下，药品广告问题层出不穷、治理难度较大，因此，各国都在采取监管措施，对药品广告进行严格管理。1988 年第 41 届世界卫生大会通过《药品促销道德准则》（Ethical Standards for Medicines Promotion），其中第六部分即是关于广告的道德标准和科学标准。

我国政府对药品广告的管理，经历了从原则到具体、从一般行政管理到法制管理的过程，早在 1959 年卫生部、化工部、商业部就联合发布了《关于未大批生产的药品不得宣传广告的通知》。1982 年国务院发布了《广告管理暂行条例》，对药品广告做了专门的规定。1984 年第六届全国人民代表大会常务委员会通过《药品管理法》（以下简称《药品管理法》），作为中华人民共和国成立以来我国制定的第一部药品管理法规，该法对药品价格和广告的管理独立成章，明确要求。2002

年国务院正式发布《中华人民共和国药品管理法实施条例》（以下简称《药品管理法实施条例》）。2007 年，国家工商行政管理总局、国家食品药品监督管理局公布《药品广告审查发布标准》，随后，又联合发布《药品广告审查办法》。近年来，为适应新时代药品广告管理的新形势、新任务、新要求、新期待，上述法规或标准相继进行了多次修订、修正。现行的《药品管理法》和《药品管理法实施条例》为 2019 年修订，同年发布新版《中华人民共和国广告法》（以下简称《广告法》），2021 年进行第二次修正。2020 年施行《药品、医疗器械、保健食品、特殊医学用途配方食品广告审查管理暂行办法》（以下简称《广告审查管理暂行办法》），同时废止《药品广告审查发布标准》和《药品广告审查办法》。

二、药品广告发布要求

▐ （一）药品广告发布范围

　　根据《广告法》和《广告审查管理暂行办法》规定，下列药品、医疗器械、保健食品和特殊医学用途配方食品不得发布广告：①麻醉药品、精神药品、医疗用毒性药品、放射性药品等特殊药品，药品类易制毒化学品，以及戒毒治疗的药品；②军队特需药品，军队医疗机构配制的制剂；③医疗机构配制的制剂；④依法停止或者禁止生产、销售或者使用的药品；⑤法律、行政法规禁止发布广告的情形。

　　上述规定以外的处方药，只能在国务院卫生行政部门和国务院药品监督管理部门共同指定的医学、药学专业刊物上作广告。不得利用处方药的名称为各种活动冠名进行广告宣传。不得使用与处方药名称相同的商标、企业字号在医学、药学专业刊物以外的媒介变相发布广告，也不得利用该商标、企业字号为各种活动冠名进行广告宣传。

　　未经批准的药品广告不得发布。经广告审查机关审查通过并向社会公开的药品广告，可以依法在全国范围内发布，但在针对未成年人的大众传播媒介上不得发布药品广告。

▐ （二）药品广告发布内容

　　鉴于药品的特殊性，国家对药品广告有着严格的要求。在《药品管理法》《广告法》《广告审查管理暂行办法》中规定药品广告不得含有下列内容：①表示功效、安全性的断言或者保证；②说明治愈率或者有效率；③与其他药品、医疗器械的功效和安全性或者其他医疗机构比较；④利用国家机关、科研单位、学术机构、行业协会或者专家、学者、医师、药师、临床营养师、患者、不满十周岁的未成年人等的名义或者形象作推荐、证明；⑤法律、行政法规规定禁止的其他内容。

　　同时，亦不能出现下列情形：①使用或者变相使用国家机关、国家机关工作人员、军队单位或者军队人员的名义或者形象，或者利用军队装备、设施等从事广告宣传；②违反科学规律，明示或者暗示可以治疗所有疾病、适应所有症状、适应所有人群，或者正常生活和治疗病症所必需等内容；③引起公众对所处健康状况和所患疾病产生不必要的担忧和恐惧，或者使公众误解不使用该产品会患某种疾病或者加重病情的内容；④含有"安全""安全无毒副作用""毒副作用小"；明示或者暗示成分为"天然"，因而安全性有保证等内容；⑤含有"热销、抢购、试用""家庭必备、免费治疗、赠送"等诱导性内容，"评比、排序、推荐、指定、选用、获奖"等综合性评价内容，"无效退款、保险公司保险"等保证性内容，怂恿消费者任意、过量使用药品的内容。

　　药品广告的内容应当真实、合法，以国务院药品监督管理部门核准的说明书为准，涉及药品名称、药品适应证或者功能主治、药理作用等内容的，不得超出说明书范围。药品广告应当显著标明禁忌、不良反应。处方药广告应当显著标明"本广告仅供医学药学专业人士阅读"，非处方药广告还应当显著标明非处方药标识（OTC）和"请按药品说明书或者在药师指导下购买和使用"。此外，药品广告中应当显著标明广告批准文号。所有应当显著标明的内容，其字体和颜色必须清晰可见、易于辨认，在视频广告中应当持续显示。

三、药品广告的申请与审查

（一）药品广告的申请

1. 审查机构与申请人 国家市场监督管理总局负责组织指导药品广告审查工作。各省（自治区、直辖市）市场监督管理部门、药品监督管理部门（以下称广告审查机关）负责药品广告审查，依法可以委托其他行政机关具体实施广告审查。

药品注册证明文件或者备案凭证持有人及其授权同意的生产、经营企业为广告申请人（以下简称申请人）。申请人可以委托代理人办理药品广告审查申请。药品广告审查申请应当依法向生产企业或者进口代理人等申请人所在地省（自治区、直辖市）人民政府确定的广告审查机关提出。

在药品生产企业所在地和进口药品代理机构所在地以外的省（自治区、直辖市）发布药品广告的，发布广告的企业应当在发布前向发布地省（自治区、直辖市）人民政府药品监督管理部门备案。接受备案的省（自治区、直辖市）人民政府药品监督管理部门发现药品广告批准内容不符合药品广告管理规定的，应当交由原核发部门处理。

2. 申请材料 申请药品广告审查，应当依法提交《广告审查表》、与发布内容一致的广告样件，以及下列合法有效的材料：①申请人的主体资格相关材料，或者合法有效的登记文件；②产品注册证明文件或者备案凭证、注册或者备案的产品标签和说明书，以及生产许可文件；③广告中涉及的知识产权相关有效证明材料。

经授权同意作为申请人的生产、经营企业，还应当提交合法的授权文件；委托代理人进行申请的，还应当提交委托书和代理人的主体资格相关材料。

3. 时限要求 申请人可以到广告审查机关受理窗口提出申请，也可以通过信函、传真、电子邮件或者电子政务平台提交药品广告申请。

广告审查机关收到申请人提交的申请后，应当在 5 个工作日内作出受理或者不予受理决定。广告审查机关应当对申请人提交的材料进行审查，自受理之日起 10 个工作日内完成审查工作。经审查批准的药品广告，广告审查机关应当通过本部门网站及其他方便公众查询的方式，在 10 个工作日内向社会公开。

药品广告批准文号的有效期与产品注册证明文件、备案凭证或者生产许可文件最短的有效期一致。产品注册证明文件、备案凭证或者生产许可文件未规定有效期的，广告批准文号有效期为 2 年。根据规则"×药广审（视/声/文）第 000000-00000 号"，其中"×"为各省（自治区、直辖市）的简称；"药"为产品分类；"视""声""文"为广告媒介形式的分类；"0"由 11 位数字组成，前 6 位代表广告批准文号失效年月日（年份仅显示后 2 位），后 5 位代表广告批准序号。

（二）药品广告的审查

经审查，对符合法律、行政法规和《广告审查管理暂行办法》规定的广告，应当作出审查批准的决定，编发广告批准文号。对不符合法律、行政法规和《广告审查管理暂行办法》规定的广告，应当作出不予批准的决定，送达申请人并说明理由，同时告知其享有依法申请行政复议或者提起行政诉讼的权利。

广告中只宣传产品名称（含药品通用名称和药品商品名称）的，不再对其内容进行审查。

药品广告审查管理涉及的文书格式范本由国家市场监督管理总局统一制定。

四、药品广告相关法律责任

《广告法》在法律责任中对违反有关药品广告的行为做了严格的规定。

违反《广告法》规定，发布虚假广告的，由市场监督管理部门责令停止发布广告，责令广告主在相应范围内消除影响，处广告费用三倍以上五倍以下的罚款，广告费用无法计算或者明显偏低的，处二十万元以上一百万元以下的罚款；两年内有三次以上违法行为或者有其他严重情节的，处广告费用五倍以上十倍以下的罚款，广告费用无法计算或者明显偏低的，处一百万元以上二百万元以下的罚款，可以吊销营业执照，并由广告审查机关撤销广告审查批准文件、一年内不受理其广告审查申请。

广告经营者、广告发布者明知或者应知广告虚假仍设计、制作、代理、发布的，由市场监督管理部门没收广告费用，并处广告费用三倍以上五倍以下的罚款，广告费用无法计算或者明显偏低的，处二十万元以上一百万元以下的罚款；两年内有三次以上违法行为或者有其他严重情节的，处广告费用五倍以上十倍以下的罚款，广告费用无法计算或者明显偏低的，处一百万元以上二百万元以下的罚款，并可以由有关部门暂停广告发布业务、吊销营业执照。

广告主、广告经营者、广告发布者有第五十五条第一款、第三款规定行为，构成犯罪的，依法追究刑事责任。

违反《广告法》规定，发布虚假广告，欺骗、误导消费者，使购买商品或者接受服务的消费者的合法权益受到损害的，由广告主依法承担民事责任。广告经营者、广告发布者不能提供广告主的真实名称、地址和有效联系方式的，消费者可以要求广告经营者、广告发布者先行赔偿。

关系消费者生命健康的商品或者服务的虚假广告，造成消费者损害的，其广告经营者、广告发布者、广告代言人应当与广告主共同承担责任。

前款规定以外的商品或者服务的虚假广告，造成消费者损害的，其广告经营者、广告发布者、广告代言人，明知或者应知广告虚假仍设计、制作、代理、发布或者作推荐、证明的，应当与广告主共同承担责任。

对于违反《广告法》第九条、第十条、第十五条、第三十七条、第四十条第一款规定的情况，由市场监督管理部门责令停止发布广告，对广告主处二十万元以上一百万元以下的罚款，情节严重的，可以吊销营业执照，由广告审查机关撤销广告审查批准文件、一年内不受理其广告审查申请；对广告经营者、广告发布者，由市场监督管理部门没收广告费用，处二十万元以上一百万元以下的罚款，情节严重的，可以吊销营业执照。

对于违反《广告法》第十六条、第十七条、第三十八条第二款、第三款、第四十六条的情形，由市场监督管理部门责令停止发布广告，责令广告主在相应范围内消除影响，处广告费用一倍以上三倍以下的罚款，广告费用无法计算或者明显偏低的，处十万元以上二十万元以下的罚款；情节严重的，处广告费用三倍以上五倍以下的罚款，广告费用无法计算或者明显偏低的，处二十万元以上一百万元以下的罚款，可以吊销营业执照，并由广告审查机关撤销广告审查批准文件、一年内不受理其广告审查申请。

广告经营者、广告发布者明知或者应知有违反《广告法》第十六条规定违法行为仍设计、制作、代理、发布的，由市场监督管理部门没收广告费用，并处广告费用一倍以上三倍以下的罚款，广告费用无法计算或者明显偏低的，处十万元以上二十万元以下的罚款；情节严重的，处广告费用三倍以上五倍以下的罚款，广告费用无法计算或者明显偏低的，处二十万元以上一百万元以下的罚款，并可以由有关部门暂停广告发布业务、吊销营业执照。

广告代言人违反《广告法》第十六条第一款第四项规定，在药品广告中作推荐、证明的；或第三十八条第一款规定，为其未使用过的商品或者未接受过的服务作推荐、证明的；明知或者应知广告虚假仍在广告中对商品、服务作推荐、证明的，由市场监督管理部门没收违法所得，并处违法所得一倍以上二倍以下的罚款。广播电台、电视台、报刊音像出版单位发布违法广告，或者以新闻报道形式变相发布广告，或者以介绍健康、养生知识等形式变相发布药品广告，市场监督管理部门依照本法给予处罚的，应当通报新闻出版、广播电视主管部门以及其他有关部门。新闻出版、广播电视主管部门以及其他有关部门应当依法对负有责任的主管人员和直接责任人员给予处分；情节严重的，可以暂停媒体的广告发布业务。

新闻出版、广播电视主管部门以及其他有关部门未依照前款规定对广播电台、电视台、报刊音像出版单位进行处理的，对负有责任的主管人员和直接责任人员，依法给予处分。

第四节　互联网药品信息服务的管理

互联网药品信息服务是一种新的信息传递方式，它对药品信息的有效传播起着积极的作用。然而，一些违法分子利用这种新型的传播工具向广大民众提供虚假的信息。为加强药品监督管理，规范互联网药品信息服务，保障互联网药品信息的合法性、真实性、安全性，2001 年 1 月 11 日，国家药品监督管理局以第 26 号局令发布了《互联网药品信息服务管理暂行规定》。2004 年 7 月 8 日，国家食品药品监督管理局以第 9 号局令出台了《互联网药品信息服务管理办法》，2017 年 11 月 21 日根据《国家食品药品监督管理总局关于修改部分规章的决定》进行修正。

一、互联网药品信息服务的概述

（一）互联网药品信息服务的定义

互联网药品信息服务，是指通过互联网向上网用户提供药品（含医疗器械）信息的服务活动。

（二）互联网药品信息服务的分类

互联网药品信息服务分为经营性和非经营性两类。经营性互联网药品信息服务是指通过互联网向上网用户有偿提供药品信息等服务的活动；非经营性互联网药品信息服务是指通过互联网向上网用户无偿提供公开的、共享性药品信息等服务的活动。

二、互联网药品信息服务的管理

互联网药品信息服务的网站所登载的药品信息必须科学、准确，必须符合国家的法律、法规和国家有关药品、医疗器械管理的相关规定。信息服务网站不得发布麻醉药品、精神药品、医疗用毒性药品、放射性药品、戒毒药品和医疗机构制剂的产品信息。提供互联网药品信息服务的网站发布的药品（含医疗器械）广告，必须经过药品监督管理部门审查批准。提供互联网药品信息服务的网站发布的药品（含医疗器械）广告要注明广告审查批准文号。

（一）管理机构

1. 监督管理机构　国家药品监督管理局对全国提供互联网药品信息服务的网站实施监督管理。省、自治区、直辖市药品监督管理部门对本行政区域内提供互联网药品信息服务活动的网站实时监督管理。

2. 经营主管机构　国务院信息产业主管部门或省级电信管理机构。

（二）互联网药品信息服务资格证书

提供互联网药品信息服务的网站，应当在其网站主页显著位置标注互联网药品信息服务资格证书的证书编号。其有效期为 5 年。有效期届满，需要继续提供互联网药品信息服务的，持证单位应当在有效期届满前 6 个月内，向原发证机关申请换发互联网药品信息服务资格证书。省（自治区、直辖市）药品监督管理部门根据申请人的申请，应当在互联网药品信息服务资格证书有效期届满前作出是否准予其换证的决定。逾期未决定的，视为准予换证。

三、互联网药品信息服务的审批

拟提供互联网药品信息服务的网站，应当在向国务院信息产业主管部门或者省级电信管理机构申请办理经营许可证或者办理备案手续之前，按照属地监督管理的原则，向该网站主办单位所在地省（自治区、直辖市）药品监督管理部门提出申请，经审核同意后取得提供互联网药品信息服务的资格。

（一）申请提供互联网药品信息服务的条件

除应当符合《互联网药品信息服务管理办法》规定的要求外，还应当具备以下条件。

1. 互联网药品信息服务的提供者应当为依法设立的企事业单位或者其他组织。

2. 具有与开展互联网药品信息服务活动相适应的专业人员、设施及相关制度。

3. 有两名以上熟悉药品、医疗器械管理法律、法规和药品、医疗器械专业知识，或者依法经资格认定的药学、医疗器械技术人员。

（二）申请提供互联网药品信息服务应提交的材料

申请提供互联网药品信息服务，应当填写国家药品监督管理局统一制发的《互联网药品信息服务申请表》，向网站主办单位所在地省（自治区、直辖市）药品监督管理部门提出申请，同时提交以下材料：①企业营业执照复印件。②网站域名注册的相关证书或者证明文件、从事互联网药品信息服务网站的中文名称，除与主办单位名称相同的以外，不得以"中国""中华""全国"等冠名；除取得药品招标代理机构资格证书的单位开办的互联网站外，其他提供互联网药品信息服务的网站名称中不得出现"电子商务""药品招商""药品招标"等内容。③网站栏目设置说明。④网站对历史发布信息进行备份和查阅的相关管理制度及执行情况说明。⑤药品监督管理部门在线浏览网站上所有栏目、内容的方法及操作说明。⑥药品及医疗器械相关专业技术人员学历证明或者其专业技术资格证书复印件、网站负责人身份证复印件及简历。⑦健全的网络与信息安全保障措施。⑧保证药品信息来源合法、真实、安全的管理措施、情况说明及相关证明。

（三）审批程序

1. 对于申请材料不规范、不完整的，省（自治区、直辖市）药品监督管理部门自申请之日起5日内一次告知申请人需要补正的全部内容；逾期不告知的，自收到材料之日起即为受理。

2. 省（自治区、直辖市）药品监督管理部门自受理之日起20日内对申请提供互联网药品信息服务的材料进行审核，并作出同意或者不同意的决定。

四、法律责任

对于已经获得互联网药品信息服务资格证书，但提供的药品信息直接撮合药品网上交易的；已经获得互联网药品信息服务资格证书，但超出审核同意的范围提供互联网药品信息服务的；提供不真实互联网药品信息服务并造成不良社会影响的；擅自变更互联网药品信息服务项目的。互联网药品信息服务提供者违反《互联网药品信息服务管理办法》，有上述情节之一的，由国家药品监督管理局或省（自治区、直辖市）药品监督管理部门给予警告，责令限期改正；情节严重的，对提供非经营性互联网药品信息服务的网站处以1000元以下罚款，对提供经营性互联网药品信息服务的网站处以1万元以上3万元以下罚款；构成犯罪的，移送司法部门追究其刑事责任。

本章小结

本章介绍了药品信息管理、药品说明书、药品标签、药品广告、互联网药品信息服务的概述和管理规定。重点介绍了药品信息的特征、药品信息追溯制度的内容；药品说明书、药品标签的内容要求和格式；药品广告发布要求；药品广告及互联网药品信息服务等方面的法律法规。

主要内容为：

1. 药品信息的特征，包括无限性和有限性、真实性和虚假性、系统性和片面性、动态性和时效性、依附性和传递性、目的性和价值性。

2. 药品信息追溯制度，包括建立的意义、药品信息追溯体系的内容、药品信息追溯制度的分类、药品信息追溯制度的主要内容。

3. 药品说明书，是指药品生产企业印制并提供的，包含药理学、毒理学、药效学、医学等药品安全性、有效性重要科学数据和结论的，用以指导临床正确使用药品的技术性资料。药品说明书的内容、书写格式与书写要求应符合相关法律法规的规定。

4. 药品标签，是指药品包装上印有或者贴有的内容。药品标签分为内标签、外标签、运输和贮藏标签、原料药标签等 4 类。药品标签书写印制应符合相应的要求。

5. 药品说明书和标签实行国家审批制度，内容书写应符合相应的原则，文字表述应当科学、规范、准确。

6. 药品广告是指药品生产者或药品经营者通过一定媒介和形式，直接或间接地介绍其生产或经营的药品的商业广告活动。药品广告的发布管理应符合相关法律法规的规定。

7. 互联网药品信息服务，包括定义、管理、审批、法律责任。

思 考 题

1. 药品信息的特征是什么？
2. 药品信息化追溯制度建立的意义是什么？
3. 概述药品说明书的内容、格式和书写方面的要求与规定。
4. 简述不得发布药品广告的范围。
5. 提供互联网药品信息服务的网站应具备什么条件？

（王婧雯 包 晗）

第十四章 药品知识产权保护

学习目标

1. 掌握：药品知识产权的主要类型；药品专利的类型及授予条件，专利的获得与保护；药品商标权主要内容及商标权的保护；医药商业秘密的主要特点。

2. 熟悉：药品知识产权特点及相关法律；药品商标的注册和审批，不得作为商标使用或注册的情形。

3. 了解：TRIPS 协议中与药品有关的规定，医药商业秘密的保护，医药未披露数据的保护。

第一节 药品知识产权概述

随着全球知识经济时代的到来，我国已步入依靠科技创新推动社会经济发展的历史新阶段。医药产业是知识经济的标志性产业，新药研发过程投资大，风险高，周期长，亟须通过知识产权保护从源头提升医药产业技术创新能力，推动医药产业健康发展。

一、药品知识产权概念及种类

（一）知识产权概念

知识产权（intellectual property），也称为"知识财产权"，指自然人、法人和其他组织对其科学技术、文化艺术、工商经贸等领域里创造的精神财富所依法享有的专有权。简要地说，是人们对通过脑力劳动创造出来的智力成果和知识财产依法享有的权利。知识产权被归为无形资产范畴，与动产、不动产并称为人类财产的三大形态。狭义的知识产权，主要包含两类：一类是文学产权，包括著作权及与著作权有关的邻接权，它是关于文学、艺术、科学作品的创作者和传播者所享有的权利；另一类是工业产权，包括专利权和商标权，是工业、商业和其他产业中具有实用经济意义的一种无形财产权。广义的知识产权，即《建立世界知识产权组织公约》和《与贸易有关的知识产权协议》（TRIPS）所规定的范围，可概括为一切来自工业、科学及文学艺术领域的智力创作活动所产生的权利，具体可包括著作权及其邻接权、发明和实用新型专利权、商标权、工业品外观设计权、商业秘密权、地理标志权、商号权、集成电路布图设计权、反不正当竞争权和科学发现权等。

（二）药品知识产权

1. 药品知识产权的定义 药品知识产权是指一切与药品有关的发明创造和智力劳动成果的财产权。

2. 药品知识产权的种类 药品知识产权是一个完整的体系，包括药品著作权、药品专利权、药品商标权及医药商业秘密权。

（1）药品著作权：主要包括①由医药企业、人员创作或提供资金、资料等创作条件承担责任的医药类百科全书、年鉴、辞典、教材、文献、期刊、摄影、录像等作品的著作权及邻接权；②医药相关的计算机软件或多媒体软件，如药物信息咨询系统、药品生产厂家的 GMP 管理系统等；③药物临床前研究及与药物临床研究试验数据相关的著作权。

（2）药品专利权：指药品专利权人对其发明创造依法享有的专有权。此类知识产权主要包括申请专利的医药新物质、新配方、新用途、新加工处理方法及新动物、新矿物、新微生物的生产方法等。

（3）药品商标权：包括已注册或已依法取得认定的药品商标、服务商标等内容。

（4）医药商业秘密权：包括医药技术秘密和医药经营秘密等。

3. 药品知识产权的特征 药品知识产权属于民事权利中财产权的范畴，与其他民事权利如物权、债权、继承权相比，具有以下特征。

（1）无形性：药品知识产权的客体是药品领域的智力活动创造的成果，所有权人对其占有形式主要包含合同、登记、数据库等，主要特点是研发成本高、复制成本低、潜在利润高，可以被多个主体使用或反复多次使用而不降低质量，属于无形财产权。当药品知识产权公开后，权利被侵犯的可能性明显高于有形财产，因此，需通过法律来区分药品知识产权的归属，如申请专利、注册商标、登记版权等。

（2）专有性：药品知识产权的专有性也称为独占性，具有两层含义。①不允许两个或两个以上同一属性的知识产权并存。例如，甲和乙分别独立研发了相同的发明创造，视申请情况，依据法律程序只能有一方获得专利权。②权利人具有独占且垄断使用的专有权利，并严格受法律保护。未经权利人许可，任何人不得侵犯权利人的知识产权。

（3）时限性：知识产权的所有人对其智力成果或知识产品的专有权不是无限期的，知识产权仅在法律规定的期限内受到保护，超期权利失效，相关智力成果或知识产品成为人类社会共同财富，任何人均可自由使用。需要注意的是，该特征并非针对所有的知识产权，如商业秘密权、著作权中的署名权、修改权与保护作品完整权则不受时间限制；商标权保护期形式上有限，实质上无限期。

（4）地域性：知识产权作为一种专有权在空间上效力并不是无限的，受地域的限制，其效力具有明显的国家界限，一般仅限于本国（本地区）境内。若一项知识产权需在除本国外的他国受法律保护，须按照该国法律提出申请。通常除签有国际公约或双边互惠条约、协定以外，知识产权没有域外效力。

二、药品知识产权保护法律体系

20世纪80年代以前，我国对药品知识产权的保护主要通过行政法规来实现。之后，我国相继加入了如世界知识产权组织等与知识产权保护相关的国际组织，签订了一系列与知识产权保护相关的国际公约（表14-1）。国内也加强了与知识产权相关的立法工作，颁布了医药知识产权保护相关的法律、法规、行政规范和部门规章（表14-2）。

表 14-1 我国已加入的与药品知识产权保护相关的国际公约

国际公约名称	公约生效时间	我国加入时间
《保护工业产权巴黎公约》	1884	1985.03.09
《保护文学艺术作品伯尔尼公约》	1887	1992.10.15
《商标国际注册马德里协定》	1892	1989.10.04
《世界版权公约》	1955	1992.10.30
《商标注册用商品与服务国际分类尼斯协定》	1961	1994.08.09
《国际植物新品种保护公约》	1968	1999.04.23
《世界知识产权组织公约》	1970	1980.06.03
《建立工业品外观设计国际分类洛迦诺协定》	1971	1996.09.19
《国际专利分类斯特拉斯堡协定》	1975	1997.06.19
《国际承认用于专利程序的微生物保存布达佩斯条约》	1980	1995.07.01
《与贸易有关的知识产权协议》（TRIPS）	1995	2001.12.11
《商标国际注册马德里协定的议定书》	1996	1995.12.01
《世界知识产权组织版权公约》	2002	2007.06.09

表 14-2　我国与药品知识产权保护相关的部分法律法规

法律	行政法规	部门规章
《中华人民共和国宪法》	《野生药材资源保护管理条例》	《医药行业关于反不正当竞争的若干规定》
《中华人民共和国民法典》	《专利代理条例》	《关于中国实施〈专利合作条约〉的规定》
《中华人民共和国反不正当竞争法》	《中药品种保护条例》	《国家工商行政管理局关于禁止侵犯商业秘密行为的若干规定》
《中华人民共和国合同法》	《中华人民共和国植物新品种保护条例》	《中华人民共和国植物新品种保护条例实施细则》（林业部分）
《中华人民共和国商标法》	《计算机软件保护条例》	《中医药专利管理办法（试行）》
《中华人民共和国著作权法》	《中华人民共和国著作权法实施条例》	《专利行政执法办法》
《中华人民共和国专利法》	《中华人民共和国商标法实施条例》	《国家知识产权局行政复议规程》
《药品管理法》	《中华人民共和国专利法实施细则》	《专利实施强制许可办法》
《中华人民共和国刑法》	《著作权集体管理条例》	《专利代理管理办法》
《中华人民共和国公司法》	《中华人民共和国药品管理办法实施条例》	《商标评审规则》
《中华人民共和国科学技术进步法》	《中华人民共和国中医药条例》	《药物临床试验质量管理规范》
《中华人民共和国促进科技成果转化法》	《信息网络传播权保护条例》	《药品进口管理办法》
《中华人民共和国中医药法》	《特殊标志管理条例》	《中国人民解放军实施〈中华人民共和国药品管理法〉办法》
《中华人民共和国疫苗管理法》		《生物制品批签发管理办法》
		《互联网药品信息服务管理办法》
		《药品注册管理办法》
		《用于专利程序的生物材料保藏办法》
		《中华人民共和国植物新品种保护条例实施细则》（农业部分）

第二节　药品专利保护

作为目前医药领域知识产权保护类型中最高级别、最全面的保护形式，药品专利保护是国际上对药品发明创造进行知识产权保护的主要手段，是对创新者给予鼓励的国际通行制度，我国以法律的形式予以保护。专利权是专利制度的核心，是专利主管部门依据专利法授予单位或个人对某项发明创造在一定时期内享有的一种专有权，包含两层意义，一是以法律手段实现对技术独占；二是以书面方式实现对技术信息及技术权利状态的公开。其本质是专利所有者以公开发明创造的技术方案为代价，换取国家赋予的、以法律确认的形式在一定时期内享有的对该技术使用的垄断权。专利是药品研发不可或缺的保障机制和激励因素，通过实施药品专利保护，能够从法律层面对创新技术产权归属进行确认，鼓励医药技术创新，促进医药产业发展，同时也可提高药品研究开发的起点，避免大量低水平重复研究造成资源浪费。

一、药品专利概述

（一）概念

药品专利是指源于药品领域的发明创造，转化为一种具有独占权的形态，是被各国普遍采用的以独占市场为主要特征的，谋求市场竞争有利地位的一种手段。

（二）分类

按照《专利法》规定，专利分为发明专利、实用新型专利和外观设计专利。

1. 药品发明专利　发明是指对产品、方法或者其改进所提出的新的技术方案。药品发明专利包括药品产品发明和药品方法发明。

（1）药品产品发明

1）新物质（新化合物）：包括有一定医疗用途的新化合物；新基因工程产品（生物制品）；用于制造药品的新原料、新辅料、新中间体、新代谢物和新药物前体；新异构体；新的有效晶型；新分离或者提取得到的天然物质等，自然界天然存在的物质一般不能申请专利。

2）药物组合物：两种或两种以上物质组成的混合物。至少一种是活性成分，组合之后起协同或疗效增强作用。包括中药新复方制剂、中药的有效部位、药物的新剂型等。

3）微生物及其代谢物：可授予专利权的微生物及其代谢物必须是经过分离成为纯培养物，并且具有特定工业用途。天然存在于自然界的微生物不能授予专利，分离过程不能重复或不具备工业用途的微生物也不在专利授予范围内。

（2）新方法：主要包括药品的新制备及生产方法，如化合物的制备方法、组合物的制备方法、天然药物的提取分离方法、纯化方法、炮制方法、新动物、新矿物、新微生物的生产方法等。如"一种产细菌素的鼠李糖乳杆菌冻干粉的制备方法"，除此之外，申请人往往将产品与方法一同申请专利，如"一种聚多巴胺修饰的丹曲林盐纳米粒及其制备方法"。

（3）新用途：包括首次发现其具有医疗价值，或发现其具有第二医药用途、新的适应证或者新的给药途径等。

2. 实用新型专利　实用新型是指对产品的形状、构造或者其结合所提出的适于实用的新的技术方案。药品相关实用新型专利包括：

（1）某些与功能相关的药物剂型、形状、结构的改变，如药物新剂型。

（2）诊断用药的试剂盒与功能相关的形状、结构的创新。

（3）生产药品专用设备的改进。

（4）某些与药品功能相关的包装容器的形状、结构和开关技巧等。

（5）某种医疗器械的新构造。

3. 外观设计专利　外观设计是指对产品的整体或者局部的形状、图案或者其结合以及色彩与形状、图案的结合所作出的富有美感并适于工业上应用的新设计。药品外观设计专利主要包括：

（1）药品外观和包装容器外观等，如药品的新造型或其与图案、色彩的搭配与组合。

（2）新的药品盛放容器，如药瓶、药袋、盖子等。

（3）富有美感和特色的说明书、容器和包装盒等。

二、药品专利的申请与获得

要获得专利保护，申请人必须履行专利法所规定的专利申请手续，向专利管理的行政部门按要求提交申请文件，并经专利行政管理部门依照法律程序进行审查和批准后授予。

（一）专利申请原则

1. 书面申请原则　申请专利文件和办理专利申请的各种法定手续，都必须依法以书面形式办理，并按规定格式的要求撰写和填写。

2. 先申请原则　两个以上的申请人分别就同样的发明创造申请专利的，专利权授予最先申请的人。

3. 优先权（日）原则　将专利申请人首次提出专利申请的日期，视为后来一定期限内专利申请人就相同主题在他国或本国提出专利申请的日期。专利申请人依法享有的这种权利为优先权，享有优先权的首次申请日期为优先权日。根据《巴黎公约》规定，在申请专利或者商标等工业产权时，各缔约国要相互承认对方国家国民的优先权。

4. 单一性原则　《中华人民共和国专利法》（2020 年修正）规定，一件发明或者实用新型专利申请应当限于一项发明或者实用新型。也就是指一份专利申请文件只能就一项发明创造提出专利申请。

（二）专利申请流程

1. 授予专利的条件

（1）发明专利和实用新型专利：《专利法》规定，授予专利权的发明和实用新型，应当具备新颖性、创造性和实用性。

1）新颖性：是指该发明或者实用新型不属于现有技术；也没有任何单位或者个人就同样的发明或者实用新型在申请日以前向国务院专利行政部门提出过申请，并记载在申请日以后公布的专利申请文件或者公告的专利文件中。

2）创造性：是指与现有技术相比，该发明具有突出的实质性特点和显著的进步，该实用新型具有实质性特点和进步。突出的实质性特点是指发明与现有技术相比具有明显的本质区别；显著的进步是指从发明的技术效果看，与现有技术相比具有长足的进步。相较发明专利对创造性要求而言，实用新型创造性要求要低一些，只需该实用新型有实质性特点和进步即可，不要求突出和显著。

3）实用性：是指该发明或者实用新型能够制造或者使用，并且能够产生积极效果。某些国家又将实用性称为工业实用性，是指一项发明或者实用新型能够制造或者使用，并且能够产生积极效果。能够制造是指能够按照技术方案制造出产品。若一些所申请的技术方案是利用某独一无二的自然条件所完成则不能够制造，不具有实用性；能够使用是指技术方案能够在工业生产中使用，若某一技术方案不具有重现性，则无法在工业生产中使用，不具有实用性；能够产生积极效果是指该技术方案所产生的经济、社会效益应当是积极和有益的，若某些技术方案实施将造成环境污染或人体健康损害，则不能产生积极效果，不具备实用性。

此处所指的现有技术，是指申请日以前在国内外为公众所知的技术。

（2）外观设计专利：授予专利权的外观设计，应当不属于现有设计；也没有任何单位或者个人就同样的外观设计在申请日以前向国务院专利行政部门提出过申请，并记载在申请日以后公告的专利文件中。

授予专利权的外观设计与现有设计或者现有设计特征的组合相比，应当具有明显区别，且不得与他人在申请日以前已经取得的合法权利相冲突。此处所指的现有设计，是指申请日以前在国内外为公众所知的设计。

2. 申请文件 为了能成功申请专利和获得完整的专利保护，在专利申请过程中，撰写完整准确的专利申请文件至关重要。申请发明或者实用新型专利的，应当提交请求书、说明书及其摘要和权利要求书等文件。

请求书应当写明发明或者实用新型的名称，发明人的姓名，申请人姓名或者名称、地址，以及其他事项。

说明书应当对发明或者实用新型作出清楚、完整的说明，以所属技术领域的技术人员能够实现为准；必要的时候，应当有附图。摘要应当简要说明发明或者实用新型的技术要点。

权利要求书应当以说明书为依据，清楚、简要地限定要求专利保护的范围。

依赖遗传资源完成的发明创造，申请人应当在专利申请文件中说明该遗传资源的直接来源和原始来源；申请人无法说明原始来源的，应当陈述理由。

申请外观设计专利的，应当提交请求书、该外观设计的图片或者照片及对该外观设计的简要说明等文件。

申请人提交的有关图片或者照片应当清楚地显示要求专利保护的产品的外观设计。

3. 审批程序 依据《专利法》，发明专利申请的审批程序包括受理、初审、公布、实审及授权五个阶段。实用新型或者外观设计专利申请在审批中不进行早期公布和实质审查，只有受理、初审和授权三个阶段。审批流程详见图 14-1。

4.不予授权的技术领域　《专利法》规定，以下情形不授予专利权。

（1）科学发现：是指对自然界中客观存在的未知物质、现象、变化过程及其特征和规律的揭示。科学理论是对自然界认识的总结，是更为广义的发现，它们都属于人们认识的延伸。这些被认识的物质现象、过程、特性和规律不同于改造客观的技术方案，不是专利法意义上的发明创造，不能被授予专利权。

（2）智力活动的规则和方法：专利法所保护的是技术方案，需要利用自然规则，而智力活动的规则和方法完全依靠实施者的智力活动，作用的对象是人的活动，并没有采用技术手段或者利用自然规则，解决技术问题产生技术效果，构成技术方案，因此不属于专利法中发明的范畴。

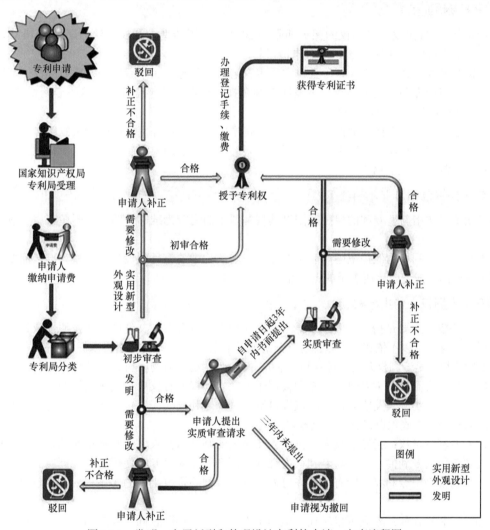

图 14-1　发明、实用新型和外观设计专利的申请、审查流程图

（3）疾病的诊断和治疗方法：是指以人体或者动物体作为直接实施对象，进行识别、确定或消除病因、病灶的过程。出于人道主义的考虑和社会伦理，医生在诊断和治疗过程中应当有选择各种方法的自由。另外，这类方法直接以有生命的人体或动物为实施对象，无法在产业上利用，不属于专利法意义上的发明创造，因此疾病的诊断和治疗方法不能被授予专利。

（4）动物和植物品种：可以通过专利法以外的其他法律法规受到保护，如植物新品种可以通过《中华人民共和国植物新品种保护条例》（2014 年修订）受到保护。对动物和植物品种的生产方法，可以授予专利。

（5）原子核变换方法及用原子核变换方法获得的物质：原子核变换方法包括原子核的自然衰变和人工核反应。自然衰变是非人力所能控制的，不属于专利保护范围。出于国家与公众安全考虑，人工核反应所获物质也不授予专利。

（6）对平面印刷品的图案、色彩或者二者的结合作出的主要起标识作用的设计：这类设计若授予专利权，将增大外观设计专利权与商标专用权、著作权之间的交叉和冲突，故对此类设计不授予专利权。

三、药品专利权的保护

（一）保护期限

《专利法》规定发明专利权的保护期限为20年，实用新型专利权的保护期限为10年，外观设计专利权的保护期限为15年，均自申请日起计算。

自发明专利申请日起满4年，且自实质审查请求之日起满3年后授予发明专利权的，国务院专利行政部门应专利权人的请求，就发明专利在授权过程中的不合理延迟给予专利权期限补偿，但由申请人引起的不合理延迟除外。

为补偿新药上市审评审批占用的时间，对在中国获得上市许可的新药相关发明专利，国务院专利行政部门应专利权人的请求给予专利权期限补偿。补偿期限不超过5年，新药批准上市后总有效专利权期限不超过14年。

（二）保护范围

发明或者实用新型专利的保护范围以其权利要求的内容为准，说明书及附图可用于解释权利要求。

外观设计专利权的保护范围以表示在图片或者照片中的该外观设计专利权为准，简要说明可以用于解释图片或者照片所表示的该产品的外观设计。

（三）专利权人的主要权利

1. 人身权　主要是指发明人或设计人对发明创造享有在专利文件中写明发明人或设计人姓名的权利。人身权可以不依赖财产权而存在，在财产权转让后人身权仍然得以保留。

2. 财产权　是专利权人通过对专利技术的占有、使用而取得物质利益的权利。具体有以下几种。

（1）独占实施权：主要包括①专利被授予后，专利权人有权自行实施其发明创造；②专利权人有权许可他人实施其发明创造并收取许可费用；③专利权人有禁止他人未经许可擅自实施其发明创造的权利，以确保自己独占实施权。

（2）专利许可权：指专利权人许可他人实施其专利技术并收取专利使用费的权利。任何单位或个人实施他人专利的，应当与专利权人订立书面合同，支付专利使用费。专利实施许可合同生效后，专利权仍归专利权人所有，被许可人只享有合同约定范围内的实施权，并不享有完整的专利权。

（3）专利转让权：专利可以转让，但当事人应当订立书面合同，并向国家知识产权局登记并由其予以公告，专利权的转让自登记之日起生效。中国单位或个人向外国转让专利权的，必须经国务院有关主管部门批准。

（4）专利标记权：专利权人享有在其专利产品或使用专利方法获得的产品、产品包装上标注专利标识和专利号的权利。

（四）药品专利侵权保护

专利侵权是指未经专利权人许可，以生产经营为目的，制造、使用、销售、许诺销售、进口其专利产品或依照专利方法直接获得产品的行为。若发生专利侵权行为时，专利权人可以采用行政程序、司法程序两种方式保护自己的合法权益，侵权行为人则应承担相应民事责任、行政责任与刑事责任。

1. 行政责任 管理专利工作的部门有权责令侵权行为人停止侵权行为、责令改正、罚款等，管理专利工作的部门应当事人的请求，还可以就侵犯专利权的赔偿数额进行调解。

2. 民事责任

（1）停止侵权：专利侵权行为人应根据专利管理部门的处理决定或法院的裁决，立即停止正在实施的专利侵权行为。

（2）赔偿损失：侵犯专利权的赔偿数额，按照专利权人因被侵权而受到的损失或者侵权人获得的利益确定；被侵权人所受的损失或侵权人获得的利益难以确定时，可以参照该专利许可使用费的倍数合理确定。

（3）消除影响：若侵权行为人实施侵权行为给专利产品在市场上的商誉造成了损害，侵权行为人须承担法律责任，消除对专利产品造成的不良影响。

3. 刑事责任 依照《专利法》与《刑法》的规定，假冒他人专利，情节严重的，追究直接责任人刑事责任。

四、药品专利链接制度

药品专利链接（patent linkage）制度指仿制药申请上市时与创新药专利的"链接"，是一种专利纠纷早期解决机制，一般被认为源于 1984 年美国《药品价格竞争和专利补偿法案》，又被称为 Hatch-Waxman 法案。

通过药品注册申请的专利链接，在药品注册审查的过程中及时发现可能发生的侵权行为。一方面加强了对专利的保护，另一方面也有利于提高发明人的积极性。

中共中央办公厅、国务院办公厅印发的《关于深化审评审批制度改革鼓励药品医疗器械创新的意见》《关于强化知识产权保护的意见》均提出要探索建立药品专利链接制度。2020 年 10 月，新修正的《专利法》第七十六条引入了药品专利纠纷早期解决的有关规定：药品上市审评审批过程中，药品上市许可申请人与有关专利权人或者利害关系人，因申请注册药品相关的专利权产生纠纷的，相关当事人可以向人民法院起诉，请求就申请注册的药品相关技术方案是否落入他人药品专利权保护范围作出判决。国务院药品监督管理部门在规定的期限内，可以根据人民法院生效裁判作出是否暂停批准相关药品上市的决定。

药品上市许可申请人与有关专利权人或者利害关系人也可以就申请注册的药品相关专利权纠纷，向国务院专利行政部门请求行政裁决。

国务院药品监督管理部门会同国务院专利行政部门制定药品上市许可审批与药品上市许可申请阶段专利权纠纷解决的具体衔接办法，报国务院同意后实施。

在《专利法》相关规定的框架下，国家药品监督管理局、国家知识产权局会同有关部门就药品专利纠纷早期解决机制的具体制度认真研究，借鉴国际做法，在广泛征求业界、协会、专家等意见并完善后，制定了《药品专利纠纷早期解决机制实施办法（试行）》。该办法旨在为当事人在相关药品上市审评审批的环节提供相关专利纠纷解决的机制，保护药品专利权人合法权益，降低仿制药上市后专利侵权的风险。其主要内容包括：平台建设和信息公开制度、专利权登记制度、仿制药专利声明制度、司法链接和行政链接制度、批准等待期制度、药品审评审批分类处理制度、首仿药市场独占期制度等。

《药品专利纠纷早期解决机制实施办法（试行）》有一定的适用范围及要求，如未在中国上市药品专利信息登记平台登记相关专利信息的不适用于本办法，专利权人或者利害关系人未在规定期限内提出诉讼或者请求行政裁决的，不设置等待期。若未能在早期解决专利纠纷，药品上市后引起纠纷，可按照《专利法》等法律法规解决。

第三节　药品商标保护

商标是便于消费者识别、区分或确认商品、服务来源的标志。药品作为特殊商品，患者特别关注其安全性和有效性，然而普通消费者无法鉴别药品质量，商标是消费者购买药品时的重要判别指标；同时，药品商标代表着企业的信誉与形象，是医药企业重要的无形资产。对药品商标专用权的确认和保护也属于药品知识产权保护范畴，对于指导安全合理用药，维护公众健康具有重要作用。

一、药品商标定义与特征

（一）商标的定义、特征及分类

1. 商标的定义　商标（trademark）是指生产、经营者使用在商品及其包装上或服务标记上的由数字、字母、文字、图形、三维标志和颜色组合，以及上述要素的组合所构成的一种可视性标志。世界知识产权组织（World Intellectual Property Organization，WIPO）对商标的定义为"能够将一家企业的商品或服务与其他企业的商品或服务区别开的标志"。

2. 商标的特征

（1）显著性：商标的基本功能在于区分商品或服务的来源，具有显著特征是商标的本质属性。商标既区别于具有叙述性、公知公用性质的标志，又区别于他人商品或服务的标志，便于消费者识别。

（2）独占性：使用商标的目的是便于消费者区别他人的商品或服务项目。所以，注册商标所有人对其商标具有专用权、独占权。未经注册商标所有人许可，他人不得擅自使用。否则，即侵犯了注册商标所有人的权利，违反了我国商标管理相关法律法规。

（3）价值性：商标代表了所有人生产或经营的质量信誉、企业信誉和形象，商标所有人通过商标的创意、设计、申请注册、广告宣传及使用，赋予商标价值，增加商品的附加值。

商标的价值可以通过评估确定。商标可以有偿转让，或经所有权人同意，许可他人使用。

（4）竞争性：商标是企业参与市场竞争的工具。商标知名度越高，商品或服务的竞争力越强。

3. 商标的分类　商标具有多种分类方法，按是否注册，可分为注册商标、未注册商标；按构成，可分为图形商标、文字商标、立体商标等；按使用对象，可分为商品商标、服务商标；按作用功能，可分为集团商标、证明商标、联合商标；按知名度，可分为知名商标（由市级工商行政管理部门认定）、著名商标（由省级工商行政管理部门认定）、驰名商标（由国家工商行政管理部门认定）。

（二）药品商标的定义、特殊要求及功能

1. 药品商标的定义　药品商标是指医药生产者、经营者用来区别于他人生产、经营的药品或医学服务而使用的由数字、字母、文字、图形、颜色组合和三维标志，以及上述要素的组合所构成的一种可视性标志。

2. 药品商标的特殊要求　药品商标除了具有商标的特征外，还有以下几个特殊要求。

（1）药品商标的设计必须符合医药行业健康、安全的属性。商标中不得使用对药品作用直接描述的文字，不得造成药品通用名称与商标混淆，导致药品误用。

（2）人用药品商标申请时应当附国家药品监督管理部门颁发的药品批准证明文件，同时必须经国家商标管理部门审批、注册后方可使用。

（3）药品商标不得使用药品通用名称。药品通用名称是国家核定的药品法定名称，与国际通用的药品名称、《中国药典》及国家药品标准中的名称一致，是多家生产企业共同使用的名称，体现了该药的适应证及主要原料。这类名称用于指导生产企业、医务工作者和患者使用，不能由任

何一家企业注册。

商品名属于药品名称的一种。一个药品常有多个厂家生产，企业为了树立自己的品牌，往往给自己所生产的药品注册独特的商品名。商品名由国家药品监督管理部门批准，经国家商标管理部门核准注册后获得保护，即药品商品名的商标保护。伴随着商标影响力的提升，药品商品名称的商标化趋势越来越明显。

3. 药品商标的功能 药品商标的功能作用主要表现在以下几个方面。

（1）区分药品来源：这是药品商标首要的、基本的功能，是为了区分药品不同的生产企业。

（2）保证药品品质：药品商标可以体现该药品、该医药服务的提供者，患者通过商标来识别提供者，鉴别产品和服务的质量，这种鉴别关系到生产经营者的声誉。商标的使用可以使生产经营者更加关注产品和服务的质量，保证品质。

（3）广告和促销：药品商标是无声的广告。药品宣传往往以商标为载体，通过药品商标推广信息，推介药品。突出醒目、简明易记的商标能吸引消费者的注意力，加深消费者对药品的印象。

二、药品商标申请

依据《中华人民共和国商标法》（2019年修正）的规定，自然人、法人或者其他组织在生产经营活动中，对其商品或者服务需要取得商标专用权的，应当向商标局申请商标注册。

（一）药品商标注册申请途径、管理机构及申请人

1. 药品商标注册申请途径 国内的商标注册申请人办理商标注册申请有两种途径：一是由申请人直接提出申请，办理商标注册申请；二是委托依法设立的商标代理机构办理。外国人或者外国企业在中国申请商标注册和办理其他商标事宜的，应当委托机构办理。但在中国有常住所或者营业所的外国人及外国企业，可自行办理。

2. 药品商标注册申请管理机构 国家知识产权局商标局主管全国商标注册和管理的工作。商标局承担商标审查注册、行政裁决等具体工作；参与商标法及其实施条例、规章、规范性文件的研究制定；参与规范商标注册行为；参与商标领域政策研究；参与商标信息化建设、商标信息研究分析和传播利用工作；承担对商标审查协作单位的业务指导工作；组织商标审查队伍的教育和培训等。

3. 商标注册申请人 两个以上的自然人、法人或者其他组织可以共同向商标局申请注册同一商标，共同享有和行使该商标专用权。

外国人或者外国企业在中国申请商标注册的，应当按其所属国和中华人民共和国签订的协议、共同参加的国际条约办理，或按对等原则办理。

（二）商标注册申请要求、优先权原则及申请流程

1. 商标注册申请及变更要求 商标注册申请人应当按规定的商品分类表填报使用商标的商品类别和商品名称。商标注册申请人可以通过一份申请就多个类别的商品申请注册同一商标。

注册商标需要在核定使用范围之外的商品上取得商标专用权的，应当另行提出注册申请。

注册商标需要改变其标志的，应当重新提出注册申请。

注册商标需要变更注册人的名义、地址或者其他注册事项的，应当提出变更申请。

申请商标注册不得损害他人现有的在先权利，也不得以不正当手段抢先注册他人已经使用并有一定影响的商标。

为申请商标注册所申报的事项和所提供的材料应当真实、准确、完整。

2. 商标注册的优先权原则 商标注册申请人自其商标在外国第一次提出商标注册申请之日起6个月内，又在中国就相同商品以同一商标提出商标注册申请的，依照该外国同中国签订的协议或者共同参加的国际条约，或者按照相互承认优先权的原则，可以享有优先权。

商标在中国政府主办的或者承认的国际展览会展出的商品上首次使用的，自该商品展出之日

起 6 个月内，该商标的注册申请人可以享有优先权。

3. 商标注册申请流程 商标注册申请包括以下环节：首先进行商标查询，确定是否有同拟注册商标存在冲突的在先申请，之后进行形式审查，若申请材料属实、准确、清晰且手续完备，通过形式审查后，进入实质审查阶段，审核申请注册的商标是否合法，得出给予初步审定或者驳回申请的结论，最后是进行审定公告。若对已经注册的商标有争议，可以自该商标经核准注册之日起 5 年内申请裁定。商标注册流程见图 14-2。

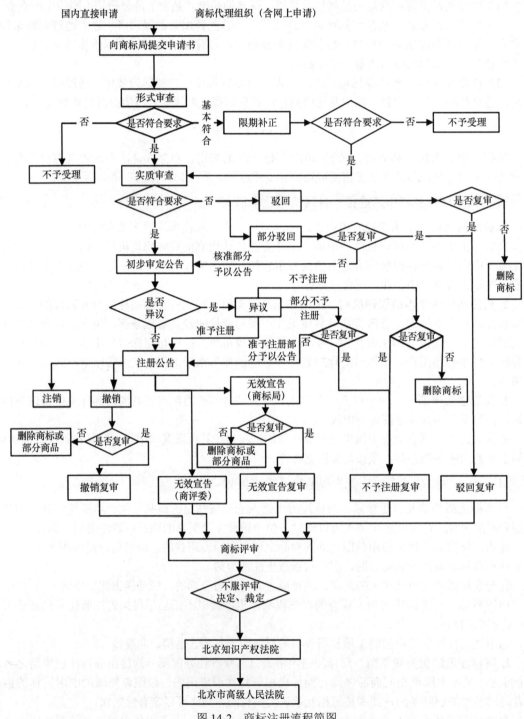

图 14-2 商标注册流程简图

（三）不得作为商标使用或注册的情形

《商标法》第十条规定，下列标志不得作为商标使用：

1. 同中华人民共和国的国家名称、国旗、国徽、国歌、军旗、军徽、军歌、勋章等相同或者近似的，以及同中央国家机关的名称、标志、所在地特定地点的名称或者标志性建筑物的名称、图形相同的。

2. 同外国的国家名称、国旗、国徽、军旗等相同或者近似的，但经该国政府同意的除外。

3. 同政府间国际组织的名称、旗帜、徽记等相同或者近似的，但经该组织同意或者不易误导公众的除外。

4. 与表明实施控制、予以保证的官方标志、检验印记相同或者近似的，但经授权的除外。

5. 同"红十字"或"红新月"的名称、标志相同或者近似的。

6. 带有民族歧视性的。

7. 带有欺骗性，容易使公众对商品的质量等特点或者产地产生误认的。

8. 有害于社会主义道德风尚或者有其他不良影响的。

县级以上行政区划的地名或者公众知晓的外国地名，不得作为商标。但是，地名具有其他含义或者作为集体商标、证明商标组成部分的除外；已经注册的使用地名的商标继续有效。

《商标法》第十一条规定，不得作为商标注册的标志包括：

1. 仅有本商品的通用名称、图形、型号的。

2. 仅仅直接表示商品的质量、主要原料、功能、用途、重量、数量及其他特点的。

3. 其他缺乏显著特征的。

《商标法》第十二条规定，以三维标志申请注册商标的，仅由商品自身的性质产生的形状、为获得技术效果而需有的商品形状或者使商品具有实质性价值的形状，不得注册。

三、药品注册商标专用权的保护

（一）商标权的保护范围和期限

1. 商标权保护范围　注册商标的专用权，以核准注册的商标和核定使用的商品为限。

有下列行为之一的，均属侵犯注册商标专用权。

（1）未经商标注册人的许可，在同一种商品上使用与其注册商标相同的商标的。

（2）未经商标注册人的许可，在同一种商品上使用与其注册商标近似的商标，或者在类似商品上使用与其注册商标相同或者近似的商标，容易导致混淆的。

（3）销售侵犯注册商标专用权的商品的。

（4）伪造、擅自制造他人注册商标标识或者销售伪造、擅自制造的注册商标标识的。

（5）未经商标注册人同意，更换其注册商标并将该更换商标的商品又投入市场的。

（6）故意为侵犯他人商标专用权行为提供便利条件，帮助他人实施侵犯商标专用权行为的。

（7）给他人的注册商标专用权造成其他损害的。

2. 商标权保护期限　我国注册商标的有效期为 10 年，自核准注册之日起计算。注册商标有效期满需要继续使用的，应当在期满前 12 个月申请续展手续，在此期间未能办理的，可以给予 6 个月的宽展期，每次续展注册的有效期为 10 年，自该商标上一届有效期满次日起计算。期满未办理续展手续的，注销其注册商标。商标局对续展注册的商标进行公告。由此可见，商标可通过续展注册获得永久性保护。

（二）药品商标侵权认定

《商标法》规定了以下几种侵犯注册商标专用权的行为。

1. 未经商标注册人的许可，在同一种商品上使用与其注册商标相同的商标的。

2. 未经商标注册人的许可，在同一种商品上使用与其注册商标近似的商标，或者在类似商品上使用与其注册商标相同或者近似的商标，容易导致混淆的。

3. 销售侵犯注册商标专用权的商品的。

4. 伪造、擅自制造他人注册商标标识或者销售伪造、擅自制造的注册商标标识的。

5. 未经商标注册人同意，更换其注册商标并将该更换商标的商品又投入市场的。

6. 故意为侵犯他人商标专用权行为提供便利条件，帮助他人实施侵犯商标专用权行为的。

7. 给他人的注册商标专用权造成其他损害的。

另外，将他人注册商标、未注册的驰名商标作为企业名称中的字号使用，误导公众，构成不正当竞争行为的，依照《中华人民共和国反不正当竞争法》（以下简称《反不正当竞争法》）处理。

（三）药品商标侵权行为人的法律责任

发生药品商标侵权行为时，商标权利人可以采用行政程序、司法程序两种方式保护自己合法权益，侵权行为人则应承担相应民事责任、行政责任与刑事责任。

1. 民事责任

（1）停止侵权：药品商标侵权行为人应该根据工商行政管理部门的处理决定或者人民法院的判决，立即停止正在实施的侵权行为并销毁侵权商品。

（2）赔偿损失：侵犯商标专用权的赔偿数额，按照权利人因被侵权所受到的实际损失确定；实际损失难以确定的，可以按照侵权人因侵权所获得的利益确定；权利人的损失或者侵权人获得的利益难以确定的，参照该商标许可使用费的倍数合理确定。对恶意侵犯商标专用权，情节严重的，可以在按照上述方法确定数额的一倍以上五倍以下确定赔偿数额。赔偿数额应当包括权利人为制止侵权行为所支付的合理开支。

（3）消除影响：在侵权者实施侵权行为给注册商标持有人在市场上的商誉造成损害时，侵权者就应当采用适当的方式承担消除影响的法律责任。

2. 行政责任 对于药品商标侵权行为，工商行政管理部门处理时，认定侵权行为成立的，责令立即停止侵权行为，没收、销毁侵权商品和主要用于制造侵权商品、伪造注册商标标识的工具，违法经营额五万元以上的，可以处违法经营额五倍以下的罚款，没有违法经营额或者违法经营额不足五万元的，可以处二十五万元以下的罚款。对五年内实施两次以上商标侵权行为或者有其他严重情节的，应当从重处罚。销售不知道是侵犯注册商标专用权的商品，能证明该商品是自己合法取得并说明提供者的，由工商行政管理部门责令停止销售。

对侵犯商标专用权的赔偿数额的争议，当事人可以请求进行处理的工商行政管理部门调解，也可以依照《中华人民共和国民事诉讼法》（2021年修正）向人民法院起诉。经工商行政管理部门调解，当事人未达成协议或者调解书生效后不履行的，当事人可向人民法院起诉。

3. 刑事责任 未经商标注册人许可，在同一种商品上使用与其注册商标相同的商标，构成犯罪的，除赔偿被侵犯人损失外，依法追究刑事责任；伪造、擅自制造他人注册商标标识或者销售伪造、擅自制造的注册商标标识，构成犯罪的，除赔偿被侵权人的损失外，依法追究刑事责任；销售明知是假冒注册商标的商品，构成犯罪的，除赔偿被侵权人损失外，依法追究刑事责任。

第四节　医药商业秘密和医药未披露数据的保护

一、医药商业秘密保护

（一）医药商业秘密的定义与特征

1. 医药商业秘密的定义 为了保障市场经济健康发展，鼓励和保护公平竞争，制止不正当竞争行为，保护经营者和消费者合法权益，《反不正当竞争法》将商业秘密纳入保护范畴，并将商业秘密概括为：不为公众所知悉、具有商业价值并经权利人采取相应保密措施的技术信息和经营信息。

医药商业秘密就是在医药领域内，受到《反不正当竞争法》保护的技术信息与经营信息，如产品的配方、生产工艺、客户资源等内容。商业秘密保护可以在不公开技术秘密的前提下，保护具有极高商业价值但不符合发明专利关于创造性的要求而无法获得专利保护的技术，在有悠久历史的中药领域，这一保护方式尤其重要。若将一种技术申请专利后，虽然能取得专利保护，但却是以公开该技术作为代价，将为竞争对手通过所公开的技术信息进一步研发出超越该专利的技术提供可能，从而使专利所有权人丧失竞争优势；另外，由于专利保护存在时间限制，而商业秘密保护不存在保护期限，只要秘密权利人保密措施得当，其医药商业秘密就能在相当长的时间内处于保密状态，为权利人持续创造经济价值。因此，商业秘密能在一定程度上克服专利的局限性，与专利形成立体的知识产权保护体系。

我国涉及商业保护的法律主要是《反不正当竞争法》，目前尚无单行法律。

2. 医药商业秘密的特征

（1）秘密性：医药商业秘密存在的前提是必须处于未公开的状态，而不能从公开途径获得该信息。

（2）实用性：医药商业秘密必须具备能应用于生产经营或者是对生产经营具有使用价值的技术方案与经营策略。无法直接或间接用于生产经营活动中的信息，无实用性，不属于商业秘密。

（3）经济性：医药商业秘密具有实际的经济价值与市场竞争价值，能为权利人带来经济效益或者竞争优势。

（4）保密性：商业秘密权利人必须主动采取保密措施，如通过建立保密制度、签订保密协议等方法来确保商业秘密处于保密状态。其技术与经营信息在权利人采取了相关保密措施后，才属于法律范畴的商业秘密。

上述特征是医药商业秘密不可或缺的构成要件，只有同时具备以上特征的医药技术与经营信息，才成为医药商业秘密。

（二）医药商业秘密分类

参照《反不正当竞争法》规定，可将医药商业秘密分为两大类：医药技术秘密和医药经营秘密。

1. 医药技术秘密 制药行业作为高技术产业代表，在药品研发过程中存在大量的未公开的技术信息。

（1）所有新药研究及申报资料：包括临床前研究资料、临床研究资料、新药证书或申报生产资料等，包含实物资料及电子资料，如产品配方、工艺、新工艺、新方法、质量标准及药品的包装、标签、说明书等。在药品申请专利与正式投入市场之前，属于商业秘密。

（2）设备的改进：对现有设备进行技术改造，使其生产效率更高或开发了新的用途。

（3）研究开发的相关文件：如原始记录、与新药申报有关的审批意见、通知及批件等。

2. 医药经营秘密 医药经营秘密是未公开的经营信息。

（1）生产经营相关的管理资料：包括企业在生产、经营各个环节中独特有效的管理模式、管理办法、管理心得、管理流程等内容，如标准操作规程、员工培训制度、库存管理办法等。

（2）与企业重要生产经营活动相关文件：包括企业发展规划、市场调研报告、经营策略、财务报表等。

（3）供销渠道与客户情报：包括供货商情况、客户清单、产销策略等。

（三）医药商业秘密保护方式

我国对医药商业秘密保护主要采取法律保护与权利人自我保护两种方式。

1. 法律保护　对非法侵害他人商业秘密的行为，依法追究其法律责任，保护权利人的合法权益。目前，我国无商业秘密保护单行法，有关的商业秘密保护的规定主要分散在《反不正当竞争法》或《民法典》等几部法律法规中。

侵犯商业秘密行为的法律责任，分为民事违约责任、民事侵权责任、行政责任与刑事责任四种。通常情况下，侵犯商业秘密行为主要承担民事违约责任和民事侵权责任；若侵犯商业秘密行为构成不正当竞争时，还应依法承担行政责任；情节严重，构成侵犯商业秘密罪的应当承担刑事责任。

2. 权利人自我保护　自我保护是指医药企业通过事先建立健全各项保护措施，从源头上防止医药商业秘密泄密，它是法律保护的前提。各国都将"权利人采取了保密措施"作为商业秘密认定的要件之一，是法律保护的前提。

医药企业可通过以下途径加强商业秘密保护。

（1）设立专门商业秘密管理机构，健全相关保密制度与措施。

（2）与涉密人员签订保密合同与竞业限制协议。

（3）对涉密人员进行分级管理，对不同人员的涉密权限进行限制。

（4）加强员工培训，培养商业秘密保护意识，提高商业秘密保护能力等。

二、医药未披露数据的保护

研发、生产企业为了证明药品的安全、有效与质量可控，在向药品监督管理部门提交的新药申请材料中，包含大量的临床前研究和临床试验数据，这些数据是药品监督管理部门审批授权新药上市的最主要依据，该类数据若被仿制者利用，将给研发者造成巨大损失。

（一）医药未披露数据的定义及内容

1. 医药未披露数据定义　医药未披露数据是指在含有新型化学成分药品的注册过程中，申请者为获得药品生产批准证明文件向药品注册管理部门提交的关于药品安全性、有效性、质量可控性的未披露的试验数据。

2. 医药未披露数据内容

（1）针对临床前试验数据：包括动物、器官、组织、细胞、微生物等试验系统的药效学、动物药代动力学、毒理学等试验数据。

（2）针对生产工艺流程：包括药物合成工艺、提取方法、物理与化学性质及纯度、剂型选择、制剂处方筛选、制备工艺、检验方法、质量指标、稳定性等；中药制剂还包括药材的来源、加工及炮制方法等；生物制品还包括菌毒种、细胞株、生物组织等起始材料的质量标准、保存条件、遗传稳定性及免疫学等研究数据等。

（3）针对临床试验数据：包括通过临床药理学、人体安全性和有效性评价等获得的人体对新药的耐受程度和药代动力学参数、给药剂量等试验数据。

（二）医药未披露数据的特征

1. 医药未披露数据不具备独占性　医药未披露数据的保护不禁止其他申请人自行独立获取该数据，其他申请人可以合法使用该数据。

2. 医药未披露数据获得的途径不具备创新性　"生产或者销售含有新型化学成分药品"中的"新"并不是指应用创新方法获得的信息，而是一个注册性概念，若生产者或者销售者所提交的化学活性成分是未经注册的即是新的。

（三）医药未披露数据保护的含义及法律依据

1. 医药未披露数据保护的含义　医药未披露数据保护是指对未在我国注册过的含有新型化学成分药品的申报数据进行保护，在一定时间内，负责药品注册的管理部门和药品仿制者既不能披露也不能依赖该新药研发者所提供的证明药品安全性、有效性、质量可控性的试验数据。对药品注册过程中的未披露数据提供有效保护，是为了禁止后来的药品注册申请者直接或者间接地依赖前者的数据进行药品注册申请，保护新药研发的积极性。

2. 医药未披露数据保护的法律依据

（1）与医药未披露数据保护有关的国际公约：TRIPS 协议规定，当成员国要求以提交未披露过的试验数据或其他数据作为批准使用了新化学成分的药品或者农业化学产品上市的条件，如果该数据的原始活动包含了相当的努力，则该成员国应对该数据提供保护，以防止不正当的商业使用。除非出于保护公众需要，或已采取措施确保该数据不会被不正当地投入商业使用，各成员国均应保护这些数据，以防止其被泄露。

（2）与医药未披露数据保护有关的行政法规：依据 TRIPS 协议中关于医药未披露数据保护内容，我国制定了相关的行政法规。《中华人民共和国药品管理法实施条例》（2019 年修订）规定，国家对获得生产或者销售含有新型化学成分药品许可的生产者或者销售者提交的自行取得且未披露的试验数据和其他数据实施保护，任何人不得对该未披露的试验数据和其他数据进行不正当的商业利用。自药品生产者或者销售者获得生产、销售新型化学成分药品的许可证明文件之日起 6 年内，对其他申请人未经已获得许可的申请人同意，使用前款数据申请生产、销售新型化学成分药品许可的，药品监督管理部门不予许可；但是，其他申请人提交的自行取得数据的除外。但因公众利益需要，或已采取措施确保该类数据不会被不正当地进行商业利用的情况除外。

（3）与医药未披露数据保护相关的部门规章：《药品注册管理办法》（2020 年国家市场监督管理总局令第 27 号）规定，未经申请人同意，药品监督管理部门、专业技术机构及其工作人员、参与专家评审等的人员不得披露申请人提交的商业秘密、未披露信息或者保密商务信息。法律另有规定或者涉及国家安全、重大社会公共利益的除外。

医药未披露数据保护是在药品专利之后进行的知识产权保护形式，专利已公开的数据不在保护范围之内。医药未披露数据保护与药品专利保护形成了一个整体，能够有效保护药品相关知识产权。

本 章 小 结

本章主要介绍了药品知识产权、药品专利保护、药品商标保护、医药商业秘密和医药未披露数据的保护。主要内容包括：

1. 药品知识产权是指一切与药品有关的发明创造和智力劳动成果的财产权。包括药品著作权、药品专利权、药品商标权和医药商业秘密等。药品知识产权是无形的、专有的、有一定的时间性和地域性。

2. 药品专利是指源于药品领域的发明创造转化为一种具有独占权的形态。药品专利包括药品发明专利、实用新型专利和外观设计专利三类。药品专利权的获得需要在具备《专利法》规定的相关条件下，依法依规进行申请，获批后在一定时间范围内得到保护。

3. 药品商标是指医药生产经营者用来区别于他人提供的药品或医学服务，而使用的由文字、图形、字母、数字、三维标志和颜色组合，以及上述要素的组合所构成的一种可视性标志。商标权的获得也需要经国务院商标管理部门依法注册及审批，药品商标权也受到法律的保护。

4. 医药商业秘密是指在医药行业内，不为公众所知悉的、能为权利人带来经济利益、具有实用性并经权利人采取保密措施的技术信息和经营信息。商业秘密的保护采取法律保护和权利人自我保护两种方式。医药未披露数据是指在含有新型化学成分药品的注册过程中，申请者为获得药品生产批准证明文件向药品注册管理部门提交的关于药品安全性、有效性、质量可控性的未披露的试验数据。

思 考 题

1. 医药专利的主要类型有哪些？授予专利的原则是什么？
2. 简述专利申请原则、申请及审批程序。
3. 简述药品注册商标的申请与审批流程。
4. 简述医药商业秘密的特征及保护的方式。
5. 比较药品知识产权保护在各类形式之间的异同。

（吕晓洁）